煤矿职业病危害防治培训教材

全国煤矿安全培训教材建设专家委员会　组织编写

王智恒　郭海身　张俊培　主　编

中国矿业大学出版社
·徐州·

内容简介

为进一步加强职业卫生培训工作,增强用人单位主要负责人和职业卫生管理人员的法律意识,提高用人单位职业病防治水平和劳动者自我防护能力,我们编写了此书。本书共七章,讲述了职业病危害防治的形势与政策、煤矿职业病危害防治、煤矿企业职业病防治责任体系构建、职业危害日常预防管理、劳动过程中的防护与管理、职业健康相关工作、职业健康相关案例及分析等内容,并编制职业卫生培训考试题库,还编录了2018年以来国家和政府部门颁发的主要职业健康法律、法规、部门规章、相关文件等,以供广大读者参考。

本书适用于煤矿企业主要负责人、安全生产管理人员和职业健康管理人员职业病防治培训。

图书在版编目(CIP)数据

煤矿职业病危害防治培训教材/王智恒,郭海身,张俊培主编. —徐州:中国矿业大学出版社,2023.9
ISBN 978-7-5646-5900-4

Ⅰ.①煤… Ⅱ.①王… ②郭… ③张… Ⅲ.①矿工—职业病—防治—职业培训—教材 Ⅳ.①R135

中国国家版本馆 CIP 数据核字(2023)第136448号

书　　名	煤矿职业病危害防治培训教材
主　　编	王智恒　郭海身　张俊培
责任编辑	陈　慧　吴学兵
出版发行	中国矿业大学出版社有限责任公司
	(江苏省徐州市解放南路　邮编221008)
营销热线	(0516)83885370　83884103
出版服务	(0516)83885312　83884920
网　　址	http://www.cumtp.com　E-mail:cumtpvip@cumtp.com
印　　刷	苏州市古得堡数码印刷有限公司
开　　本	787 mm×1092 mm　1/16　印张 16　字数 400 千字
版次印次	2023年9月第1版　2023年9月第1次印刷
定　　价	48.00元

(图书出现印装质量问题,本社负责调换)

考试题库软件使用方法

　　微信扫码关注"中国矿业大学出版社煤炭知识服务"微信公众号,点击右下角"在线学习"—"在线考试",微信授权进入"煤矿安培考试"小程序。"自测练习"模块可顺序练习,"模拟考试"模块可进行模拟考试,"我的错题"模块可查看错题,进入相应模块后,点击"请选择题库",左侧一栏选择"其他培训"—"职业病防治",点击"确定"开始学习。

　　公众号中回复"考试题库",弹出的文章中第一篇有题库软件使用方法,可供参考。

中国矿业大学出版社煤炭知识服务

《煤矿职业病危害防治培训教材》编审委员会

编委会主任	王焕忠	宁伟文			
编委会副主任	杨永锋	陈锦彤	王任远	李 墨	涂克谦
主　　　编	王智恒	郭海身	张俊培		
副 主 编	郭伟伟	孟丽洁	王宏飞	赵开功	包 珂
	潘宏伟	雪洋洋	田 军	杜 文	胡宝伟
	李建功				
参编人员	毛洁琳	张怡聪	张 举	刘雅楠	冯 芳
	王 琳	庞 龙	宋鹏飞	孙海龙	贺 晴
	崔 娜	李清涛	张世杰	薛亚伟	孙延峰
	王金龙	张学博	朱 燕	时民生	雷娟娟
	张公慈	马国荣	刘福刚	葛志华	魏威龙
	万 伟	郭坤鹏	石景帅	彭 丽	郭红波
	于大强	侯 涛	张小龙	周彦蒙	孙志民
	王秀英	柴 茂	袁国阳	李鹏魁	牟海波
	郭旭东	张喜贵	王建军	孟 婷	薛菲菲
	张 洁	薛 蕾	李建斌	马晋波	吴瀚逢源

前　言

职业健康事关人民生命财产安全和身体健康,事关改革发展稳定大局,事关党和政府形象与声誉,党中央、国务院始终高度重视。党的十八大以来,习近平总书记多次就安全生产和职业健康工作作出重要指示、发表重要讲话,提出了一系列加强职业安全健康工作的新思想、新观点、新要求,是指导新形势下职业安全健康工作强大的精神动力和思想理论武器,为做好职业安全健康工作指明了方向。

《国家职业病防治规划(2021—2025年)》实施以来,全国各地区、各有关部门和单位认真贯彻落实习近平总书记关于职业病防治工作的重要指示精神,贯彻落实党中央、国务院关于职业健康工作的一系列决策部署,深入实施健康中国行动,大力推进尘肺病防治攻坚行动,源头治理力度进一步加大,防治服务能力显著增强,职业病及危害因素监测范围逐步扩大,救治救助和工伤保险保障水平不断提高,职业病防治法规标准体系不断完善,劳动者的职业健康权益得到进一步保障。

当前,我国正处于工业化、城镇化和经济快速发展时期,新旧职业病危害日益交织叠加,职业健康管理和服务人群、领域不断扩展,劳动者日益增长的职业健康需求与职业健康工作发展不平衡不充分的矛盾突出,职业健康已成为社会关注的热点问题。做好职业健康管理工作是企业各级管理人员的职责所在,是广大劳动者及家属的热切期盼,是践行"以人为本"重要思想的具体体现,更是健康中国的必然要求。

2022年12月13日,国家卫生健康委办公厅下发《关于进一步加强用人单位职业健康培训工作的通知》,更新了用人单位职业健康培训大纲。为进一步加强职业卫生培训工作,增强用人单位主要负责人和职业卫生管理人员的法律意识,提高用人单位职业病防治水平和劳动者自我防护能力,我们编写了本书。本书共七章,讲述了职业病危害防治的形势与政策、煤矿职业病危害防治、煤矿企业职业病防治责任体系构建、职业危害日常预防管理、劳动过程中的防护与管理、职业健康相关工作、职业健康相关案例及分析等内容，并编制了职业卫生培训考试题库，还编录了 2018 年以来国家和政府部门颁发的主要职业健康法律、法规、部门规章、相关文件等，以供广大读者参考。

本书适用于煤矿企业主要负责人、安全生产管理人员和职业健康管理人员职业病防治培训。

本书配套有 PPT 课件、考试题库软件、模拟考试试题等，方便各煤矿企业开展职业健康培训学习和考核，请加微信 xuebwu 或 QQ 群 708756397 联系（只限培训机构教师）。读者请关注"中国矿业大学出版社煤炭知识服务"微信公众号进行题库练习。

本书的编写参考了大量文献资料，在此向文献资料原著者表示深切的谢意。由于编者水平有限，书中有些内容还有待进一步推敲，瑕疵和纰漏在所难免，恳请读者予以指出并提出宝贵意见，以便今后修订与提高。

全国煤矿安全培训教材建设专家委员会
2023 年 7 月

目　录

第一章　职业病危害防治的形势与政策 1
 第一节　我国职业健康形势 1
 第二节　职业健康相关法律、法规、规章及主要职业卫生标准 4
 第三节　煤矿企业主要负责人、职业健康管理人员职业病防治责任 7

第二章　煤矿职业病危害防治 10
 第一节　煤矿主要职业病危害因素及职业病 10
 第二节　煤矿粉尘危害及防护措施 15
 第三节　噪声危害与防治 24
 第四节　振动危害及防治措施 27
 第五节　煤矿高温热害与防护措施 33
 第六节　职业中毒危害防治 39

第三章　煤矿企业职业病防治责任体系构建 43
 第一节　煤矿企业职业病防治机构和规章制度建设 43
 第二节　煤矿企业职业病防治计划和实施方案制定 51

第四章　职业危害日常预防管理 57
 第一节　职业病危害项目申报 57
 第二节　建设项目职业病防护设施"三同时" 60

第五章　劳动过程中的防护与管理 65
 第一节　职业病危害告知和警示 65
 第二节　职业病危害因素检测 69
 第三节　职业病防护用品选用与管理 77
 第四节　煤矿职业病设施的运行与维护 86
 第五节　职业健康培训管理 90
 第六节　职业健康监护 91

第七节　职业病危害事故应急救援 …………………………………… 98
　　第八节　职业病危害综合风险评估 …………………………………… 105

第六章　职业健康相关工作 ………………………………………………… 111
　　第一节　健康企业建设 ………………………………………………… 111
　　第二节　职业病危害专项治理 ………………………………………… 114
　　第三节　工作场所职业健康促进 ……………………………………… 116
　　第四节　相关疾病预防控制措施 ……………………………………… 122
　　第五节　劳动者职业健康素养、"职业健康达人"基本标准与评选 … 136
　　第六节　传染病预防控制措施 ………………………………………… 141

第七章　职业健康相关案例及分析 ………………………………………… 152
　　第一节　常见职业病防治违法违规案例分析 ………………………… 152
　　第二节　煤矿企业健康建设优秀案例 ………………………………… 154

习题 …………………………………………………………………………… 160

参考文献 ……………………………………………………………………… 183

附录 …………………………………………………………………………… 184
　　中华人民共和国职业病防治法 ………………………………………… 184
　　《中华人民共和国安全生产法》对劳动者职业健康保护的相关规定 … 197
　　工作场所职业卫生管理规定 …………………………………………… 198
　　《煤矿安全规程》对煤矿职业病危害防治的规定 ……………………… 207
　　煤矿作业场所职业病危害防治规定 …………………………………… 211
　　职业健康检查管理办法 ………………………………………………… 221
　　职业病诊断与鉴定管理办法 …………………………………………… 225
　　《工伤保险条例》对劳动者职业健康保护的规定 ……………………… 233
　　国家职业病防治规划（2021—2025 年） ……………………………… 234
　　关于推进健康企业建设的通知 ………………………………………… 240

第一章　职业病危害防治的形势与政策

第一节　我国职业健康形势

一、职业健康工作取得的主要成绩

党中央、国务院历来高度重视职业病防治工作。党的十八大以来,职业健康事业快速发展,职业病防治工作取得明显成效。

1. 法规标准体系和监管体制机制不断完善

2001年10月27日,第九届全国人大常委会第二十四次会议审议通过了《中华人民共和国职业病防治法》(以下简称《职业病防治法》),2002年5月1日起施行。《职业病防治法》的颁布和实施,是我国社会主义民主与法制建设的重要成果,标志着我国职业健康法制化管理进入一个新里程。《职业病防治法》先后进行了4次修订,目前已经形成较为完善的法律法规和标准体系。2018年机构改革整合职业健康监管职责,进一步理顺了监管体制,建立了国家、省、市、县四级职业病防治工作协调机制,形成了工作合力。

2. 重点行业专项治理持续推进

"十三五"期间,我国组织开展了重点行业领域尘毒危害专项治理工作,并通过尘肺病防治攻坚行动,实现了"摸清底数,加强预防,控制增量,保障存量"的工作目标。在矿山、冶金、建材等19个重点行业开展职业病危害专项治理,督促企业改进生产工艺,淘汰落后技术,完善防护设施,加强个人防护,作业环境得到明显改善。根据国家卫生健康委2022年4月25日新闻发布会报告,我国重点行业专项治理工作取得显著成效,主要包括三个方面:一是纳入重点治理范围的煤矿、非煤矿山、冶金、建材等尘肺病易发高发行业领域的用人单位粉尘浓度定期检测率、粉尘危害申报率、接尘劳动者在岗期间职业健康检查率、建设项目职业病防护设施"三同时"实施率以及主要负责人、职业健康管理人员和劳动者培训率均达到95%以上。二是从监测数据来看,像矿山尤其是煤矿和金属非金属矿山,接触煤尘、矽尘,监测岗位超标率都在逐年好转。2019年,煤尘和矽尘监测岗位的超标率分别为40%和49.8%,通过专项治理,2020年煤尘的岗位超标率为17.98%,矽尘的岗位超标率是36.08%,这说明专项治理效果还是明显的。三是从专项执法的情况来看,近两年全国开展的尘毒危害专项执法行动,共立案 2.45 万起,责令停产整顿 331 家,提请地方人民政府依法关闭 203 家。

2021 年 12 月,国家卫生健康委办公厅印发了《关于深入开展职业病危害专项治理工作的通知》,巩固前期专项治理成果,部署"十四五"期间继续深入开展职业病危害专项治理工作,主要有以下几个新特点:一是扩大治理范围。专项治理的范围扩大为存在粉尘、化学毒物、噪声危害因素浓(强)度超标且从业人员 10 人及以上的所有工业企业。对 10 人以下工业企业的专项治理工作,由各省份根据本地区实际情况进行安排部署。二是提升治理实效。督促治理企业以超标作业岗位为重点,以落实工程防护措施为关键,加大对现有设备设施升级改造力度,积极使用新技术、新工艺、新材料,提高设备机械化、自动化水平,淘汰落后工艺、技术、设备和材料。三是加强分类指导和帮扶服务。建立"一企一策"精准指导等帮扶模式,实施中小微企业专项治理帮扶,积极探索职业健康托管式服务。加强对治理企业的督促指导,对于超标严重、防治水平低的治理企业进行重点指导;对于专项治理效果好、防治水平高的治理企业,鼓励其建设"健康企业"。

3. 技术服务和支撑能力显著提升

落实"放管服"改革要求,优化技术服务机构审批程序,加强技术支撑机构建设规划布局和能力建设,基本形成了职业病监测评估、职业病危害工程防护、职业病诊断救治康复及专业技术服务相结合的技术支撑网络,建立了"地市诊断、县区体检、乡镇康复"的工作体系。目前,承担职业病防治技术支撑任务的机构共计 3 324 家,其中各级疾控中心有 3 161 家,职业病防治院 143 家,工程防护技术支撑机构 20 家,相关专业技术人员共计 4.03 万人。

4. 风险监测评估工作不断加强

我国高度重视职业健康风险监测评估工作,已将职业病防治纳入基本公共卫生服务项目,将全部职业病病种纳入职业病及职业病危害因素监测范围,并将它作为形势研判、政策法规标准的修制定和执法监管的重要依据,当前监测县区覆盖率达 95% 以上。基本摸清了全国工业企业职业病危害总体状况和职业性尘肺病患者生存及保障情况。

2019 年以来共监测用人单位 194 242 家,涉及劳动者 3 351 万人次,其中接触职业病危害因素的劳动者人数是 1 439 万人次,用人单位职业病危害项目的申报率逐年提高,2021 年较 2019 年提高了 13 个百分点;共监测放射诊疗机构 115 658 家,医疗机构放射诊疗辐射防护和质量控制设备的配备率从 2019 年的 96% 提高到 2021 年的 98%;共监测非医疗机构放射性工作单位 36 662 家,涉及放射工作人员 461 947 人,工业探伤和 γ 辐照加工用人单位的个人剂量报警仪配备率 2021 年较 2019 年分别增加了 33.6 和 35.5 个百分点。

5. 职业健康保护行动全面开展

我国将每年 4 月的最后一周至 5 月 1 日国际劳动节(4 月 25 日至 5 月 1 日)定为全国《职业病防治法》宣传周。《职业病防治法》宣传周设立目的是认真贯彻党中央、国务院关于职业病防治工作的决策部署,深入宣传贯彻《职业病防治法》,推动用人单位落实职业病防治主体责任,保障广大劳动者职业健康权益。通过大力开展宣教活动,在全社会营造浓厚的职业健康文化氛围。加强职工心理健康、肌肉骨骼系统疾病等工作相关疾病的预防。积极开展健康企业建设、争做"职业健康达人"系列活动,大力推进重点人群职业健康素养监测,促使广大劳动者的职业健康获得感显著增强。

二、尘肺病防治成效

尘肺病目前在我国每年报告的新发职业病里面排第一位,是职业病防治的重点。按照国务院职业病防治的工作部署,从2019年开始我国加大了职业病及危害因素的监测工作力度。这四年来,职业病及危害因素的监测工作主要成效如下:

一是建立并完善了职业病及危害因素监测体系。监测县区覆盖率达到95%以上,监测行业覆盖了职业病危害严重的绝大多数行业,监测的病种、范围,覆盖了全部职业病危害因素以及上岗前、在岗期间、离岗时,应急健康体检等全部职业健康检查类型。同时实现了工作场所职业病危害因素监测和重点职业病监测两者结果的有机衔接,为我国职业病防治政策的制定提供了非常好的工作基础。

二是全面掌握了我国重点行业职业病危害现状。四年来,我国共监测用人单位达到了24.7万家,覆盖劳动者4 263万人(次),其中接触职业病危害因素的劳动者1 889万人(次),全面掌握了重点行业企业中煤尘、矽尘、苯、铅、噪声等主要职业病危害因素的浓度(强度)水平,为重点行业开展劳动者的职业健康风险评估奠定了非常好的数据基础。

三是基本摸清了尘肺病发病和患病情况。四年来,在全国500个粉尘危害严重或者尘肺病患者比较集中的县区,开展小微型企业监测,主要是指免费职业健康体检,为劳动者免费开展职业健康体检达到52万余人次。结果发现,劳动者的尘肺样的改变率约为1%,在150家医院开展呼吸疾病就诊患者尘肺病筛查当中,总共筛查就诊患者1 063万人,其中拍摄DR、X光片或CT的患者达到302万人,每年筛查患者中尘肺样的改变率大概为0.6%~0.7%。这样的监测工作积累了大量数据,也是促进了尘肺病人的早发现、早诊断、早治疗。

四是开展了职业性尘肺病患者随访调查,基本掌握了中华人民共和国成立以来掌握的诊断报告的职业性尘肺病患者生存现状以及现患病例的保障情况,以及工伤保险和新农合保障的情况,为我国职业性尘肺病存活患者实行分类保障以及推进尘肺病康复站的建设提供了非常好的数据。

五是利用监测数据开展风险评估工作,建立了监测监督的联动机制。近十年来,全国职业性尘肺病报告病例数下降约67%,初步估算我国每年尘肺病实际新发病例数为报告病例数的近3倍,每年噪声聋新发病例数约为报告噪声聋病例数10倍。这也推动了地方各级监测机构、各级疾病预防控制中心、各级职业病防治院的工作,这些监测机构将工作场所职业病危害因素超标情况、职业健康检查结果的异常情况以及各类机构质量控制情况、职业健康检查机构、职业病诊断机构、职业卫生与放射卫生技术服务机构等机构的质量控制情况及时通报给相关卫生监督部门,为开展监督检查和监督走访提供问题线索,有效地发挥了监测数据的监测预警作用。

三、我国职业健康面临的新形势和要求

职业健康是健康中国建设的重要基础和组成部分,事关广大劳动者健康福祉与经济发展和社会稳定大局。党中央、国务院高度重视职业健康工作。《国家职业病防治规划(2016—2020年)》实施以来,各地区、各有关部门和单位认真贯彻落实习近平总书记关于职业病防治工作的重要指示批示精神,贯彻落实党中央、国务院关于职业健康工作的一系列决策部署,深入实施健康中国行动,大力推进尘肺病防治攻坚行动,源头治理力度进一步加大,防治服务能力显著增强,职业病及危害因素监测范围逐步扩大,救治救助和工伤保险保障水平不断提高,职业病防治法规标准体系不断完善,劳动者的职业健康权益得到进一步保障。

随着健康中国战略的全面实施和平安中国建设的不断深入,保障劳动者健康面临新的形势和要求:一是新旧职业病危害日益交织叠加,职业病和工作相关疾病防控难度加大,工作压力、肌肉骨骼疾患等问题凸显,新型冠状病毒肺炎等传染病对职业健康带来新的挑战;二是职业健康管理和服务人群、领域不断扩展,劳动者日益增长的职业健康需求与职业健康工作发展不平衡不充分的矛盾突出;三是职业病防治支撑服务和保障能力亟待加强,职业健康信息化建设滞后,职业健康专业人才缺乏,职业健康监管和服务保障能力不适应高质量发展的新要求;四是职业健康基础需要进一步夯实,部分地方政府监管责任和用人单位主体责任落实不到位,中小微型企业职业健康管理基础薄弱,一些用人单位工作场所粉尘、化学毒物、噪声等危害因素超标严重,劳动者职业健康权益保障存在薄弱环节。

第二节 职业健康相关法律、法规、规章及主要职业卫生标准

一、职业健康法律法规特征

(一)具有"法"的一般特征

职业健康法律法规是国家法律体系的一部分,因此它具有法的一般特征。

我国职业健康法律体系的建立与完善,与党的安全生产政策有密切关系。在过去很长一段时期,我国的职业健康法律法规体系很不完备,在职业健康法律法规不健全的情况下,只能依照国家的安全生产政策指导职业健康工作,这时,国家的安全生产政策,实际上已经起到了法律法规的作用,已赋予了它一种新的属性,这种属性是国家所赋予的而不是政策本身就具有的。随着我国法制建设进程快速发展,有关职业健康方面的法律、法规已逐步完善,用法制的手段来实施国家宏观职业健康管理和用人单位职业健康管理,已经成为现实并发挥着重要的作用。

(二)保护对象的明确性

职业健康法律法规有明确的保护对象,就是要切实保护劳动者和生产经营人员的

生命安全、身体健康;保护国家、集体和个人的生产资料、财产安全。

（三）强制性的特征

职业健康法律法规具有明显的强制性特征。这种强制性是同任意性（随意性）相对应的概念。当涉及劳动者的生命安全和身体健康问题时，职业健康法律法规就明确了行为规范，包括命令性规范、禁止性规范。用人单位对职业健康法律法规这些强制性的规范必须贯彻执行，否则，对违法违规的行为，对造成后果、造成损失的用人单位及其个人，要追究、承担法律责任，要受到法律的制裁。

（四）技术性的特征

职业健康法律法规大量涉及自然科学和社会科学领域，因此，职业健康法律法规既具有政策性的特征，又具有科学技术性的特征。

二、职业健康法律法规作用

（一）为保护劳动者身体健康提供法律保障

职业健康法律法规以保障劳动者在生产中的身体健康为目的，它不仅从管理上规定了人们的行为规范，也从技术上、设备上规定了实现职工健康所需的物质条件。多年来的实践及其教训表明，切实维护劳动者的职业健康合法权益，单靠思想教育是远远不够的。从国家宏观管理的层面上，要通过立法，建立和完善一系列职业健康法律法规并强化相关的宏观管理。在企业管理的层面上，要依靠职业健康法律法规的强制力，通过用人单位的有效贯彻，规范用人单位的管理者科学实施，尊重生产规律，高度重视劳动者的生命安全和身体健康，保障劳动者在符合职业安全和职业健康条件下进行生产作业。

（二）推动政府和企业实施法制化管理

在职业健康法律法规中，有大量内容是针对国家机关部门、各级人民政府等管理机构、职业卫生技术服务机构所作出的规定。这样，作为政府就必须履行法律所赋予的管理职责、管理权限，依法实施职业健康的管理。在职业健康法律法规中，更有大量内容是针对用人单位的，明确规定了用人单位应如何实施职业健康管理、用人单位的劳动者如何承担职业健康法定责任和义务。作为用人单位，必须承担职业健康管理的主体责任，必须教育、培训其劳动者严格履行法定责任和义务。用人单位应依照职业健康法律法规的各项规定，科学管理，尊重自然规律、经济规律和生产规律，尊重劳动者的基本原则，实施法制管理，确保劳动条件符合法律法规最基本的规定，确保劳动者的生命安全和身体健康。

（三）促进企业的职业健康管理规范化

鉴于职业健康法律法规对用人单位的一系列针对性的规定，用人单位应强化法制意识，在认真学习、全面理解的基础上，深入贯彻、严格执行。由于职业健康法律法规具有约束力、强制性的特征，因此，用人单位应该把职业健康的法律法规要求融入本单位的管理制度,形成本单位完整的、科学的、可行的制度体系,依靠制度实施管理,依靠制度规范管理。

三、职业健康法律法规体系

法律体系是指由一个国家现行的全部法律规范,按照不同的法律部门分类组合而形成的具有体系化的有机联系的统一整体。

目前我国专门的职业健康法律为《职业病防治法》,但在其他多部法律中都有不同程度、不同内容的职业健康规定,例如《中华人民共和国劳动法》(以下简称《劳动法》)、《中华人民共和国妇女权益保障法》(以下简称《妇女权益保障法》)、《中华人民共和国劳动合同法》(以下简称《劳动合同法》)等。而详细、具体的职业健康管理规定体现在职业健康的法规和标准之中。

为了学习、培训、管理和使用的方便,人们习惯把这些法律法规系统地串起来,称之为职业健康管理法律法规体系。

依据国家机关立法权限和法的效力等级不同,我国职业健康法律法规体系的层级包括以下内容。

1. 宪法

《中华人民共和国宪法》(以下简称《宪法》)由国家最高权力机关按照特殊程序制定和修改。《宪法》是国家的根本法,是治国安邦的总章程,适用于国家全体公民,是特定社会政治经济和思想文化条件综合作用的产物,对公民的安全保障、健康保障提出了原则性的要求,具有法的最高效力,处在法律体系和职业安全、职业健康法律法规体系的顶端。

2. 法律

(1) 基本法律

职业健康法律法规体系的基本法律是《职业病防治法》。该法律对危害劳动者生命安全、身体健康的行为作出了法律规定。例如规定了工矿等用人单位的管理者、操作者严重违章行为及其造成严重后果的,劳动安全设施不符合国家规定的,对事故隐患不采取措施造成严重后果的应承担的法律责任等。

(2) 专项法律

包括《劳动法》、《妇女权益保障法》、《中华人民共和国消防法》(以下简称《消防法》)、《中华人民共和国矿山安全法》(以下简称《矿山安全法》)、《中华人民共和国煤炭法》(以下简称《煤炭法》)等。

3. 行政法规

例如《煤矿安全监察条例》《工伤保险条例》《使用有毒物品作业场所劳动保护条例》《易制毒化学品管理条例》《危险化学品安全管理条例》《女职工劳动保护特别规定》等。

4. 地方性法规

地方性法规是指法定的地方国家权力机关依照法定的权限,在不同宪法、法律和行政法规相抵触的前提下,制定和颁布的在本行政区域范围内实施的具有职业健康法律效力的规范性文件。在我国,地方性职业健康法规是一种数量最大的法律渊源,包括省、自治区、直辖市的人民代表大会及其常务委员会颁发的职业健康法规。

5. 行政规章

行政规章是指国务院各部委以及各省、自治区、直辖市的人民政府和省、自治区的人民政府所在地的市以及设区市的人民政府根据宪法、法律和行政法规等制定和发布的规范性文件。国务院各部委制定的规章称为部门行政规章,省(市)政府部门制定的规章称为地方行政规章。

6. 职业卫生标准

职业卫生标准是以保护劳动者健康为目的,按照职业健康法律、法规的相关规定,对职业健康管理、施工作业场所劳动条件、职业健康环境、职业健康防控设备设施等方面作出的规定。职业健康标准是国家职业健康法律法规的细化和补充。我国现阶段已经构建完善了职业健康标准体系,主要由国家职业健康标准、行业职业健康标准和地方职业健康标准三级构成。

第三节 煤矿企业主要负责人、职业健康管理人员职业病防治责任

煤矿企业是职业病防治的责任主体,应当加强职业病防治管理,建立、健全职业病防治责任制,完善职业病防治规章制度及操作规程,加大对职业病防治的投入保障力度,构建职业病危害风险分级管控和隐患排查治理双重预防机制,强化职业健康宣传教育培训,重视劳动者身心健康,提高职业病防治水平,对本单位产生的职业病危害承担责任。

一、煤矿企业职业病防治主体责任

煤矿企业应当建立、健全职业病防治责任制,加强对职业病防治的管理,为劳动者创造符合国家职业卫生标准和卫生要求的工作环境和条件,并采取措施保障劳动者获得职业卫生保护,对本单位产生的职业病危害承担责任。煤矿企业的职业病防治责任如下:

(1) 健全防治体系的责任。

(2) 保障防治资金投入责任。

(3) 职业病危害项目申报责任。

(4) 建设项目职业病防护设施"三同时"责任。

(5) 提供合格工作环境的责任。

(6) 日常监测、定期检测和现状评价责任。

(7) 配备合格个体防护用品的责任。

(8) 加强过程防控责任。

(9) 向劳动者告知产生职业病危害的种类、后果、预防以及应急救治措施等内容。

(10) 组织开展职业卫生宣传教育培训。

(11) 职业健康监护责任。
(12) 职业病诊断与报告责任。

二、煤矿企业主要负责人职业病防治责任

煤矿企业主要负责人对本单位的职业病防治工作全面负责,履行下列职责:
(1) 贯彻执行国家职业健康的法律、法规、标准等相关要求。
(2) 组织制定、实施本单位职业病防治责任制、职业病防治管理制度和操作规程。
(3) 设立职业病危害管理组织机构并配置人员。
(4) 组织制定、实施本单位职业病防治宣传教育培训计划。
(5) 保证本单位建设项目的职业病防护设施与主体工程同时设计、同时施工、同时投入生产和使用。
(6) 保障本单位职业病防治投入,为职工足额缴纳工伤保险费。
(7) 定期研究和督促检查本单位的职业病防治工作,及时消除职业病危害隐患。
(8) 组织编制、完善本单位职业病危害事故应急救援预案。
(9) 及时、如实报告职业病危害事故。
(10) 组织落实本单位职业病防治的其他管理职责。

三、煤矿企业职业卫生管理人员职业病防治责任

煤矿企业职业卫生管理机构或者专(兼)职管理人员履行下列职责:
(1) 参与本单位职业病防治责任制的制定和考核工作。
(2) 组织或者参与拟定本单位职业病防治管理制度、操作规程。
(3) 参与本单位涉及职业病防治的经营决策,提出改进职业病防治工作的建议,督促落实职业病防治投入。
(4) 组织或者参与本单位职业病防治宣传教育培训工作,如实记录职业病防治教育培训情况。
(5) 检查本单位的职业病防治状况,及时排查职业病危害隐患,督促落实职业病防治整改措施。
(6) 参与本单位建设项目的职业病防护设施的设计审查、竣工验收工作。
(7) 负责审核提供服务的职业病防治技术服务机构的资质和条件,督促本单位有关项目的承包、承租、协作单位履行职业病防治职责。
(8) 制止和纠正违章指挥、强令冒险作业、违反操作规程的行为。
(9) 其他职业病防治管理职责。

四、劳动者应履行的职责

(1) 落实岗位职业病防治个人责任。
(2) 接受职业病防治教育培训,熟悉有关职业病防治规章制度和操作规程,掌握本岗位防止职业病危害的操作技能。

(3) 正确佩戴和使用劳动防护用品,维护职业病防护设施。
(4) 配合煤矿企业进行职业健康检查。
(5) 发生职业病危险时采取必要措施,并及时报告。
(6) 法律法规规定的其他义务。

第二章 煤矿职业病危害防治

第一节 煤矿主要职业病危害因素及职业病

一、职业病危害因素

职业病危害因素,也称为职业性有害因素,是指在职业活动中产生的(或)存在的、可能危害劳动者健康的各种因素的统称。主要包括生产工艺过程、劳动过程和生产环境三个方面。其中,生产工艺过程是指按生产工艺所要求的各项生产工序进行连续作业的过程,通常涉及生产设备、使用的材料和生产工艺三个因素;劳动过程是指劳动者在物质资料生产中从事有目的和有价值的职业活动过程,它涉及劳动组织、生产设备布局、操作体位和方式、脑力和体力劳动的比例等诸多方面;生产环境是指进行生产的环境条件,可以是大自然环境,也可以是按生产需要建立起来的人工环境,如生产场所的厂房建筑结构和布局、空气流动状况和通风设备条件及采光照明等。职业性有害因素按其来源可分为以下三大类。

1. 生产过程中产生的有害因素

(1)化学因素:可分为生产性毒物和生产性粉尘两大类。生产性毒物是指摄入少量就对人体有毒性作用的物质,包括金属及类金属、有机溶剂、有害气体、农药等;生产性粉尘是指生产过程中由于机械破碎和切制形成的微小固体颗粒,包括有机粉尘、无机粉尘、混合性粉尘等。

(2)物理因素:通常包括异常气象条件,如高温、低温、高湿、异常气压等;生产性噪声、振动;电磁辐射,如X射线、γ射线等;非电离辐射,如可见光、紫外线、红外线、射频、微波、激光等。

(3)生物因素:主要是指生产原料和作业环境中存在的病原微生物和寄生虫。病原微生物有炭疽杆菌、布鲁氏菌、森林脑炎病毒等,致病寄生虫如煤矿井下钩虫等。

2. 劳动过程中的有害因素

劳动过程中有许多因素会造成直接健康损害,常见的有:

(1)劳动组织和劳动制度不合理,如劳动时间过长、脑力劳动与体力劳动比例不当、工间休息不当及倒班制度不合理等。

(2) 劳动强度过大、生产定额不当、工作紧张过度,常见于流水作业。
(3) 安排的作业与劳动者生理状况不相适应。
(4) 个别器官或系统过度紧张。
(5) 长时间处于某种不良体位或不合理的工作状态。
(6) 精神高度紧张和心理压力大。

3. 生产环境中的有害因素

生产环境中的有害因素主要涉及:
(1) 自然环境中的因素,如寒冷、炎热、太阳辐射、大风、降水等。
(2) 厂房建筑或布局不合理,如厂房建筑面积过小,机械设备安置过密,热源、噪声无隔离,有害工段不独立,设计时没有考虑通风、换气、照明、保暖等必要的卫生技术设施等。
(3) 不合理生产过程所致的环境污染,如氯碱厂泄漏氯气、化肥厂泄漏氯气等。

《职业病危害因素分类目录》(国卫疾控发〔2015〕92号),将职业病危害因素划分为459类,其中:粉尘52类、化学因素375类、物理因素15类、放射性因素8类、生物因素6类、其他因素3类。

二、煤矿主要职业病危害因素

煤矿生产过程中,劳动者常因接触矿尘、有毒有害气体、噪声、振动和不良气候条件等职业病危害因素而对健康产生影响。

1. 矿尘

矿尘是指矿山生产过程中产生的并能长时间悬浮于空气中的矿石与岩石的细微颗粒,也称为粉尘。矿尘是危害煤矿工人健康的主要职业病危害因素。在煤矿生产中,采煤、掘进、支护、提升、运输、巷道维修、爆破等生产环节均会产生矿尘,这些矿尘可能引起矿工尘肺病。

(1) 对人体健康的危害。长期吸入大量的矿尘,轻者引起呼吸道炎症,重者导致尘肺病。同时,皮肤沾染矿尘,阻塞毛孔,能引起皮肤病或发炎,矿尘还会刺激眼膜。

(2) 煤尘爆炸。煤尘在一定条件下可以爆炸,煤尘爆炸是煤矿五大灾害之一。对于瓦斯矿井,发生瓦斯爆炸时煤尘也有可能同时参与爆炸,使爆炸破坏程度加剧。

(3) 污染作业环境。矿尘增大,会降低作业场所和巷道能见度,不仅影响劳动效率,还容易导致误操作、误判断,往往造成作业人员伤亡。

(4) 对机械设备的危害。矿尘能加速机械磨损,缩短其使用寿命,增加设备的维修工作量。

2. 有毒有害气体

在煤矿生产中,因井下爆破、煤炭自燃、氧化、瓦斯爆炸、火灾等原因,产生了许多有毒有害气体。矿井空气中含有的有毒气体主要有一氧化碳(CO)、二氧化氮(NO_2)、硫化氢(H_2S)、二氧化硫(SO_2)和氨气(NH_4),这些有毒气体会导致矿工中毒;有害气体主要有瓦斯(主要是甲烷,即CH_4)、二氧化碳(CO_2)、氢气(H_2),这些有害气体会导致矿工窒息,与氧气(O_2)混合遇火源还易爆炸。

3. 噪声和振动

煤矿噪声和振动主要来源于井下机械化生产,其危害取决于生产过程、生产工艺和所使用的工具,如风钻、风镐、凿岩机和局部通风机的噪声和振动等。

噪声对人体的听力系统有直接危害,长期在噪声下工作,强噪声的影响会导致人出现听力下降、耳鸣、耳聋、头晕,时间长会导致焦虑、抑郁等疾病,很容易造成不可逆的伤害。

振动是指在生产过程中,机器转动、撞击或发生流体对物体的冲击而产生的振动。生产性振动主要分为对人体的手部振动以及对人体的全身性振动两种,长期接触振动,可能导致局部疼痛、关节病,甚至引起内脏器官损伤。

4. 不良气候条件

矿井的气候条件是指井下空气的温度、湿度、风速三者的综合作用状态。

(1)温度是构成井下气候条件的主要因素,最适宜人们劳动的温度是 15～20 ℃。《煤矿安全规程》规定采掘工作面的空气温度不得超过 26 ℃;机电设备硐室的空气温度不得超过 30 ℃;当空气温度超过时,必须缩短超温地点工作人员的工作时间,并给予高温保健待遇。

(2)空气湿度是指空气中所含水蒸气量的多少,人体最适宜的相对湿度一般为 50%～60%。

(3)风速对人体散热有着明显的影响,风速过高或过低都会引起人的不良生理反应,还对矿井有毒有害气体积聚、煤尘飞扬有直接影响。

煤矿井下的不良气候条件有气温高、湿度大,不同地点风速大小不等和温差大等,这些都对矿工的身体有很大的影响,长期在潮湿环境下工作的工人易患风湿性关节炎等。

5. 放射性物质

煤矿井下的放射性物质如氡及其子体等,会破坏劳动者的生殖系统、血液系统,对劳动者的身体健康产生影响。有的单位(如选煤厂)在生产过程中会使用某些放射性物质,若管理不妥,将对人体产生很大危害。

此外,劳动强度大、作业姿势不良也是煤矿井下工作的特点,易造成矿工腰腿疼和各种外伤。

三、煤矿职业与健康的关系

劳动是人类生存和发展的必要手段,劳动与健康本质上是相辅相成、互相促进的。良好的劳动条件促进健康,反之,不良的劳动条件导致健康损害。在煤矿引起煤矿工人的职业性病损主要有工伤、职业病和职业相关疾病。

(一)工伤

煤矿职工的安全是煤矿生产和发展的第一要务,不安全的劳动条件会导致工伤。

工伤属于工作中的意外事故引起的伤害,主要指在工作时间和工作场所内,因工作原因由意外事故造成劳动者的健康伤害。工伤的发生常与安全意识、劳动组织、防护措施、个人心理状态、生活方式、行为习惯等因素有关,在煤矿生产中要重视安全风险评估,消除潜在危险因素,积极预防。

(二) 职业病

职业病是指企业、事业单位和个体经济组织等用人单位的劳动者在职业活动中,因接触粉尘、放射性物质和其他有毒、有害因素而引起的疾病。人体直接或间接接触职业病危害因素时,是否发生职业病,主要取决于危害因素的性质、浓度、强度以及个体的健康状况。

1. 职业病特点

职业病具有以下五个特点:

(1) 病因具有特异性:只有在接触职业性有害因素后才可能患职业病。

(2) 病因大多可以检测:发生的健康损害一般与接触水平有关,通过对接触水平进行检测评价,在一定范围内存在接触水平的剂量-反应关系。

(3) 不同接触人群的发病特征不同:在不同职业性有害因素的接触人群中,常有不同的发病集丛。

(4) 早诊断、早治疗,效果较好。

(5) 大多数职业病目前缺乏特效治疗,应加强保护人群健康的预防措施。

从职业病的特点看,其发生率与患病率的高低,反映着国家生产工艺技术、防护措施、自我防护意识和医疗预防工作的水平。所以世界各国对职业病,除医学的定义外,还赋予立法意义,即国家所规定的"法定职业病"。要构成法定职业病,必须具备以下四个条件,缺一不可:

(1) 患病主体是企业、事业单位或个体经济组织的劳动者。

(2) 必须是在从事职业活动过程中产生的。

(3) 必须是因接触粉尘、放射性物质和其他有毒、有害物质等职业病危害因素引起的。

(4) 必须是国家公布的职业病分类和目录所列的职业病。

2. 职业病分类和目录

根据《职业病防治法》的规定,职业病的分类和目录由国务院卫生行政部门会同国务院劳动保障行政部门制定,调整并公布。

《职业病目录》将10类共132种职业病列入法定职业病:

(1) 职业性尘肺病及其他呼吸系统疾病(19种)。

(2) 职业性皮肤病(9种)。

(3) 职业性眼病(3种)。

(4) 职业性耳鼻喉口腔疾病(4种)。

(5) 职业性化学中毒(60种)。

(6) 物理因素所致职业病(7种)。
(7) 职业性放射性疾病(11种)。
(8) 职业性传染病(5种)。
(9) 职业性肿瘤(11种)。
(10) 其他职业病(3种)。

3. 煤矿常见职业病

煤矿常见职业病主要有煤肺、矽肺、水泥肺等尘肺病,有毒有害气体引起的职业中毒,噪声引起的听力下降或耳聋,振动引起的疾病和高温引起的疾病等。

(1) 尘肺病

尘肺病是指由于吸入生产性粉尘而引起的以肺组织弥漫性纤维化为主的疾病,是一种较严重的职业病。煤炭系统常见的尘肺有矽肺(吸入含游离二氧化硅的岩尘引起的)、煤工尘肺(吸入煤尘引起的)、水泥尘肺(吸入水泥尘引起的)等。

(2) 职业中毒

在生产环境中,由于受职业中毒危害因素的作用,从而引起的病变,称职业中毒。职业中毒可对人的神经系统、血液系统、呼吸系统和消化系统产生影响,严重时会导致死亡。

(3) 噪声性耳聋

噪声性耳聋是由于长期处于强噪声环境中而引起的一种缓慢进行的耳聋。长期在以上强噪声的环境中工作容易引起听觉系统的损害,形成耳聋,同时还可能引起对人体其他系统的损害。

(4) 振动病

振动病一般是对局部振动而言的,它主要是由于局部肢体(主要是手)长期接触强烈振动而引起的。

(5) 职业性中暑

职业性中暑是指由于高温环境引起的人体体温调节中枢的功能障碍,汗腺功能失调和水、电解质平衡紊乱所导致的疾病。

(三) 职业相关疾病

职业相关疾病是多因素相关的疾病,与工作有联系,但也见于非职业人群中,因而不是每一病种和每一病例都必须具备该项职业史或接触史。当这一类疾病发生于职业从事者时,由于职业性有害因素的接触,会使原有的疾病加剧加速或复发,或者劳动能力明显减退。职业相关疾病的范围比职业病更为广泛,其导致的疾病经济负担更大。常见的职业相关疾病有:行为(精神)和身心疾病、非特异性呼吸系统疾病、心脑血管疾病与代谢性疾病、骨骼肌肉系统疾病等。

第二节 煤矿粉尘危害及防护措施

煤炭是我国重要的基础性能源,保障着经济社会发展和民生用能需求。随着煤矿智能化、机械化程度的提高,煤炭产量成倍增长,煤矿粉尘的产生量及分散度也随之增大,成为威胁煤矿工人身心健康的主要因素。煤工尘肺病仍是我国当前危害严重的职业病之一。

一、煤矿粉尘

在煤矿生产和建设过程中所产生的各种岩矿微粒统称为煤矿粉尘,主要是岩尘和煤尘,但由于地质构造复杂多变,煤层和岩层常交错存在,所以在采煤和掘进过程中常会产生大量煤岩混合尘,称为煤矽尘。

(一)煤矿粉尘的种类

按照来源的不同,煤矿粉尘主要分为煤尘、矽尘和水泥尘。

1. 煤尘

煤炭破碎产生的粉尘,主要成分是煤炭。煤尘主要产生于煤巷掘进、采煤、运煤等作业工序,还有一部分是在煤层尚未开采前已存在于煤层裂隙的原生煤尘。

2. 矽尘

矽尘是粉碎的岩石颗粒,主要产生于岩石或者半煤岩掘进工作面、运输等作业工序。

3. 水泥尘

锚喷作业时喷射水泥砂浆或者混凝土时产生的水泥和沙粒粉尘。

(二)煤矿粉尘的来源

煤矿井下开采过程中的凿岩、爆破、装载、喷浆砌碹、运输、支护、井下通风等均可产生粉尘。岩石掘进过程中,使用风钻打眼、机械割煤和爆破产生的粉尘量最大,在无防护措施的情况下,空气中粉尘浓度在 1 000 mg/m³ 以上;使用电钻打眼和装车时次之,露天开采在剥离岩层和采掘煤层过程中都会产生大量的粉尘,剥离岩层、煤炭装卸、破碎、筛选或跳汰、水洗、浮选、设备维护等岗位都存在生产性粉尘。

(三)煤矿粉尘的理化特性

(1)粉尘的化学成分直接决定着对人体的危害性质和程度。煤矿粉尘是一种混合物,含有碳、各种黏土矿物和含量不等的石英。不同的岩石类型使不同煤矿和同一煤矿不同部位的粉尘成分也不相同。煤矿粉尘的主要化学成分有:二氧化硅、三氧化二铝、三氧化二铁、氧化钙、氧化镁、氧化钠、氧化钾、二氧化硫、二氧化铁等。煤本身的游离二氧化硅含量较低,通常低于 10%,但可能有少量伴生矿物。粉尘中含游离二氧化硅的量越高,引起尘肺病变的程度越重,病情发展越快,危害也越大。

(2)粉尘的分散度与粉尘在空气中悬浮时间及其可能进入肺内的含量密切相关。

分散度愈高,单位体积总表面积越大,理化活性越高。

(3) 煤尘的吸附性。煤尘的吸附性表现在煤尘能吸附某些有毒气体,如一氧化碳、氮氧化物等,引起中毒作用。

(4) 煤尘的荷电性。煤炭生产中粉尘所带电荷的来源有三个:采煤与凿岩中,高速旋转的钻头与岩、煤的摩擦,使产生的粉尘表面带有电荷;在流动中粉尘互相摩擦生电;粉尘吸附了空气中的电离子而带电。

(5) 粉尘的自燃和爆炸性。高分散度的煤炭粉尘具有爆炸性。煤的碳化程度越低,挥发分越高,煤尘的爆炸性越强。一般煤尘爆炸的下限浓度为 30~50 g/m³,上限浓度为 1 000~2 000 g/m³,处于上限、下限浓度之间的粉尘都具有爆炸危险性,其中爆炸力最强的浓度为 300~500 g/m³。无烟煤的挥发分小于 10%,无爆炸性;贫煤挥发分为 10%~20%,弱爆炸性;烟煤挥发分大于 20%,强爆炸性。

二、煤矿粉尘对健康的主要危害

(一) 粉尘进入人体的途径

粉尘通过呼吸道、眼睛、皮肤等进入人体,其中以呼吸道为主要途径。

1. 粉尘在呼吸道的过程

被人体吸入呼吸道的粉尘,绝大部分被吸入后又被呼出。在没有阻力的情况下,吸入的尘粒会经气管、主支气管、细支气管后,进入气体交换区域的呼吸性细支气管、肺泡管和肺泡,并在进入的过程中产生毒作用,影响气体交换功能。而实际上,粉尘被吸入呼吸道后,主要通过撞击、重沉积、弥散(又称布朗运动)、静电沉积、截留而沉降在呼吸道,只有极少部分粉尘能进入肺泡区。

2. 呼吸系统对粉尘的防御和清除

人体对吸入的粉尘具备有效的防御和清除机制,一般认为有以下 3 道防线:

(1) 鼻腔、喉、气管、支气管树的阻留作用。大量粉尘粒子随气流吸入时通过撞击、重力沉积、静电沉积、截留作用阻留于呼吸道表面,大大减少了粉尘进入人体的含量。气道平滑肌收缩使气道截面积缩小,可减少含尘气流的进入,增大粉尘截留,并可启动咳嗽和喷嚏反应,排出粉尘。

(2) 呼吸道上皮黏液纤毛系统的排出作用。呼吸道上皮的表层是黏液纤毛系统,由黏膜上皮细胞表面的纤毛和覆盖其上的黏液组成。在正常情况下,阻留在呼吸道内的粉尘黏附在气道表面的黏液层上,气道壁上的纤毛则有规律地向咽喉方向摆动,摆动过程中将黏液层中的粉尘逐渐移出,此种清除可在 24 h 内完成。但如果长期大量吸入粉尘,黏液纤毛系统的功能和结构会遭到损坏,导致粉尘在呼吸道滞留。

(3) 肺泡巨噬细胞的吞噬作用。进入气体交换区域的粉尘多数黏附在呼吸性细支气管、肺泡管和肺泡腔的表面,会被活动于肺泡腔及从肺间质进入肺泡的巨噬细胞吞噬,形成尘细胞。大部分尘细胞通过自身阿米巴样运动及肺泡的舒张转移至黏液纤毛表面,再通过纤毛运动而清除。绝大部分粉尘通过这种方式约在 24 h 内排出体外;小部分尘细胞因粉尘作用受损、坏死、崩解,粉尘颗粒重新游离到肺泡腔,再被新的巨噬细胞吞噬,如此循环往复。很小部分粉尘从肺泡腔进入肺间质后被间质巨噬细胞吞噬,形成尘细胞,这部分尘细胞多数进入淋巴系统,沉积于肺门和支气管淋巴结,有时也可经血液循环到达其他脏器;极少数坏死、崩解释放出尘粒,再被其他巨噬细胞吞噬。尖锐的纤维粉尘,如石棉可穿透脏层胸膜进入胸腔。

人体通过各种清除功能,可排除进入呼吸道 97%~99% 的粉尘,1%~3% 的尘粒沉积在体内。但长期较大量吸入粉尘可削弱上述各项清除功能,导致粉尘过量沉积,酿成肺组织病变,引起疾病。

(二)生产性粉尘对健康的主要危害

所有粉尘对身体都是有害的,不同特性特别是不同化学性质的生产性粉尘,可能引起机体的不同损害。粉尘对机体的损害是多方面的,尤其以呼吸系统损害最为主要。

1. 对呼吸系统的影响

(1)尘肺

尘肺是由于在生产环境中长期吸入生产性粉尘而引起的以肺组织纤维化为主的疾病。尘肺病是我国最主要的职业病。

(2)粉尘沉着症

有些生产性粉尘如锡、铁、锑等粉尘被吸入后,主要沉积于肺组织中,呈现异物反应,以网状纤维增生的间质纤维化为主,在 X 射线胸片上可以看到满肺圆形阴影。这类病变又称为粉尘沉着症,不损伤肺泡结构,因此肺功能一般不受影响,机体也没有明显的症状和体征,对健康危害不明显。脱离粉尘作业,病变可以不再继续发展,甚至肺部阴影逐渐消退。

(3)有机粉尘引起的肺部病变

有机粉尘有着不同于无机粉尘的生物学作用,而且不同类型的有机粉尘作用也不相同。有机粉尘也会引起肺部改变,如吸入棉、亚麻或大麻尘引起的棉尘病;吸烟时吸入棉尘可引起非特异性慢性阻塞性肺病(COPD);吸入带有霉菌孢子的植物性粉尘,或者吸入被细菌或血清蛋白污染的有机粉尘可引起职业性变态反应肺泡炎。

(4)呼吸系统肿瘤

某些粉尘本身是或者含有人类肯定致癌物,如石棉、游离二氧化硅、镍、铬、砷等,都是国际癌症研究中心提出的人类肯定致癌物,含有这些物质的粉尘就可能引发呼吸和其他系统肿瘤。此外,放射性粉尘也可能引起呼吸系统肿瘤。

(5)呼吸系统炎症

粉尘对人体来说是一种外来异物,因此机体具有本能的排除异物反应。在粉尘进入的部位积聚大量的巨噬细胞,可导致炎性反应,引起粉尘性气管炎、支气管炎、肺炎、哮喘性鼻炎和支气管哮喘等疾病。

(6)其他呼吸系统疾病

由于粉尘诱发的纤维化、肺沉积和炎症作用,还常引起肺通气功能的改变,表现为阻塞性肺病,慢性阻塞性肺病也是粉尘接触作业人员常见疾病。在尘肺病人中还常并发肺气肿、肺心病等疾病。

长期的粉尘接触,除局部的损伤外,还常引起机体抵抗功能下降,容易发生肺部非特异性感染,肺结核也是粉尘接触人员易患的疾病。

2. 局部作用

粉尘作用于呼吸道黏膜,早期引起其功能亢进、黏膜下毛细血管扩张、充血,黏液腺分泌增加以阻留更多的粉尘;长期则形成黏膜肥大性病变,然后由于黏膜上皮细胞营养不足,造成萎缩性病变,呼吸道抵御功能下降。皮肤长期接触粉尘可导致阻塞性皮脂炎、粉刺、毛囊炎、脓皮病。金属粉尘还可引起眼角膜损伤、浑浊。沥青粉尘可引起光感性皮炎。

3. 中毒作用

粉尘中含有的可溶性有毒物质如铅、砷、锰等,可在呼吸道黏膜很快被溶解吸收,导致中毒,呈现出相应毒物的急性中毒症状。

三、煤矿粉尘危害防控措施

(一)粉尘危害防护原则

目前,粉尘对人造成的危害,特别是尘肺病尚无特异性治疗,因此预防粉尘危害,加强对粉尘作业的劳动防护管理十分重要。粉尘作业的劳动防护管理应采取三级预防原则。

1. 一级预防

(1)主要措施:包括工程防护措施为主的综合防尘,即改革生产工艺、生产设备,尽量将手工操作变为机械化、自动化和密闭化、遥控化操作;尽可能采用不含或游离二氧化硅含量低的材料代替游离二氧化硅含量高的材料;在工艺要求许可的条件下,尽可能采用湿法作业;使用个人防尘用品,做好个人防护。

(2)定期检测:即对作业环境的粉尘浓度实施定期检测,使作业环境的粉尘浓度在国家标准规定的允许范围之内。

(3)健康体检:即根据国家有关规定,对职业进行就业前的健康体检,对患有职业禁忌证、未成年人、女职工,不得安排其从事禁忌范围的工作。

(4)宣传教育:普及防尘的基本知识。

(5)加强维护:对除尘系统必须加强维护和管理,使除尘系统处于完好、有效状态。

2. 二级预防

主要措施包括建立专人负责的防尘机构,制定防尘规划和各项规章制度;对新从事粉尘作业的职工,必须进行健康检查;对在职的从事粉尘作业的职工,必须定期进行健康检查,发现不宜从事接尘工作的职工,要及时调离。

3. 三级预防

主要措施为对已确诊为尘肺病的职工,应及时调离原工作岗位,安排合理的治疗或疗养,患者的社会保险待遇应按国家有关规定办理。

(二)煤矿粉尘浓度的工业卫生标准

煤矿工作场所空气中粉尘的游离二氧化硅的含量不同,粉尘浓度的职业接触限值也不相同。《煤矿安全规程》对煤矿作业场所粉尘的监测作出了明确规定。

煤矿应当在正常生产情况下对作业场所的粉尘浓度进行监测。粉尘浓度应当符合表 2-1 的要求；不符合要求的,应当采取有效措施。

表 2-1　煤矿作业场所空气中粉尘浓度要求

粉尘种类	游离二氧化硅含量/%	时间加权平均容许浓度/(mg/m³)	
		总粉尘	呼吸性粉尘
煤尘	<10	4	2.5
矽尘	10~50	1	0.7
	50~80	0.7	0.3
	≥80	0.5	0.2
水泥尘	<10	4	1.5

煤矿进行粉尘监测时,其监测点的选择和布置应当符合表 2-2 的要求。

表 2-2　煤矿作业场所测尘点的选择和布置要求

类别	生产工艺	测尘点布置
采煤工作面	司机操作采煤机、打眼、人工落煤及攉煤	工人作业地点
	多工序同时作业	回风巷距工作面 10~15 m 处
掘进工作面	司机操作掘进机、打眼、装岩(煤)、锚喷支护	工人作业地点
	多工序同时作业(爆破作业除外)	距掘进头 10~15 m 回风侧
其他场所	翻罐笼作业、巷道维修、转载点	工人作业地点
露天煤矿	穿孔机作业、挖掘机作业	下风侧 3~5 m 处
	司机操作穿孔机、司机操作挖掘机、汽车运输	操作室内
地面作业场所	地面煤仓、储煤场、输送机运输等处进行生产作业	作业人员活动范围内

煤矿必须对生产性粉尘进行监测,粉尘监测应当遵守表 2-3 的要求。

表 2-3　煤矿作业场所粉尘监测测尘点的选择和布置要求

监测种类	监测地点	监测周期
总粉尘浓度	井工煤矿	每月测定 2 次
	露天煤矿	每月测定 1 次
呼吸性粉尘		每月测定 1 次
粉尘分散度		每 6 个月监测 1 次
粉尘中游离二氧化硅含量		每 6 个月测定 1 次,在变更工作面时也应当测定 1 次
开采深度大于 200 m 的露天煤矿		在气压较低的季节应当适当增加测定次数

井工煤矿的采煤工作面回风巷、掘进工作面回风侧应当设置粉尘浓度传感器,并接入安全监测监控系统。

（三）煤矿粉尘防治技术

防治煤矿粉尘的措施分为防尘措施、预防煤尘爆炸的措施（防爆措施）及限制煤尘爆炸扩大灾害范围的措施（隔爆措施）三大类。其中，防尘措施分为以下四类：

1. 减尘措施

减尘措施就是减少和抑制尘源产尘，是矿井尘害防治工作中最为积极有效的技术措施。减尘技术属于治本性技术，它包括两方面的技术措施：一是减少各产尘工序的产尘总量和产尘强度，从产尘数量上控制；二是降低对人体危害最大的呼吸性粉尘所占的比例，从降尘质量上设防。

煤层注水，采空区灌水预湿煤体，湿式凿岩和湿式打眼，采用水封爆破和水炮泥，改革截齿和钻具，寻求采煤机最佳工作参数等，都属于减尘措施。减尘措施是控制粉尘的根本途径，因而在矿井防尘技术实施中应优先考虑。

2. 降尘措施

降尘措施是矿井综合防尘的重要环节，现行的降尘措施主要包括各产尘点的喷雾洒水，如采煤机上内、外喷雾，爆破喷雾，支架喷雾，应用降尘剂，泡沫除尘，装岩洒水及巷道净化水幕等。

3. 矿井通风排尘

矿井通风排尘是通过合理通风稀释与排出矿井空气中的粉尘，在井下作业过程中，虽然主要生产环节都采取了相应的防尘降尘措施，但仍有一部分粉尘（绝大多数是呼吸性粉尘）悬浮于作业场所空气中难以沉降下来，如果不及时通风稀释与排出，将由于粉尘的不断积累而造成矿井内空气严重污染，危害矿工的身心健康。针对这种情况，通风排尘是降低作业场所粉尘浓度非常重要的方法。

4. 个体防护

矿井各生产环节尽管采取了多项防尘措施，但仍难以使各作业地点粉尘浓度达到卫生标准。此种情况下，特别是在强产尘源和个别不宜安装防尘设备条件下的作业人员，必须佩戴个体防尘用具。个体防尘用具主要包括防尘面罩、防尘帽、防尘呼吸器、防尘口罩等，其目的是使佩戴者既能呼吸净化后的洁净空气，又不影响正常操作。佩戴个体防尘用具是劳动者保证个人生命安全健康的最后一道防线。

四、尘肺病

尘肺病是指由于在职业活动中长期吸入生产性粉尘并在尘肺（肺）内潴留而引起的以肺组织纤维化为主的全身性疾病。

（一）尘肺病的分类和涉及的行业

在我国职业病目录中尘肺病有 13 种：矽肺、煤工尘肺、石墨尘肺、炭墨尘肺、石棉尘肺、滑石尘肺、水泥尘肺、云母尘肺、陶工尘肺、铝尘肺、电焊工尘肺、铸造尘肺、根据《尘肺病诊断标准》和《尘肺病病理诊断标准》可以诊断的其他尘肺。

就产生粉尘的行业而言，几乎是各行各业无不产生，粉尘危害较重的行业主要有：

矿山开采,如煤矿、金属矿山和非金属矿山的开采;建筑材料,如耐火材料、玻璃制造、水泥、采石、陶瓷和搪瓷工业;机械工业的铸造、粉尘冶金压制、石英砂打磨、电气焊等;冶炼业的炼铁炼钢、有色金属冶炼(铝合金熔铸等);筑路、铁道、公路修建中的隧道开凿及铺路;水电、水利行业中的隧道开凿及运转;工艺美术品制造业的石质工艺品雕刻;电子及通信设备制造业的镀层喷砂、玻粉制取、电子玻璃配料、锌锰电池制造;皮革及纸制品业的帮料划裁、绷帮、涂料配制、色浆制造;石棉制造及橡胶制品业等。

煤炭、化工、冶金、电力、建材、电力、轻工行业是几大职业病高发行业,矽肺和煤工尘肺是主要的尘肺病。

(二)尘肺病的临床表现

尘肺病人的临床表现主要是以呼吸系统症状为主的咳嗽、咳痰、胸痛、呼吸困难四大症状,此外尚有喘气、咯血以及某些全身症状。

1. 呼吸困难

呼吸困难是尘肺病最常见和最早发生的症状,且和病情的严重程度相关。随着肺组织纤维化程度的加重、有效呼吸面积的减少、通气与血流比例的失调,缺氧导致呼吸困难逐渐加重。并发症的发生则明显加重呼吸困难的程度和发展速度,并累及心脏,发生肺源性心脏病,使之很快发生心肺功能失常而导致心功能衰竭和呼吸功能衰竭,这是尘肺病人死亡的主要原因。

2. 咳嗽

咳嗽是一种呈突然、暴发性的呼气运动,有助于清除气道分泌物,因此咳嗽的本质是一种保护性反射。早期尘肺病人咳嗽多不明显,但随着病程的进展,病人多合并慢性支气管炎,晚期病人常易合并肺部感染,均使咳嗽明显加重。特别是合并慢性支气管炎者咳嗽显著,也具有慢性支气管炎的特征,即咳嗽和季节、气候等有关。吸烟病人咳嗽较不吸烟者明显。

3. 咳痰

尘肺病人咳痰是常见的症状,即使在咳嗽很少的情况下,病人也会有咳痰,这主要是由于呼吸系统对粉尘的清除导致分泌物增加所致。在没有呼吸系统感染的情况下,一般痰量不多,多为黏液痰。煤工尘肺病人痰多为黑色,晚期煤工尘肺病人可咳出大量黑色痰,其中可明显地看到煤尘颗粒,多是大块纤维化病灶由于缺血溶解坏死所致。

4. 胸痛

胸痛是尘肺病人最常见的症状,几乎每个病人或轻或重均有胸痛,胸痛的部位不一且常有变化,多为局限性;疼痛性质多不严重。

5. 咯血

咯血较为少见,可由于上呼吸道长期慢性炎症引起黏膜血管损伤,咳痰中带有少量血丝;也可能由于大块纤维化病灶的溶解破裂损及血管而咯血量较多。

6. 其他

除上述呼吸系统症状外,可有程度不同的全身症状,常见的有消化功能减弱、食欲差、腹胀、大便秘结等。

（三）尘肺病的并发症

（1）肺结核。肺结核是尘肺病常见的并发症，也是尘肺病患者常见死因之一。

（2）肺部感染。尘肺病患者由于抵抗力降低，弥漫性肺组织纤维化，常易发生肺部感染，如支气管炎、融合性小叶性肺炎、肺肿等。肺部感染加重了呼吸衰竭和死亡，因此，应积极预防肺部感染。

（3）自发性气胸。晚期尘肺患者合并有阻塞性和代偿性肺气肿，并可出现肺大泡，当剧咳或过度用力时肺大泡破裂突发自发性气胸，病人可出现典型症状。

（4）肺源性心脏病。晚期尘肺时广泛的弥漫性纤维化，肺毛细血管床减少，血流阻力增高，增加了右心负荷，从而导致肺源性心脏病（简称肺心病）。随着防尘技术的进步，井下作业环境的改善，尘肺病发病率下降，但煤矿工人非特异性慢性阻塞性肺病（COPD）的发病率仍高，最后发展为肺心病。因此，肺心病是目前煤矿工人的主要死因。

（四）影响尘肺病发病的因素

影响尘肺病发病的因素有粉尘的性质、浓度、接触时间等。

矽尘致病性作用与游离二氧化硅含量密切相关，即游离二氧化硅含量越高，致病性越强。但相对煤矿粉尘来说，其毒性与二氧化硅含量的关系并不成正比。尘肺病与工人接触的呼吸性粉尘浓度的关系比与总粉尘浓度关系密切，并呈线性关系。接触粉尘时间越长，尘肺病发病率越高。另外，还可能存在部分易感人群的问题。

疾病的发生是粉尘吸入及机体防御机制斗争的结果，任何能减弱或破坏呼吸道对异物消除作用，患减低机体免疫力的疾病和个体因素均可影响尘肺病的发病，如患有肺结核等病易患尘肺病。

（五）尘肺病的诊断

尘肺病的诊断应由取得职业病诊断资格的执业医师签署，并经承担职业病诊断的医疗卫生机构审核盖章。尘肺病诊断应根据可靠的生产性矿物粉尘接触史，以技术质量合格的 X 射线高千伏或数字化摄影（DR）后前位胸片表现为主要依据，结合工作场所职业卫生学、尘肺流行病学调查资料和职业健康监护资料，参考临床表现和实验室检查，排除其他类似肺部疾病后，对照尘肺病诊断标准片，方可诊断。

劳动者临床表现和实验室检查符合尘肺病的特征，没有证据否定其与接触粉尘之间必然联系的，应当诊断为尘肺病。

（六）尘肺病分期与致残等级

1. 尘肺病分期

尘肺壹（Ⅰ）期指有下列表现之一者：

（1）有总体密集度 1 级的小阴影，分布范围至少达到 2 个肺区；

（2）接触石棉粉尘，有总体密集度 1 级的小阴影，分布范围只有 1 个肺区，同时出现胸膜斑；

(3) 接触石棉粉尘,小阴影总体密集度为 0,但至少有两个肺区小阴影密集度为 0/1,同时出现胸膜斑。

尘肺贰(Ⅱ)期指有下列表现之一者:
(1) 有总体密集度 2 级的小阴影,分布范围超过 4 个肺区;
(2) 有总体密集度 3 级的小阴影,分布范围达到 4 个肺区;
(3) 接触石棉粉尘,有总体密集度 1 级的小阴影,分布范围超过 4 个肺区,同时出现胸膜斑并已累及部分心缘或膈面;
(4) 接触石棉粉尘,有总体密集度 2 级的小阴影,分布范围达到 4 个肺区,同时出现胸膜斑并已累及部分心缘或膈面。

尘肺叁(Ⅲ)期指有下列表现之一者:
(1) 有大阴影出现,其长径不小于 20 mm,短径大于 10 mm;
(2) 有总体密集度 3 级的小阴影,分布范围超过 4 个肺区并有小阴影聚集;
(3) 有总体密集度 3 级的小阴影,分布范围超过 4 个肺区并有大阴影;
(4) 接触石棉粉尘,有总体密集度 3 级的小阴影,分布范围超过 4 个肺区,同时单个或两侧多个胸膜斑长度之和超过单侧胸壁长度的二分之一或累及心缘使其部分显示蓬乱。

2. 尘肺病的致残等级

尘肺病对劳动者劳动能力的影响程度需根据其 X 射线诊断尘肺期别、肺功能损伤程度和呼吸困难程度进行鉴定,根据现行标准《劳动能力鉴定 职工工伤与职业病致残等级分级》(GB/T 16180—2014),尘肺致残程度共分有 6 级。

(七) 尘肺病的治疗与康复

尘肺病是危害劳动者健康,造成劳动者过早丧失劳动能力的一种职业病。我国对尘肺病治疗经历了多方位和长期广泛深入的研究。当前,尘肺病只可预防、不可治愈,但是尽管尘肺病是一种不可治愈的疾病,通过治疗和康复的手段,可以减缓它的病情,提高患者的生活质量。

1. 病因治疗

尘肺的病因治疗,应是防止粉尘在肺内沉积,增强肺的廓清能力,降低粉尘毒性,保护细胞膜,抑制胶原纤维形成。例如药物治疗,可以服用克矽平、磷酸哌喹、矽肺宁等。

2. 大容量全肺灌洗技术

大容量全肺灌洗技术能清除已吸入肺内的多种粉尘、吞噬了粉尘的巨噬细胞及肺泡巨噬细胞吞噬粉尘后分泌的致纤维化生长因子,从而改善症状和肺功能,遏制或延缓病变的进展,减轻病人的痛苦,延长患者生命。

3. 对症治疗及并发症治疗

尘肺患者的抵抗力降低,冬春两季易并发呼吸道感染,病人可在医护人员监护下做保健体操、太极拳等活动以增强体质,同时给予对症治疗,缓解症状,减轻痛苦。

4. 康复治疗

康复治疗的目的在于减轻症状,减少并发症,改善活动能力,提高生活质量,延长患

者生命,主要包括如下几个方面:

(1) 诊断为尘肺者首先要脱离粉尘作业,并根据病情和代偿功能状况进行劳动能力鉴定,合理安排无尘作业或休息。已吸烟者应立即戒烟;同时还应避免接触其他有害粉尘、烟雾及气体,减少呼吸道过敏性及理化因素损伤性炎症。

(2) 预防呼吸道感染,包括病毒、支原体或细菌感染。

(3) 呼吸锻炼,可提高潮气量,减少呼吸频率,变浅速呼吸为深慢呼吸,从而改善气体分布,纠正通气/血流比例失调,提高动脉氧分压。

(4) 长程家庭氧疗,可提高煤工尘肺伴慢性呼吸衰竭患者的生存率和生活质量。

(5) 营养支持。

第三节　噪声危害与防治

噪声是影响范围很广的职业性有害因素。从卫生学的角度,凡是使人感到厌烦或不需要的声音都称为噪声。除频率和强度无规律的组合所形成的使人厌烦的声音外,其他如谈话的声音或音乐,对于不需要的人来说,也是噪声。在许多生产劳动过程中,劳动者都有可能接触到噪声。长期接触一定强度的噪声,可以对人体产生不良影响。

一、噪声的分类

生产过程中产生的频率和强度没有规律的声音,听起来使人感到厌烦,称其为生产性噪声。除此以外,还有交通噪声和生活噪声等。生产性噪声对作业场所的人员产生的直接影响尤为严重。煤炭行业是高噪声行业之一,噪声污染相当严重,不仅声压级高且声源分布面广,从井下的采煤、掘进、运输、提升、通风、排水、压气,到露天矿的开采、地面选煤厂煤的分选加工,以及机电设备的装配维修等,噪声源无处不在。煤矿噪声特点:强度大、声级高、连续噪声多、频带宽等,对作业环境污染特别严重。生产性噪声按其产生的机制可分为以下三类:

(1) 机械性噪声:由机械的撞击、摩擦、传动而引起的,如采煤机、掘进机、压力机、破碎机等发出的声音。

(2) 空气动力性噪声:气体的压力或体积的突然变化,或流体流动所产生的声音,如鼓风机、空气压缩机、汽轮机等发出的声音。

(3) 电磁性噪声:由电磁设备内部交变力相互作用而产生的噪声,如发动机、变压器发出的声音。

根据噪声强度随时间的变化,生产性噪声可分为连续性噪声和间断性噪声。连续性噪声按其随时间分布过程中声压级波动是否<3 dB,又分为稳态噪声和非稳态噪声。间断性噪声是指声级保持在背景噪声之上的持续时间$\geqslant 1$ s,并多次下降到背景噪声水平的噪声。在间断性噪声中,有一种脉冲性噪声,其声音持续时间$\leqslant 0.5$ s、间隔时间$\geqslant 1$ s、声压有效值变化$\geqslant 40$ dB(A),对人体的危害较大。

二、噪声对人体健康的主要影响

根据作用的系统不同,噪声可对听觉系统(特异性)和听觉外系统(非特异性)产生影响。

1. 听觉系统

长期接触强烈的噪声,听觉系统首先受损,听力的损伤有一个从生理改变到病理改变的过程。首先表现为暂时性听阈位移,即人或动物接触噪声后引起听阈变化,脱离噪声环境后经过一段时间听力可恢复到原来水平。根据变化程度不同,暂时性听阈位移可分为听觉适应和听觉疲劳。听觉适应是指短时间暴露在强烈噪声环境中,感觉声音刺耳、不适,停止接触后,听觉器官敏感性下降,脱离接触后对外界的声音有"小"或"远"的感觉,听力检查听阈可提高10~15 dB(A),离开噪声环境一分钟之内可以恢复。听觉疲劳是指较长时间停留在强烈噪声环境中引起听力明显下降,离开噪声环境后,听阈提高超过15~30 dB(A),需要数小时甚至数十小时后听力才能恢复。

其次表现为永久性听阈位移。这是指噪声引起的不能恢复到正常水平的听阈升高。根据损伤的程度,永久性听阈位移又分为听力损伤及噪声性耳聋两种。听力损伤是指患者听力曲线在3 000~6 000 Hz出现"V"形下陷,此时患者主观无耳聋感觉,交谈和社交活动能够正常进行。噪声性耳聋是指人们在工作过程中,由于长期接触噪声而发生的一种进行性的感音性听觉损伤。职业性噪声聋是噪声对听觉系统长期影响的结果,是法定职业病。最后还有一类听觉系统危害为爆震性耳聋,是指在某些生产条件下,如进行爆破,由于防护不当或缺乏必要的防护设备,可因强烈爆炸产生的冲击波所造成急性听觉系统的严重外伤,引起听力丧失的现象。

噪声性耳聋属于我国法定的职业病,可根据3年以上职业性噪声作业史,出现渐近性听力下降、耳鸣等症状,纯音测听为感音神经性聋,并结合职业健康监护资料和现场职业卫生学调查,进行综合分析,且排除其他原因所致听觉损害等情况来进行诊断。我国《职业性噪声聋的诊断》(GBZ 49—2014)中,对符合双耳高频(3 000 Hz、4 000 Hz、6 000 Hz)平均听阈≥40 dB者,根据较好耳语频(500 Hz、1 000 Hz、2 000 Hz)和高频4 000 Hz听阈加权值对该病进行诊断及分级,即26~40 dB者为轻度噪声聋,41~55 dB者为中度噪声聋,≥56 dB者为重度噪声聋。

2. 听觉外系统

噪声还可引起听觉外系统的损害,主要表现在神经系统、心血管系统等,如易疲劳、头痛、头晕、睡眠障碍、注意力不集中、记忆力减退等一系列神经症状。高频噪声可引起血管痉挛、心率加快、血压增高等心血管系统的变化。长期接触噪声还可引起食欲不振、胃液分泌减少、肠蠕动减慢等胃肠功能紊乱的症状。也有报道噪声可使肾上腺皮质功能亢进,女工可出现月经失调,男工可出现精子数量减少、活动能力下降。

此外,噪声对工作的危害是不言而喻的。患有职业性耳聋的工人在工作中很难很好地与别人交换意见,以致影响工作效率;由于噪声易引起心理恐惧及对报警信号反应的迟钝,它又常常是造成工伤死亡事故的重要因素。

三、影响噪声对人体危害的因素

(1) 强度和频谱特性:噪声的强度越大、频率越高则危害越大。

(2) 接触时间和方式:同样的噪声,接触时间越长危害越大,噪声性耳聋的发生率与工龄有密切的关系;缩短接触时间有利于减轻噪声的危害;持续接触方式的危害高于间断接触。

(3) 噪声的性质:脉冲声的危害高于稳态声,窄频带噪声的危害高于宽频带噪声。

(4) 其他危害因素:同时存在有振动、高温、寒冷和毒物时加重危害。

(5) 机体健康状况和个体敏感性:有听觉系统疾病患者或对声音敏感的人,易受损害。

(6) 个体防护因素:个人积极防护,配用防护耳罩、耳塞,可有效减轻噪声危害。

四、噪声危害的防治措施

1. 噪声防护要求

《煤矿安全规程》规定:"作业人员每天连续接触噪声时间达到或者超过8 h的,噪声声级限值为85 dB(A)。每天接触噪声时间不足8 h的,可以根据实际接触噪声的时间,按照接触噪声时间减半、噪声声级限值增加3 dB(A)的原则确定其声级限值。"

煤矿应当配备2台以上噪声测定仪器,并对作业场所噪声每6个月监测1次。

井工煤矿噪声的监测点应当布置在主要通风机、空气压缩机、局部通风机、采煤机、掘进机、风动凿岩机、破碎机、主水泵等设备使用地点。露天煤矿噪声的监测点应当布置在钻机、挖掘机、破碎机等设备使用地点。

煤矿进行监测时,应当在每个监测地点选择3个测点,监测结果以3个监测点的平均值为准。

2. 噪声危害防护措施

(1) 消除、控制噪声源

消除、控制噪声源是噪声危害控制最积极、最彻底、最有效的根本措施。在设备采购上,要考虑设备的低噪声、低振动。通过改进机械设备的结构原理,改变加工工艺的方法,提高机器的精密度,减少摩擦和撞击,提高装配质量以实现对声源的控制,使强噪声变为弱噪声。

(2) 控制噪声的传播

在噪声传播过程中,采用吸声、隔声、消声、减振的材料和装置,阻断和屏蔽噪声的传播,或使声波传播的能量随距离而衰减。

(3) 个体防护

在上述措施均未达到预期效果时,应对工人进行个体防护,这是防护噪声的最后一道防线。如采用降声棉耳塞、防声耳塞或佩戴耳罩、头盔等防噪用品。

第四节 振动危害及防治措施

振动是指物体在外力作用下沿直线或弧线以中心位置（平衡位置）为基准的往复运动，称为机械运动，简称振动。

由生产和工作设备产生的振动称为生产性振动。在生产劳动过程中，生产性振动也是常见的职业性有害因素，在一定条件下长期接触生产性振动对机体健康可产生不良影响。例如，由于凿岩机、破碎机、链锯等机械器具的使用，产生身体振动而造成手指、前臂等末梢循环障碍、末梢神经障碍或者是运动器官障碍等类型的手臂振动病。

一、生产性振动的来源

在作业场所中产生振动的原因主要包括：不平物体的转动，旋转物体的扭动和弯曲，活塞运动，物体的冲击，物体的摩擦，空气冲击波。

常见的振动源有露天煤矿振动筛选机、锻造机、冲床、压缩机、振动床、送风机、振动传送带等产生振动的机械；运输工具，如内燃机车、拖拉机、汽车、摩托车、飞机、船舶等；农业机械，如收割机、脱粒机、除草机等。煤矿振动主要来源于风钻、综采综掘及其他机械运行时产生的振动。

目前，职业接触较多、危害较大的生产性振动多来自以下几种类型的振动性工具：

(1) 风动工具，如煤矿用空压机、井下风钻、电钻爆破振动等。

(2) 电动工具，如链锯、电钻、电锯、振动破碎机、选煤厂中的振动筛等。

(3) 高速旋转机械，如砂轮机、抛光机、钢丝抛光研磨机、手持研磨机、钻孔机等。

二、生产性振动的分类

1. 根据振动作用于人体的部位和传导方式分类

(1) 手传振动。是指生产中使用手持工具或接触振动工件时，直接作用或传递到人手臂的机械振动或冲击，如操作凿岩机、空气锤、筛选机、风铲、捣固机等。

(2) 全身振动。是指工作地点或座椅的振动，人体足部或臀部接触振动，通过下肢或躯干传导至全身，如掘进机、电机车等。

2. 根据振动作业类型分类

(1) 局部振动作业。主要是由于使用工具有较大振动的工作，如钻孔、捣固、凿岩及研磨工易受振动影响。

(2) 全身振动作业。主要是由于操作振动机械而造成的全身影响，如大型钻机的操作、井底泵房的操作，另外还有钻井发电机房内的发电工作，井上地面野外活动设备上的振动作业等。

三、振动对人体健康的影响

适宜的振动有益于身心健康,具有增强肌肉活动能力、解除疲劳、促进代谢、加速伤口愈合等功效,生产劳动过程中劳动者接触的振动强度大、时间长,可对机体产生不良影响,甚至引起疾病。

1. 全身振动

接触强烈的全身振动可能导致内脏器官的损伤或位移,周围神经和血管功能的改变,可造成各种类型组织的、生物化学的改变,导致组织营养不良,如足部疼痛、下肢疲劳、足背脉搏动减弱、皮肤温度降低;女工可发生子宫下垂、自然流产及异常分娩率增加。振动加速度还可使人出现前庭功能障碍,导致内耳调节平衡功能失调,出现脸色苍白、恶心、呕吐、出冷汗、头疼头晕、呼吸浅表、心率和血压降低等症状。晕车和晕船即属全身振动性疾病。

全身振动可引起姿势平衡和空间定向能力障碍,使外界物体不能在视网膜上形成稳定的图像,出现视物模糊、视觉分辨率下降、动作准确性降低;全身振动还可以导致中枢神经系统的抑制作用,出现注意力分散、反应速度降低甚至疲劳,从而影响作业效率或导致工伤事故的发生。全身振动还可引起腰椎损伤等。

2. 局部振动

局部振动对人体的影响也是全身性的。长期接触较强的局部振动,可以引起外周和中枢神经系统的功能改变,表现为抑制条件反射,潜伏期时间延长,神经传导速度降低和肢端感觉障碍,如感觉钝、痛觉减退等。局部振动还可以引起外周循环功能改变,外周血管发生痉挛。

振幅大、冲击力强的振动,往往引起骨、关节的损害,表现为手、腕、肘、肩关节局限性骨质增生、骨关节病,骨刺形成,囊样变和无菌性骨坏死;也可见手部肌肉萎缩、掌挛缩病等。局部振动可以引起听力下降。振动与噪声联合作用可以加重听力损伤,加速耳聋的发生和发展。局部振动还可以影响消化、内分泌和免疫系统的功能。局部振动对健康的危害主要为手臂振动病。

四、手臂振动病

我国将手臂振动病列为法定职业病。手臂振动病一般是对局部病而言,也称职业性雷诺现象、振动性血管神经病、振动性白指和病气锤病等。

手臂振动病是长期从事手传振动作业而引起的以手部末梢循环和/或手臂神经功能障碍为主的疾病,并能引起手臂骨关节-肌肉的损伤。发病部位多在上肢末端,典型表现为发作性手指变白。初期的临床表现为手麻、手胀、手痛、手掌多汗、手臂无力和关节疼痛,指端振动觉和手指痛觉减退;中期表现为白指,手部痛觉、振动觉明显减退或手指关节肿胀、变形,手部肌肉轻度萎缩;晚期表现为白指累及全手关节,手部肌肉明显萎缩或出现"鹰爪样"手部畸形,严重影响手部功能。(手臂振动病的诊断和治疗具体见第六章第四节)

五、振动危害的防治措施

1. 振动控制技术与措施

常用控制振动的技术措施有：消除或减少振动源的振动、隔振和阻尼。消除或减少振动源的振动是控制振动危害的根本性措施。通过工艺改革尽量消除或减少产生振动的工艺过程，如采取智能化、自动化或半自动化控制装置，减少人体接触等；用弹簧等减振阻尼器，减少振动的传递距离。对于全身振动，在有可能产生较大振动设备的周围设置隔离地沟，衬以橡胶、软木等减振材料，以确保振动不能外传。还可在井下采煤机、掘进机等座椅下加泡沫垫等，减弱运行中由于各种原因传来的振动。另外，利用尼龙件代替金属件，可减少机器的振动，及时检修设备，可以防止因零件松动引起的振动。

（1）振动控制方法和措施

振动控制就是减少或阻止振动的产生、传播以及对人体的影响。主要方法有：减少振源的激振强度，切断振动的传播途径或在传播途径上削弱振动，以及在承受振动的建筑或设备上采取防振措施。具体措施包括使用减振器、使用减振垫层、使用减振沟和减振墙、建筑规划的合理分布等。煤矿防治振动主要采取综合性措施，即消除或减弱振动工具的振动，限制接触振动的时间，改善寒冷等不良作业条件，有计划地对从业人员进行健康检查，采取个体防护等措施。

（2）减振与隔振

减振是工程上防止振动危害的主要手段。为了防止或限制振动带来的危害和影响，减振与隔振措施归纳起来有以下几条原则：

① 减弱或消除振源。如果振动的原因是由转动部件的偏心所引起的，可以用提高动平衡精度的办法来减小不平衡的离心惯性力。往复式机械如空气压缩机等也需要注意惯性力的平衡。

② 远离振源。精密仪器或设备要尽可能远离振动较大的厂房、设备，以及运输繁忙的铁路、公路等。

③ 提高机器本身的抗振能力。衡量机器结构抗振能力的常用指标是动刚度，动刚度在数值上等于机器结构产生单位振幅所需的动态力。动刚度越大，则机器结构在动态力作用下的振动量越小。

④ 避开共振区。根据实际情况尽可能改变系统的固有频率或改变机器的工作转速，使机器不在共振区内工作，以避免相互影响。

⑤ 适当增加吸振阻尼。阻尼吸收系统振动的能量，使自由振动的振幅迅速衰减，对于强迫振动的振幅有抑制作用，尤其在共振区内甚为显著。

⑥ 动力吸振。对某些设备上的测量或监控仪表，采用在仪表下安装动力吸振器的方法可稳定仪表的指针，提高测量精度。

⑦ 采取隔振措施。用具有弹性的隔振器，将振动的机器（振源）与地基隔离，以便减少振源通过地基影响周围的设备；或将需保护的精密设备与动的地基隔离，使其不受

周围振源的影响。

(3) 隔振材料与减振器

一般情况,凡能支承运转设备动力荷载,又能产生弹性变形,并在卸载后能立即恢复原状的材料或元件均可作为隔振材料或减振器。常用的减振元件和材料有:

① 中高频振动的减振。钢弹簧、钢丝绳减振器、橡胶类减振器和隔振垫、玻璃纤维板、空气垫减振器,其他还有软木、毛毡、泡沫塑料、塑料气垫纸、矿渣棉毡、废橡胶和废金属丝等也可以作为隔振材料使用。但塑料制品易老化,性能随环境变化较大,除了做小型设备、仪器等临时性的隔振措施外,工程中应用不多。矿渣棉毡是常用的隔振材料,重型机械可采用硬橡胶板垫层,或使用沥青混凝土垫层。隔振材料和减振器的工程应用是错综复杂的,必须根据实际情况因地制宜地选择各种隔振材料和减振器,并合理地进行结构布置,以便取得良好的隔振效果。

② 低频振动的减振。一般使用磁力隔振垫、TMC 压电式主动隔振系统、混凝土隔振台。一般来说,在同一条件及同一施工水准下,隔振台质量越大效果越好。

2. 振动防治管理措施

(1) 正确的操作方式,人机工效学符合要求。

(2) 使用防振手套、减振座椅。

(3) 4 h 接触限值不能超过 5 m/s^2。

(4) 注意保暖。

(5) 减少劳动时间。

(6) 控制振动速度。

(7) 控制振动源,避免共振现象。

(8) 改革工艺,采用减震和隔振措施。如采用焊接等新工艺代替铆接工艺;采用水力清砂代替风铲清砂;工具的金属部件采用塑料或橡胶材料,减少撞击振动。

(9) 上岗前职业健康检查,如有多发性周围神经病或雷诺病,则避免从事振动工作。

(10) 两年一次在岗期间职业健康检查,如发现疑似手臂振动病或多发性周围神经病,及早调离。

(11) 离岗时职业健康检查。

3. 隔振措施

(1) 隔振原理

隔振器之所以能起到隔振效果,是因为它以弹性支承代替振源与地基之间的刚性连接,从而在一定频率范围内降低了从振动源传递到地基的激振力。

(2) 隔振设计

从隔振原理可以看出,隔振效率主要与振动源激励频率与系统固有频率比、阻尼比有关,因此,隔振设计也主要围绕这几个参量进行。常规的隔振设计内容主要有隔振要求的确定、计算振动源扰力频率、确定隔振系统的固有频率等。

隔振设计的一个原则即尽量降低隔振系统的固有频率。从隔振原理可看出,只有当扰力频率大于系统固有频率的 2 倍时,隔振系统才起到隔振的作用。系统固有频率越低,隔振效率越高。

降低隔振系统固有频率的方法一般有两种:一是增加设备的质量,通常可采用加混凝土基座(或称混凝土惰性块)的方法实现;二是减小隔振器的刚度,即选择更柔软的隔振器,使得在同样荷载下产生更大的压缩量。

通常尽量在振动设备下配置较大的混凝土惰性块,然后再在其下方设置隔振装置。采用这种构造有如下优点:

① 减少设备自身振动的振幅。由于增大了设备总质量,而设备激振力不变,因此可以降低设备振幅,对保护设备自身起到很大的改善作用。

② 降低机组重心,增加系统稳定性,确保设备的安全工作。

③ 降低机组重量分布不均产生的偏心影响,从而使得各支撑点受力更均匀,增加系统稳定性。

(3) 隔振器的选择

确定好系统固有频率之后,即可根据隔振系统重量与所需压缩量计算隔振器的数量和刚度,以此选择合适的隔振器装置。

一般来说,为达到隔振目的,隔振材料或隔振器应符合下列要求:弹性性能优良,刚度低;承载力大,强度高,阻尼适当;耐久性好,性能稳定,不因外界温度、湿度等条件变化而引起性能发生较大变化;抗酸、碱、油的侵蚀能力强;取材容易;加工制作和维修、更换方便。

隔振器材和隔振器种类较多,各种类型隔振器有各自的性能特点,应根据需要对应选择合适的隔振器。常见的隔振设备见表 2-4。

表 2-4 常见隔振设备

序号	隔振垫	隔振器	柔性接管
1	橡胶隔振垫	橡胶隔振器	可曲挠橡胶接头
2	玻璃纤维垫	全金属隔振器(包括螺旋弹簧隔振器、蝶型钢丝绳隔振器)	金属波纹管
3	金属丝网隔振垫	空气弹簧	橡胶、帆布、塑料等柔性接头
4	软木、毛毡、乳胶海绵等制成的隔振垫	弹性吊架(橡胶类、金属弹簧类或复合型)	

4. 阻尼减振与阻尼减振材料

(1) 阻尼减振

阻尼减振,是指采用高阻尼材料附着在容易受激发振动的薄板结构表面,用以抑制和消耗薄板的振动,从而达到减振降噪的目的。阻尼减振技术已广泛应用于航空航天、汽车工业、仪器仪表、土木与结构、建筑业等各类行业,阻尼材料的研制和应用已成为噪声扰动控制行业的一个重要领域。

机械设备的外壳由金属薄板制成,机械运转时产生的振动使得金属薄板发生弯曲振动,辐射出强烈的噪声。这种薄板结构受激励所产生的噪声称为结构噪声。

对于这种扰动激发的二次噪声,不宜采取隔声罩等措施,因为隔声罩的壁面受激励也会辐射噪声,如果不合适隔声罩甚至可能起到放大噪声的相反作用。在这种情况下,最有效的控制措施就是采用阻尼减振技术。

(2) 阻尼减振材料

基底材料是阻尼材料的主要成分,其作用是使组成阻尼材料的各种成分进行黏合并黏结到金属板上。根据基底材料的不同,常用阻尼材料分为沥青系、橡胶系、水溶系和环氧树脂系等。

① 沥青减振阻尼材料:沥青阻尼材料取材方便,价格低廉;缺点是容易受温度和强度的影响和限制。为了改善其性能,当温度较低时,可在其中添加少量桐油,以避免低温下沥青干裂;当环境温度较高时,可在其中掺加石棉绒,以避免沥青软化。

② 橡胶阻尼材料:在工程机械领域,合成阻尼材料应用非常广泛。许多厂家专门研制和生产各式各样的黏弹性阻尼材料,大多以橡胶为基底。合成橡胶材料的动态特性和使用范围受成分、硬度和填料的影响非常大。

基料性能好坏对阻尼效果起到决定性的作用。除基料外,还需添加填料,其作用是增加阻尼材料的内耗损能力和减少基料用量。常用的填料有碳酸钙、铅粉、黄沙、膨胀珍珠岩粉和石棉等。

5. 其他预防措施

(1) 限制作业时间

在限制接触振动强度还不理想的情况下,限制作业时间是防止和减轻振动危害的重要措施,应制定合理的作息制度和工间休息制度。如对于振动较大的风动凿岩机、风镐、手持式风煤钻、手持式砂轮机、手持式切割机等设备和工具,作业人员应合理减少连续接触时间。

(2) 改善作业环境温度

改善作业环境温度是指要控制工作场所的寒冷、噪声等作业环境,特别要注意防寒保暖,确保生产作业场所的温度保持在 16 ℃ 以上。

(3) 加强个体防护

合理使用防护用品也是防止和减轻振动危害的一项重要措施,正确佩戴减振保暖的手套。

(4) 医疗保健措施

宣传振动病的诊断与治疗方法,使员工可以在第一时间判断是否进行专业治疗,并科学有效地控制病情发展。

第五节　煤矿高温热害与防护措施

煤矿高温热害是井下空气的温度、湿度、风速达到一定的状态以后,出现人体散热散湿困难,感到闷热、体温升高、头晕、虚脱等中暑症状,严重时甚至危及生命。特别是在炎热的夏季,生产人员在热害较严重的矿井中工作,不仅生产效率不高,而且其安全也得不到保障。因此,做好煤矿热害的防治工作是深井开采中必须要解决的难题。

高温情况发生时,工作人员体表温度上升,水盐代谢出现紊乱,身体各系统大量失水,身体主要循环系统、消化系统等正常功能改变。同时,体温调节发生障碍,中枢神经系统容易失调,易疲劳,形成安全生产隐患。在煤矿井下进行长期的高温作业,可导致职业病的发生。因此必须采取有效措施,预防并控制与高温作业相关疾病的发生。《煤矿安全规程》第六百五十五条规定:"当采掘工作面空气温度超过 26 ℃、机电设备硐室超过 30 ℃时,必须缩短超温地点工作人员的工作时间,并给予劳动者高温保健待遇。当采掘工作面的空气温度超过 30 ℃、机电设备硐室的空气温度超过 34 ℃时,必须停止作业。新建、改扩建矿井设计时,必须进行矿井风温预测计算,超温地点必须有降温设施。"第六百五十六条规定:"有热害的井工煤矿应当采取通风等非机械制冷降温措施。无法达到环境温度要求时,应当采用机械制冷降温措施。"

矿井在设计与生产时要采取防暑降温措施,要考虑到巷道、通风及硐室的设计,劳动安全保护设备的设置,个人防护用品的使用等问题,同时要考虑防暑降温等卫生保健措施,以增强人体对高温的抵抗能力。

一、煤矿热害基础知识

随着我国煤矿开采能力加强及浅部资源枯竭,我国煤矿目前开采深度以平均每年 10～15 m 的速度增加,采深超过 1 000 m 的矿井已有 49 处,是世界上热害矿井最多的国家,据我国煤田地温观测资料统计,百米地温梯度为(2～4 ℃)/100 m,预测煤炭资源埋深大于 1 000 m 的占全国预测总量的 59.5%。河北、山西、内蒙古、江苏、安徽、山东、河南、陕西等重要产煤省(区),埋深 1 000 m 以下的预测资源分别占该省(区)预测总量的 65.5%～92.4%。在高温热害环境下工作,不仅损害工人的身体健康,降低劳动生产率,而且影响安全生产,并且热害对人的伤害大都不可逆转。矿井热害已成为继瓦斯、火、水、顶板、粉尘之后的第六大灾害。因此,解决矿井热害问题、改善深井作业环境已成为世界煤炭开采的一项技术发展重点,煤矿热害防治从思想教育、技术措施和装备材料等多方面提出了更高的要求。

1. 煤矿热害及其分类

当井下温湿度达到一定高度,不仅影响矿工身体健康,还会造成劳动生产率降低、操作失误率增加、工人体能消耗增大等问题,严重影响生产安全,甚至造成停产。这种灾害称为矿井热害。矿井热害直接影响煤矿职工身心健康,长期在高温高湿环境下易导致中暑、皮肤病、高血压等疾病。

常见的热害类型有：正常地热增温型、热水地热异常型、岩温地热异常型、碳硫化物氧化热型。

2. 煤矿热害的危害

高温高湿的环境会加速机械设备老化，增加电气设备故障率。热害影响作业工人心理，加剧不安全行为的发生，从而直接影响安全生产，表 2-5 所示为作业地点气温与工作频次的关系；同时影响生产效率，并加速煤炭氧化、自燃，成为井下火灾事故不可忽视的影响因素。

表 2-5　作业地点气温与工作频次的关系

作业地点气温/℃	27	29	31	32
工伤频次/(次/千人)	0	150	300	450

二、高温对人体的影响

1. 高温条件下人体的体温调节功能

在一定的环境温度下，人体的产热和散热保持相对的平衡。产热主要来自体内物质的氧化代谢过程。骨骼肌是产热最多的器官之一，肌肉活动时，骨骼肌产生的热量可以增加若干倍，占总产热量的 75%～80%。机体产热的同时又以各种方式将这些热量散失到体外，从而保持体温的相对稳定。机体主要散热部位是皮肤，约有 90% 的热量是通过皮肤散热，它是以辐射、传导和对流、蒸发等物理方式进行的，其中蒸发散热分为不感蒸发和发汗两种。每天不感蒸发的水分约 300～600 mL。如果空气湿度大，衣着又多时，气温达 25 ℃ 便可引起人体发汗。劳动者在操作时，产热量增加，环境温度虽低于 20 ℃，亦可发汗。发汗的散热量与汗量、环境湿度及风速等因素有密切关系，只有汗液能迅速蒸发，才能起到散热的作用。

2. 高温作业对人体的影响

在高温高湿的井下环境中劳动时，人体的热平衡及体温调节功能被严重破坏，因此影响人体健康。出现感觉不适、烦躁、疲倦、恶心、循环失常甚至昏倒的情况，严重的热衰竭、中暑会导致直接死亡。长时间在高温的环境下作业，人体神经系统、供血系统、消化系统、体温调节功能等都会受到严重影响。大量出汗，易造成心脏、肾脏、皮肤病变。

高温作业环境下，工人通过呼吸、出汗及体表血管的扩张向外散热。若人体产热量仍大于散热量时，人体产生热蓄积，促使呼吸和心率加快，皮肤表面血管的血流量增加，有时可达正常值的 7 倍之多，这称为热应激效应。

(1) 体温调节障碍

高温环境下作业，体温往往有不同程度的升高，生产环境气温在 35 ℃ 以下时，工人体温绝大多数在正常范围。高温作业时皮肤温度迅速升高。在适宜的气象条件下，躯干皮肤温度为 32～35 ℃，四肢稍低。劳动时体内产热增加，体表血管扩张，皮肤温度上升，加速散热过程，生产环境中的辐射热和对流热的作用，也可使皮肤温度迅速升高。

在高温高湿环境中工作,人体通过皮肤和汗液蒸发来散热困难,导致体内热蓄积,使体温调节发生障碍,导致体温迅速上升,如体温上升到37.9 ℃或38 ℃以上时,容易出现疲劳、头晕、心悸、恶心、注意力不集中,诱发事故的发生。

(2) 水盐代谢紊乱

大量出汗,水盐大量丢失,导致水和电解质紊乱,甚至引起热痉挛。汗液中含有0.1%～0.5%的氯化钠及钙、维生素C、维生素E等,大量排汗会造成这些物质的损失。

工人每天随食物摄取食盐约为10～20 g,而高温作业时,随汗液排出的盐可能超过20～25 g,造成人体缺盐(氯化钠)。一个工作日(8 h)结束时,高温作业工人的体重可减轻1.5～4 kg,这主要是由于大量出汗,身体丧失大量水分所致。在闷热、潮湿的井下从事繁重的体力劳动8 h出汗量最多可达6～8 L,大量出汗对人体的水盐代谢、微量元素、维生素都产生影响。当水分丧失达体重的5%～8%,不能及时得到补充时,就可能发生水盐平衡失调,出现无力、口渴、尿少、脉搏加快、体温升高等症状。

(3) 循环系统负荷增加

在高温条件下劳动时,大量出汗使血液浓缩,血黏稠度加大,有效循环血量减少。当环境温度特别高时身体血管扩张,会大量出汗,这时候液丢失可能造成外周血容量相对下降,就导致血压明显下降。但如果体外的环境过于炎热,人的情绪受到影响,易烦躁、暴怒等,可能导致身体交感神经兴奋,外周血管收缩,心率不断加快,导致血压异常升高。

如果职工本身存在心肌缺血情况,在外界环境温度特别高时,容易诱发高血压,还可能会导致冠脉供血不足,诱发心肌缺血。在这种情况下,容易出现心绞痛症状。

(4) 消化系统疾病增多

在高温条件下劳动时,职工体内血液重新分配,皮质血管扩张,腹腔血管收缩,引起消化道贫血,出现消化液分泌减少,食欲减退,胃肠消化功能相应减退。由于大量排汗导致氯化钠的损失,使血液中形成胃酸所必需的氯离子储备减少,可导致胃酸浓度降低,甚至无胃液症,这些因素都会导致出现消化不良及胃肠道疾病。

(5) 神经系统兴奋性降低

在高温作用下,大脑皮层调节中枢的兴奋性增加,由于负诱导使中枢神经系统运动功能受抑制。高温刺激和作业的疲劳可使大脑皮层机能降低,运动神经兴奋性明显降低,此时,劳动者出现注意力不集中,因而使动作的准确性、协调性、反应速度以及注意力降低,易发生工伤事故,影响安全生产。

(6) 泌尿系统负担加重

高温作业由于大量出汗造成尿液浓缩,如果没有增加饮水量,促使尿液更多生成和排出,同时喜食辛辣食物、烈酒,可能增加尿路感染发生的概率。在高温条件下,大量水盐经汗腺排出,经肾脏排出的水盐只占10%～15%,此时尿液浓度增加,会增加肾脏负担,长期可导致肾功能不全,表现为尿中出现蛋白、红细胞等。

高温还可降低机体对化学物质毒作用的耐受度,使毒物对机体的毒作用更加明显。高温也可使机体的免疫力降低,抗体形成受抑制,抗病能力下降等。

3. 职业性中暑

我国是高温矿井较多的国家之一,煤矿工人长期在湿热的矿井下进行强体力劳动,在井下湿度较高、风速不大时,汗液蒸发很慢,散热能力变低,易导致体内热蓄积,从而诱发中暑。

中暑是指在高温作业环境下,由于热平衡和(或)水电解质代谢紊乱、有效循环血量减少而引起的以体温升高和(或)中枢神经系统功能障碍和(或)心血管功能障碍等为主要表现的急性全身性疾病,是我国法定的职业病之一。

(1) 中暑的分类

我国通常将中暑分为热痉挛、热衰竭、热射病三型。热痉挛是在高温作业环境下从事体力劳动或体力活动,大量出汗后出现肢体和腹壁肌肉痉挛,体温一般正常。热衰竭是在高温作业环境下从事体力劳动或体力活动,出现以血容量不足为特征的一组临床综合征,如多汗、皮肤湿冷、面色苍白、恶心、头晕、心率明显增加、低血压、少尿,体温常升高但不超过40 ℃,可伴有眩晕、晕厥,部分患者早期仅出现体温升高。热射病(包括日射病)是在高温作业环境下从事体力劳动或体力活动,出现以体温明显增高及意识障碍为主的临床表现,表现为皮肤干热,无汗,体温高达40 ℃及以上,谵妄、昏迷等;可伴有全身性癫痫样发作、横纹肌溶解、多器官功能障碍综合征。

(2) 诊断原则

根据高温作业的职业史,出现以体温升高、肌痉挛、晕厥、低血压、少尿、意识障碍为主的临床表现,结合辅助检查结果,参考工作场所职业卫生学调查资料,综合分析,排除其他原因引起的类似疾病,方可诊断。

三、煤矿高温热害的成因

造成煤矿高温热害的主要因素有地表温度及气候、井巷围岩导热、煤矿风流温度影响、机电设备放热、煤及矸石放热、热水导热、井下工作人员放热。

(1) 地表温度及气候

地面空气温度直接影响井下空气温度,对于浅井影响就更为显著。地面空气温度发生着年变化、季节变化和昼夜变化。地面日变化对井下影响不大,地表大气的温度、湿度的季节性变化对井下气候的影响非常明显。地表气温周期性变化,使矿井进风路线上的气温也相应地发生周期性变化,井下气温的变化要稍微滞后于地表气温的变化。北方大部分矿井在气温较高的夏季,热害更加严重,危害程度也更加明显。

(2) 井巷围岩导热

当流经井巷的风流温度不同于岩温时,就要产生热交换,即使是在不太深的矿井里,岩温往往也比风温高,因而热流一般是从围岩传给风流。在深井里,这种热流是很大的,甚至超过其他热源的热流量之和。

(3) 煤矿风流温度影响

矿井深度的变化,使空气受到的压力状态也随之而改变。当风流沿井巷向下流动时,空气的压力值增大。空气被压缩而放热,从而使风流温度升高。反之,当风流沿井巷向上流动时,情况相反。

(4) 机电设备放热

随着智能化、自动化程度的提高,煤矿生产六大系统中特别是采掘工作面的机电设备装机容量急剧增大。机电设备所消耗的能量除了做有用功外,其余转换为热能并散发到矿井的巷道、风流等介质中去。机电设备的放热是硐室、工作面气温升高的主要原因之一,约使风流温度上升 5~6 ℃。

(5) 煤及矸石放热

运输中的煤炭以及矸石的大量散热,实质上是巷道围岩散热的另一种表现形式,特别是采煤工作面输送机上的煤炭,其散热量最大。

(6) 热水导热

一些矿井涌水的水温是比较稳定的,在岩溶地区,涌水的温度一般同该地区初始岩温相差不大。如果涌水是来自或流经地质异常地带,水温可能升高,甚至可达 80~90 ℃。热水给含水层和流经巷道带来了更高的温度和湿度。

(7) 井下工作人员放热

井下工作人员的放热量,主要和人员集中程度、所从事工作的繁重程度、持续工作的时间成正比。

四、煤矿热害的防治措施

目前国内常见的煤矿热害防治预防措施有以下几种:

1. 合理通风

按照矿井地质条件、开拓方式等选择进风风路最短的通风系统,减少风流沿途吸热,降低风流温升。增加风量,提高风速,风流带走的热量随之增加,可使气温明显下降。可采用下行风,以降低采煤工作面的温度。

对于发热量大、温度较高的机电硐室,设计独立的回风路线,直接把机电设备所产生热量排入采区的回风流中。

在矿井气温异常高的地点使用小型局部通风机,加快该点风速降低温度;或使用水力引射器或压缩空气引射器,向风流中喷洒冷水降低气温,且水温越低效果越好。

增加风量可以显著降低空气的热含量,但是风量的增加不是无限制的,它受到规定的风速和降温成本的制约,因此,为了改善通风系统,有效增加通风量,可采取减少风阻、防止漏风、加大主要通风机能力、采用合理分风与辅助风路通风法、利用地温预冷井下进风风流、采用多级机站通风系统、加强通风管理等措施。

2. 采用合理的开拓方式降温

开拓方式不同,进风线路长度不同,则风流到达工作面的风温也不同,一般情况下,采用分区式开拓方式可以大大缩短进风线路长度,从而降低进风流到达工作面前的温度。

3. 采用充填采矿法降温

采用充填采矿法有利于采场降温,这是因为减少了采空区岩石散热的影响,同时采空区漏风量也大大降低,另外充填物还可大量吸热,可起到冷却井下空气的作用。

4. 减少热源法降温

为了有效地降低工作面的温度,可以采取减少热源的方法降温。主要包括:

(1) 岩层热的控制。采用隔热物质喷涂岩层,防止围岩传热;使巷道保持适当的干湿,提高风速以提高空气冷却能力。

(2) 机械热的控制。采取机电硐室独立通风,选择辅助风扇并选择合适的位置,避免使用低效率机械等。

(3) 热水及管道热的控制。采取超前疏排热水,并用隔热管道排至地面,或经过有隔热盖板的水沟导入水仓;将高温排水管和热压风管敷设于回风道,或将压缩空气冷却后再送入井下。

(4) 爆破热的控制。井下采掘爆破产生的热量,一般在爆破后不久即由回风巷道排到地面,为了免受其影响,通常采取将爆破时间与井下人员的工作时间分开。

5. 机械降温

矿井降温系统一般分为水冷降温系统和空调制冷降温系统,其中,空调制冷降温系统为冰冷降温系统。所谓冰冷降温系统,就是利用地面制冰厂制取的粒状冰或泥状冰,通过风力或水力输送至井下的融冰装置,在融冰装置内,冰与井下空调回水直接换热,使空调回水的温度降低。冰冷降温对深井降温效果明显。

目前国内外常见的冷冻水供冷、空冷器冷却风流的矿井集中空调系统的基本结构是由制冷、输冷、传冷和排热四个环节所组成。个别热害严重的地点也可采用局部移动式空调机组。

6. 个人防护

有条件的矿井,在温度异常高的工作点,可配备隔热服、冷却服、冷却帽等进行防护。在闷热的工作环境中,应注意补充淡盐水,预防中暑。

7. 疏排热水

在有热水涌出的矿井里,应根据具体的情况,采取超前疏干、阻堵、疏导等措施,或者采用水沟加盖板的方式排水,杜绝热水在井巷里漫流。

五、煤矿热害事故应急处置

(1) 出现先兆中暑和中暑初期时,应立即将中暑人员撤离高温环境,转入通风良好的凉爽处休息。

(2) 饮用含盐的饮品(可在携带的饮用水中加入适量食盐);有条件的服用人丹、十滴水、藿香正气水。

(3) 情况没有好转的,应尽快送至通风凉爽处,使中暑人员头高位仰卧,解开衣领,脱去外套,以尽快散热。

(4) 对中暑后出现昏迷、高热、抽搐的,应先电话通知调度室安排抢救,同时应迅速地为其进行物理降温,先将中暑者置于通风凉爽处,用湿冷毛布或冰袋(无冰块时可将冰水装于塑料袋中替用)置于头部、腋下和两大腿根部(即腹股沟)等大血管处(用手按触明显搏动处即是),用冷水(或将其浸泡在冷水中)擦拭四肢或全身皮肤,直至皮肤发红,同时可利用风流吹风散热。但应注意上述降温措施不可时间过长,以免血管快速收缩影响患者体内散热,降温至患者体温下降或清醒即可。降温后对患者肢体进行按摩,可促使血液循环将体内热量带至体表散发。

(5) 如未见好转,应立即送至井上,送到医院进行救治。

若中暑者昏迷不醒,可针刺或手掐其人中穴(位于鼻唇沟上的 1/3 处);或内关穴(腕横纹上 2 寸,约 7 cm)以及合谷等处,促使中暑者苏醒。出现呕吐者,应将其头偏向一侧,以免呕吐物呛入气管引起窒息。

第六节 职业中毒危害防治

在矿井空气中,由于多种原因可能存在甲烷、一氧化碳、二氧化碳、氮氧化物、硫化氢及二氧化硫等有毒有害气体。在煤矿井下,采空区、废弃的硐室、打了栅栏的盲巷及悬挂禁止进入标志的地点容易积存超过允许浓度的有害气体,在进入前一定要先检查有毒有害气体的浓度。

一、一氧化碳中毒防治

(1) 一氧化碳的性质

一氧化碳俗称煤气,是一种无色、无味、无臭、无刺激性的气体,比空气略轻,易燃、易爆,与空气混合的爆炸极限为 12.5%~74.2%。

(2) 一氧化碳的来源

一氧化碳的主要来源有:发生火灾,木料、煤等不完全燃烧;瓦斯与煤尘爆炸;爆破后,炸药、导爆索不完全燃烧;煤的自燃;井下无轨胶轮车排放的尾气等。

(3) 一氧化碳的危害

一氧化碳与血液中的血红蛋白结合能力要比氧气大 300 倍,所以当空气中含有的一氧化碳被吸入人体后,血液中的血红蛋白就会先同一氧化碳结合,造成人体组织和细胞的大量缺氧而中毒死亡。一氧化碳中毒主要表现为急性脑缺氧。轻度中毒时出现剧烈头痛、头昏、四肢乏力、恶心呕吐或轻度意识障碍,但无昏迷;中度中毒除有上述症状外,还可出现烦躁、步态不稳、意识障碍以至中度昏迷;重度中毒时意识障碍程度达深度昏迷,并可出现脑水肿、肺水肿、休克或严重的心肌损害、呼吸衰竭、上消化道出血及脑部损害等,甚至导致死亡。血液碳氧血红蛋白浓度常在 50% 以上,病人呈现深度昏迷,各种反射消失,大小便失禁,四肢厥冷,血压下降,呼吸急促,会很快死亡。

(4) 一氧化碳的防治

一氧化碳的防治主要采用"一通二监三防护"的措施。"一通"是指加强通风,通过通风措施,将一氧化碳的浓度稀释到 0.024% 以下,如果一氧化碳的产生量比较大,可以采用抽放的措施加以排放。"二监"是指加强监测,一氧化碳的监测通常采用便携式一氧化碳检测仪或设置一氧化碳传感器。"三防护"是指做好个人防护,进入可能产生有害气体的工作区域作业时,只有经过检查,证明工作区域内的有害气体无危险后,方可进入工作。

二、二氧化碳中毒防治

(1) 二氧化碳的性质

二氧化碳是无色无味的气体,高浓度时略带酸味。二氧化碳比空气重,煤矿中常积聚在巷道的底部,易溶于水。它不能助燃,也不能供人呼吸。

(2) 二氧化碳的来源

煤矿井下的二氧化碳主要来源于煤和坑木的氧化、矿井水域酸性岩石的分解作用、人员的呼吸、爆破作业、瓦斯煤尘爆炸、煤的自燃、火灾等。有些煤、岩层也会释放出二氧化碳,在采空区和停风密闭较久的巷道中都会积聚大量的二氧化碳。

(3) 二氧化碳的危害

二氧化碳能刺激中枢神经使呼吸加快。二氧化碳中毒绝大多数为急性中毒,少有慢性中毒病例报告,二氧化碳急性中毒主要表现为昏迷、反射消失、瞳孔放大或缩小、大小便失禁、呕吐等,更严重者还可出现休克及呼吸停止等。经抢救,较轻的病员在几小时内逐渐苏醒,但仍可有头痛、无力、头昏等,需两三天才能恢复,较重的病员大多是没有及时抢救出现场而昏迷者,可昏迷很长时间,出现高热、电解质紊乱、糖尿、肌肉痉挛等,甚至即刻窒息死亡。

(4) 二氧化碳的防治

煤矿井下二氧化碳的防治主要采取以下措施:一是加强通风监测。煤矿井下必须采取通风的方式,以稀释和排出二氧化碳,同时根据规定进行二氧化碳浓度的监测。《煤矿安全规程》规定:采掘工作面进风流中二氧化碳浓度不得超过0.5%,总回风流中不得超过0.75%;采区回风巷、采掘工作面回风巷风流中二氧化碳浓度超过1.5%,或者采掘工作面风流中二氧化碳浓度达到1.5%时,都必须停止工作,撤出人员,进行处理。二是设置警戒。井下通风不良的地区或不通风的旧巷内,往往积聚大量的有害气体,尤其是二氧化碳。因此,在不通风的旧巷口要设置栅栏,并悬挂"禁止入内"的警示牌。若要进入这些旧巷时必须先进行有害气体检查,当确认没有危险后方可进入。

三、氮氧化物中毒防治

(1) 氮氧化物的性质

氮氧化物是氮和氧化合物的总称,俗称硝烟,是煤矿生产中最常见的刺激性气体之一。一氧化氮是无色气体,在空气中立即与氧化合而成二氧化氮,二氧化氮为浅红棕色气体,在21℃时凝结成红棕色液体,有刺激性气味。煤矿生产中接触到的氮氧化物主要是二氧化氮。

(2) 氮氧化物的来源

煤矿作业场所氮氧化物的主要来源有:井下爆破、意外事故,如发生火灾时可产生氮氧化物;采煤、掘进、运输等柴油机械设备工作时的尾气排放。

（3）氮氧化物的危害

氮氧化物对人体的危害主要作用于深部呼吸道，遇呼吸道中的水分或水蒸气可形成硝酸，对肺组织产生强烈的刺激与腐蚀作用，其毒性主要取决于二氧化氮的含量，包括刺激反应、轻度中毒、中度中毒和重度中毒。

（4）氮氧化物的防治

煤矿井下氮氧化物的防治主要采取以下措施：一是加强矿井通风监测。采用通风的方式将氮氧化物的浓度稀释到 0.000 25% 以下；至少每 3 个月监测一次氮氧化物浓度，煤层有自燃倾向的，根据需要随时监测。二是井下爆破必须采用取得煤矿矿用产品安全标志的煤矿许用炸药。爆破时应使用水炮泥，爆破后洒水喷雾。采掘工作面风量不足，严禁装药爆破。三是煤矿井下掘进工作面实施爆破后，局部通风机风筒出风口距工作面的距离不得大于 5 m，加强通风增加工作面的风量，及时排除炮烟。人员进入工作面作业前，必须把工作面的炮烟吹散稀释，并在工作面洒水。爆破时，人员必须撤到新鲜风流中，并在回风侧挂警戒牌。在火灾或爆炸烟气侵袭时，必须佩戴自救器。

四、硫化氢中毒防治

（1）硫化氢的性质

硫化氢是一种无色的气体，有臭鸡蛋气味，比空气重，在空气中易燃烧，极易溶于水，因此易积聚在低洼积水处和水沟中，有时可随水流至远离发生源处而引起意外中毒事故。

（2）硫化氢的来源

煤矿井下硫化氢气体超标，主要原因是煤质含硫及硫化物浓度太高，通风条件差。硫化氢多滞留在煤矿巷道底部。

（3）硫化氢的危害

硫化氢是一种刺激性、窒息性气体，毒性极强，其对人体的伤害主要表现如下：轻度中毒，多为眼睛及上呼吸道刺激症状，畏光、流泪、鼻和咽喉有灼热感、眼睛有刺痛、眼结膜充血、眼角膜水肿、视力模糊、流涕、咳嗽、胸闷、胸痛、咽痒，甚至出现头昏、头痛、乏力、呕吐、心悸、呼吸困难等症状。中度中毒，除上述症状外，还会出现剧烈头痛、头晕、恶心、心悸、运动失调、呼出气体有臭鸡蛋气味、呼吸困难、发绀、肝脏肿大、黄疸等症状。重度中毒，出现意识模糊、躁动、昏迷、大小便失禁、肺水肿、全身肌肉痉挛或僵直，最后可因呼吸麻痹而死亡。高浓度吸入时可使患者立即昏迷，甚至在数秒钟内猝死。

（4）硫化氢的防治措施

硫化氢的防治主要采取以下措施：一是加强矿井通风监测。良好的通风措施是降低井下有害气体浓度的主要措施之一，确保井下空气中硫化氢浓度不超过最高允许浓度 0.000 66%。尤其排除井下积水时，须强制通风。煤矿企业必须建立健全硫化氢气体监测制度，每月至少监测一次硫化氢的浓度。二是设置警戒。井下通风不良的地区或不通风的旧巷内，往往积聚大量的有害气体。因此，对井下长时间停止作业的地点和危险区应设立栅栏并悬挂警示牌或封闭，若要进入这些区域时必须先进行检查，当确认对人体无害时才能进入。当停工区域内硫化氢浓度超过最高允许浓度不能立即处理时,必须在 24 小时内封闭完毕。三是及时撤离。如闻到有臭鸡蛋气味的气体时,应立即组织人员撤离,撤离时可用湿毛巾等捂住口鼻避毒。因为地势低处危险性比高处大,下风向的硫化氢浓度高,所以应采取沿高处行走、朝上风向撤离等措施。四是加强个体防护。进入硫化氢威胁区域的作业人员应配备安全护目镜、防护面具和空气呼吸器等个人防护用品。

五、职业中毒防治要求

《煤矿安全规程》对煤矿作业场所主要化学毒物浓度进行了规定。

煤矿应当对 NO(换算成 NO_2)、CO、SO_2 每 3 个月至少监测 1 次,对 H_2S 每月至少监测 1 次。煤层有自燃倾向的,应当根据需要随时监测。煤矿进行化学毒物监测时,应当选择有代表性的作业地点,其中包括空气中有害物质浓度最高、作业人员接触时间最长的作业地点。采样应当在正常生产状态下进行。煤矿作业场所应当加强通风降低有害气体的浓度,在采用通风措施无法达到表 2-6 的规定时,应当采用净化、化学吸收等措施降低有害气体的浓度。

表 2-6 煤矿主要化学毒物最高允许浓度

化学毒物名称	最高允许浓度/%
CO	0.002 4
H_2S	0.000 66
NO(换算成 NO_2)	0.000 25
SO_2	0.000 5

第三章　煤矿企业职业病防治责任体系构建

职业病防治工作坚持"预防为主、防治结合"的方针。对于我们每一名从事职业健康工作的人员来说，我们做的一切工作都是在预防职业病的发生。可以说对于职业病的防治，预防是最重要的一条路。因此，建立一套行之有效的职业病防治管理体系显得尤为重要。

职业病防治管理体系属于职业健康安全管理体系的一部分，职业病防治管理体系是为了实现职业病防治目标而采取的所有措施的集合，包括职业病防治管理机构、管理制度、危害因素识别、检测与评价、防护设施、个体防护、应急救援、职业病救治等一系列的防治职业病措施。

第一节　煤矿企业职业病防治机构和规章制度建设

一、建立管理机构和责任体系

（1）设立职业病防治领导机构。

（2）设置职业卫生管理机构并配备专（兼）职职业卫生管理人员。

职业病危害严重的煤矿企业，应当设置或者指定职业卫生管理机构或者组织，配备专职职业卫生管理人员。

其他存在职业病危害的煤矿企业，劳动者超过100人的，应当设置或者指定职业卫生管理机构或者组织，配备专职职业卫生管理人员；劳动者在100人以下的，应当配备专职或者兼职的职业卫生管理人员，负责本单位的职业病防治工作。

煤矿企业应下发红头文件，成立职业病防治领导机构或小组、指定职业卫生管理机构；领导小组和职业卫生管理机构应按照职责开展工作，并有相应记录。

设置管理机构参考模板如下：

××××有限公司文件

××发〔2021〕001号

关于成立××××有限公司职业卫生管理机构的通知

公司各部门、处室：

依据《中华人民共和国职业病防治法》《工作场所职业卫生管理规定》等有关法律法规的要求，经公司领导研究，决定成立我公司职业卫生管理机构，办公室设置在安环部，并配备专职职业卫生管理人员，负责公司职业病防治工作。现将有关事项通知如下：

一、职业卫生管理机构

部长：林××

专职管理人员：张××

各部门、处室兼职职业卫生管理人员：×××、×××、×××、×××

二、职业卫生管理机构职责

（一）负责公司职业卫生具体工作，查处相应的违法违规违章行为。

（二）建立健全职业卫生管理制度、职业卫生档案，制定职业病防治计划和实施方案及职业病危害事故应急预案。

（三）负责制定公司职业病防治责任制，将职业卫生各项工作分解落实到所有工作岗位及相关责任人员，并对其落实情况进行监督检查。

（四）负责职业病危害因素的辨识、评价，开展职业病防治的宣传、教育。

（五）组织人员落实好公司职业病危害因素控制、职业病防护设施、个人防护用品的管理和使用等工作。

（六）负责做好公司新建、改建、扩建建设项目和技术改造、技术引进项目的职业病防护设施"三同时"工作。

三、职业卫生管理人员职责

（一）建立好本单位的职业卫生管理台账及相关档案，并妥善保管。

（二）依法组织对劳动者进行上岗前、在岗期间、离岗时的职业健康检查，发现有与从事的职业有关的健康损害的劳动者，及时调离原工作岗位，并妥善安置。

（三）依法组织对劳动者的职业卫生教育与培训工作。

（四）按标准向劳动者配备符合职业病防治要求的个人防护用品并监督其正确使用。

（五）依法组织本单位职业病患者的诊疗等工作。

（六）定期组织对公司及各部门职业病防治工作开展情况进行检查，对查出的问题及时处理，或上报公司领导小组处理，落实部门按期解决。

（七）组织开展对单位各作业场所的职业病危害因素日常监测。

（八）建立好本单位的职业病危害因素监测档案，并妥善保存。

（九）定期委托有资质的职业卫生技术服务机构对作业场所进行职业病危害检测、评价。

××××有限公司

×年×月×日

(3) 建立职业病防治责任制度。

职业病防治责任制度包括主要负责人、分管负责人、管理人员以及劳动者等各类人员的职业病防治职责和义务，以及职业卫生领导机构、职业卫生管理机构和煤矿企业其他相关管理部门在职业卫生管理方面的职责和要求。

二、建立规章制度

(1) 制定职业病防治计划和实施方案。
(2) 建立法律法规体系文件。
包含法律、法规、行政规章、规范性文件和职业卫生标准等。
(3) 建立职业卫生管理制度。
存在职业病危害的煤矿企业应当制定职业病危害防治计划和实施方案，建立、健全下列职业卫生管理制度和操作规程：
① 职业病危害防治责任制度；
② 职业病危害警示与告知制度；
③ 职业病危害项目申报制度；
④ 职业病防治宣传教育培训制度；
⑤ 职业病防护设施维护检修制度；
⑥ 职业病防护用品管理制度；
⑦ 职业病危害监测及评价管理制度；
⑧ 建设项目职业病防护设施"三同时"管理制度；
⑨ 劳动者职业健康监护及其档案管理制度；
⑩ 职业病危害事故处置与报告制度；
⑪ 职业病危害应急救援与管理制度；
⑫ 岗位职业卫生操作规程；
⑬ 法律、法规、规章规定的其他职业病防治制度。
以下为某煤矿企业制定的"职业病危害防治责任制度"，仅供参考：

职业病危害防治责任制度

编制目的：为认真贯彻落实党和国家"预防为主、防治结合"职业病防治方针、政策、法律、法规、标准、规范，强化主体责任落实，改善作业环境，优化生产条件，保障职工职业健康权益，防范职业病危害事故发生，控制和消除职业病危害，最大限度地保障职工身体健康，创建职业健康示范化矿井，促进矿井持续安全、健康发展。

编制依据：依据《职业病防治法》《煤矿作业场所职业病危害防治规定》《工作场所职业卫生管理规定》《煤矿安全生产标准化基本要求及评分办法（试行）》，制定《××公司××矿职业病危害防治责任制度》。

适用范围：本制度适用于××公司××矿范围内各级人员、机构、科室部门、单位。

总　则

（一）建立、健全以矿长为组长、安全副矿长为常务副组长、各战线副职为副组长、副总工程师及相关业务科室负责人为成员的职业病危害防治领导小组。设立职业健康管理机构，配备专职职业健康管理人员，各区（科）、队设置专（兼）职职业健康管理员，明确各级人员、管理机构职业病危害防治责任制度，构建以全面控制职业病发病率为核心目标的职业病防治管理责任体系。

（二）建立、健全以总工程师为组长、各副总工程师为副组长、各业务科室技术负责人为成员的职业病危害防治技术管理领导小组，明确各级技术管理人员、技术管理机构职业病危害防治责任制度，构建矿职业病危害防治技术管理体系。

（三）依据国家有关职业病防治法律、法规、标准修订发布情况，实时对职业病防治责任制进行修订完善。

职业病防治管理体系与目标考核体系及各级人员职业病危害防治责任

（一）组长职业病危害防治责任

1. 组长是矿职业健康工作第一责任人，对全矿职业健康管理工作负全面责任。
2. 认真贯彻国家有关职业病危害防治的法律、法规和标准，审定落实各级职业病危害责任制和各项职业健康管理制度。
3. 健全职业病危害防治管理机构，配置专职职业病危害防治管理人员，负责本矿的职业病危害防治工作。
4. 审定矿井职业健康工作规划、计划及实施方案，听取职工对本矿职业健康工作的意见，并组织解决提出的合理建议和正当要求。
5. 组织召开职业健康工作领导小组会议，听取工作汇报，研究和部署矿井职业健康工作，落实职业病危害防治所需经费。
6. 抓好职业卫生建设验收和对标管理工作，确保实现职业卫生达标目标。
7. 组织落实建设项目职业病防护设施"三同时"各项工作。
8. 组织编制矿井职业病危害事故应急预案和演练方案，指挥危害事故应急救援，参与职业病危害事故应急演练；组织对矿内发生职业病危害事故的调查和分析，处理相关责任人。
9. 积极组织推广应用职业病危害防治新工艺、新技术、新设备、新材料。
10. 强化对矿职业健康管理工作的监督检查考核工作。

（二）常务副组长职业病危害防治责任

1. 在组长领导下组织开展全矿职业健康管理工作，确保职业健康工作目标、指标的完成。
2. 落实国家有关职业健康的法律法规、规章制度及上级有关职业健康会议、文件、指示精神。
3. 组织编制矿井职业病防治规划、年度计划和实施方案，总结部署阶段性职业病防治工作。
4. 组织编制、修订完善矿井职业健康各项规程制度，督促落实各级职业健康责任制。
5. 协助组长健全职业病危害防治管理机构，建立职业病危害防治管理体系，配置专职职业病危害防治管理人员。
6. 组织开展职业健康监督检查、考核工作。对检查结果进行审核、评定，对查出的问题落实整改。
7. 组织开展职业健康宣传教育培训工作。
8. 组织制定矿职业病危害事故应急救援预案，并组织演练；参与指挥职业病危害事故应急救援；参与落实煤矿职业病危害防治事故的调查处理。

（三）副组长职业病危害防治责任

1. 在组长领导下组织开展分管业务范围内职业健康管理工作，对分管业务范围内职业健康工作负责。
2. 落实国家有关职业健康的法律法规、规章制度及上级有关职业健康会议、文件、指示精神。
3. 参加矿职业健康工作会议，落实矿职业健康管理规章制度、会议文件指示精神。
4. 安排部署分管业务范围内职业健康管理工作，确保完成分管业务范围内职业健康工作目标、指标。

5. 组织落实分管业务范围内的职业健康工作监督检查,对检查结果进行审核、评定,对查出的问题落实整改。

6. 参与制定矿职业病危害事故应急救援预案,并参与演练;参与指挥职业病危害事故应急救援;组织落实煤矿职业病危害防治事故的调查处理,提出指导意见。

(四)各成员职责

1. 矿生产副总工程师职责

(1)负责贯彻执行与分管专业相关的法律、法规、规范、规程、标准和文件。

(2)负责分管范围内安全生产和职业病危害防治管理制度的制定、监督、考核。协调平衡解决矿井生产中出现的职业病危害防治问题。

(3)参与制定职业病危害事故应急救援预案和应急救援演练。

(4)积极推广新技术、新工艺、新设备、新材料,研究、解决生产中遇到的职业病防治技术性问题。

(5)完成矿领导交给的其他有关职业病危害防治的工作任务。

2. 矿采煤副总工程师职责

(1)认真学习、贯彻《职业病防治法》及相关法律、法规,预防、控制和消除职业病危害,监督落实分管专业的职业病防治管理措施。

(2)负责分管范围内安全生产和职业病危害防治管理制度的制定、监督、考核。

(3)参与制定职业病危害事故应急救援预案和职业病危害事故应急救援演练。

(4)积极推广新技术、新工艺、新设备、新材料,并负责安全技术措施的审批和把关。

(5)负责分管专业职业病危害防治培训工作,负责对采煤专业技术方面的业务指导和培训,并进行监督检查。

(6)参与职业病危害事故应急救援;参与煤矿职业病危害防治事故的调查处理,提出指导意见。

5. 矿开掘副总工程师职责

(1)认真学习、贯彻《职业病防治法》及相关法律、法规,预防、控制和消除职业病危害,监督落实分管专业的职业病防治管理措施。

(2)深入现场,了解工作场所产生或者可能产生的职业病危害因素、危害后果,积极采取职业病防护措施,保护职工健康及相关权益。

(3)负责分管范围内安全生产和职业病危害防治管理制度的制定、监督、考核。

(4)参与制定生产安全和职业病危害事故应急救援预案,参与生产安全和职业病危害事故应急救援演练。

(5)积极推广新技术、新工艺、新设备、新材料,并负责安全技术措施的审批和把关。

(6)负责开掘战线职业病危害防治培训工作,负责对开掘专业技术方面的业务指导和培训,并进行监督检查。

6. 矿机电副总工程师职责

(1)认真学习、贯彻《职业病防治法》及相关法律、法规,预防、控制和消除职业病危害,监督落实分管专业的职业病防治管理措施。

(2)深入现场,了解工作场所产生或者可能产生的职业病危害因素、危害后果,积极采取职业病防护措施,保护职工健康及相关权益。

(3)负责分管范围内安全生产和职业病危害防治管理制度的制定、监督、考核。

(4)参与制定生产安全和职业病危害事故应急救援预案,参与生产安全和职业病危害事故应急救援演练。

(5)积极推广新技术、新工艺、新设备、新材料,并负责安全技术措施的审批和把关。

(6)负责分管专业职业病危害防治培训工作,负责对机电专业技术方面的业务指导和培训,并进行监督检查。

7. 矿通风副总工程师职责

(1) 认真学习、贯彻《职业病防治法》及相关法律、法规,预防、控制和消除职业病危害,监督落实分管专业的职业病防治管理措施。

(2) 深入现场,了解工作场所产生或者可能产生的职业病危害因素、危害后果,积极采取职业病防护措施,保护职工健康及相关权益。

(3) 负责分管范围内安全生产和职业病危害防治管理制度的制定、监督、考核。

(4) 参与制定生产安全和职业病危害事故应急救援预案,参与生产安全和职业病危害事故应急救援演练。

(5) 积极推广新技术、新工艺、新设备、新材料,并负责安全技术措施的审批和把关。

(6) 负责分管专业职业病危害防治培训工作,负责对"一通三防"专业技术方面的业务指导和培训,并进行监督检查。

(7) 对"一通三防"专业内职业病危害防治技术管理工作进行把关,督促各单位做好粉尘防治、防灭火等职业病危害防治工作。

8. 矿防突副总工程师职责

(1) 认真学习、贯彻《职业病防治法》及相关法律、法规,预防、控制和消除职业病危害,监督落实分管专业的职业病防治管理措施。

(2) 深入现场,了解工作场所产生或者可能产生的职业病危害因素、危害后果,积极采取职业病防护措施,保护职工健康及相关权益。

(3) 负责分管范围内安全生产和职业病危害防治管理制度的制定、监督、考核。

(4) 参与制定生产安全和职业病危害事故应急救援预案,参与生产安全和职业病危害事故应急救援演练。

(5) 积极在防突战线推广职业病防治新技术、新工艺、新设备、新材料。

(6) 负责分管专业职业病危害防治培训工作,负责对防突专业技术方面的业务指导和培训,并进行监督检查。

9. 矿安全副总工程师职责

(1) 在矿长和安全副矿长的领导下,认真贯彻党和国家的职业病防治方针、政策、法律、法规和上级部门职业健康工作会议指示精神。

(2) 监督并落实矿井在生产、建设过程中遵守国家有关安全生产和职业病防治的法律、法规、规章、标准和技术规范等规定。

(3) 协助分管领导编制安全工作计划,组织制定安全生产与职业病危害防治管理制度。

(4) 协助矿长、安全副矿长组织制定矿井各岗位安全生产与职业病危害防治责任、各项安全管理制度、操作规程,并按规定严格落实,严格考核。

(5) 协助分管领导抓好安全生产标准化建设和职业病危害防治教育培训工作。

(6) 参与制定本单位生产安全与职业病危害防治事故应急救援预案、灾害预防和处理计划,参与应急救援演练。

(7) 监督检查职业病危害防治措施在工作现场落实。

10. 矿地测副总工程师职责

(1) 认真学习、贯彻《职业病防治法》及相关法律、法规,预防、控制和消除职业病危害,监督落实分管专业的职业病防治管理措施。

(2) 负责分管范围内安全生产和职业病危害防治管理制度的制定、监督、考核。

(3) 参与制定职业病危害事故应急救援预案,参与职业病危害事故应急救援演练。

(4) 积极推广新技术、新工艺、新设备、新材料。

(5) 负责分管专业职业病危害防治培训工作,并进行监督检查。

11. 矿选煤副总工程师职责

(1) 认真落实国家有关职业健康的法律法规、规章制度及上级有关职业健康会议、文件、指示精神,预防、控制和消除职业病危害,监督落实分管专业的职业病防治管理措施。

(2) 负责分管范围内职业病危害防治管理制度的制定、监督、考核。

(3) 参与制定选煤厂职业病危害事故应急救援预案,参与矿职业病危害事故应急救援演练。

(4) 积极推广煤炭分选职业病防治新技术、新工艺、新设备、新材料。

(5) 负责分管专业职业病危害防治培训工作,负责对选煤专业职业病防治技术方面的业务指导和培训,并对选煤职业病防治技术措施落实情况进行监督检查。

12. 各有关业务科室负责人职责

(1) 认真落实国家有关职业健康的法律法规、规章制度及上级有关职业健康会议、文件、指示精神。

(2) 组织落实矿有关职业病防治工作的各项任务、要求。

(3) 组织开展本科室职业健康知识业务学习,提高本科室人员职业健康管理技能。

(4) 按照矿有关职业健康管理工作安排,部署本科室职业健康管理工作。

(5) 深入现场,监督检查现场职业病防治情况,及时对查出问题督促落实整改。

(五) 职业健康管理机构负责人职业病危害防治责任

1. 在职业健康领导小组领导下,负责全矿职业健康管理工作。

2. 认真贯彻落实职业健康管理法律、法规、规章制度及上级有关职业健康会议、文件、指示精神。

3. 负责组织矿职业病危害防治各项管理制度、职业健康责任制、职业卫生操作规程的编制,督促检查落实,确保劳动者在劳动过程中的身心健康。

4. 负责编制并落实职业病危害防治工作计划和实施方案。

5. 负责制订完善的职业病应急救援预案,明确预防措施,达到降低事故的影响或后果的严重程度。

6. 在职业健康领导小组领导下,落实各项职业健康达标工作或开展各项职业健康活动。

7. 负责落实矿职业健康管理工作检查考核、奖惩。

8. 完成职业健康领导小组下达的其他工作任务。

(六) 各业务区(科)负责人职业病危害防治责任

1. 建立本业务区(科)职业健康管理组织,设置专(兼)职职业健康管理员。

2. 贯彻落实职业健康管理法律、法规、规章制度及上级有关职业健康会议、文件、指示精神,周密部署本区(科)业务范围内各项职业健康管理工作。

3. 建立完善本区(科)业务范围内职业健康工作管理制度、操作规程、职业病防治责任制。

4. 组织业务范围内的职业健康工作检查,按"五定、四签字"原则对查出问题落实整改。

(七) 各业务区(科)副职职业病危害防治责任

1. 按照分管业务,协助区(科)负责人做好分管业务内职业健康管理工作。

2. 认真贯彻落实职业健康管理法律、法规、规章制度及上级有关职业健康会议、文件、指示精神,按照区(科)职业健康管理工作部署,完成各项职业健康管理工作。

3. 积极深入现场,排查职业健康各类问题、隐患,落实整改。

4. 积极参加各项职业健康培训、学习活动,提升职业健康业务管理水平。

5. 督促所辖范围内职业病防护设施、设备、装置检修、维护和使用,督促职工正确佩戴、使用个体防护用品。

6. 协助区(科)负责人落实上级交办的临时性工作任务。

(八) 职业卫生专职管理人员职业病危害防治责任

1. 自觉遵守国家职业健康管理法律法规、规章制度、标准、规范,认真贯彻执行有关职业健康管理工作各项规定和有关职业健康各项会议、文件指示精神。

2. 编制矿井职业病防治责任制、职业卫生各项管理制度、岗位职业卫生操作规程、矿井职业病防治规划、年度计划、实施方案等基础项资料。并依据国家和上级有关职业病防治的新要求，实时修订完善。

3. 深入现场，检查、督促施工地点各项防护措施落实和个体防护用品佩戴、使用。

4. 积极开展职业健康达标工作和各项职业健康活动。

5. 积极开展现场职业卫生隐患排查，对现场存在问题隐患落实整改。

6. 协调、落实职业病危害日常监测、定期检测和现状评价工作。

7. 在职业健康管理办公室主任领导下，编制矿井职业病危害事故应急救援预案，明确预防措施，达到降低事故的影响或后果的严重程度。

8. 负责职业健康管理工作档案资料的收集更新、统计、分析、上报和存档工作。

9. 及时完成上级交办的各项工作任务。

（九）各基层单位负责人职业病危害防治责任

1. 落实国家职业健康管理法律法规、规章制度和上级及矿有关职业健康会议、文件、指示精神，认真贯彻职业病健康防治责任制，建立完善本单位职业健康管理组织机构，安排部署本单位职业健康工作。

2. 组织制定本单位职业健康管理制度、职业健康责任制、职业卫生操作规程和职业危害防治措施。

3. 按规定配置职业病防护设施（设备、设施、装置、构筑物、建筑物等），并定期组织检修、维护，确保其完好、有效。

4. 将职业病危害防治管理内容纳入作业规程和安全技术措施。

5. 落实职业病危害警示标识、中文警示说明、告知卡等各项告知工作。

6. 完善本单位个体防护用品发放标准和管理制度，为职工配备合规、适用的劳动防护用品并督促指导正确佩戴和使用。

7. 牢固树立"粉尘超限就是事故"理念，增强粉尘危害治理的紧迫感、责任感和使命感。针对尘源和传播途径，针对性采取"风、水、密、护、革、管、教、查"等综合防尘降尘技术，确保粉尘治理达标。

8. 落实上级有关职业健康工作监督检查中查出的问题和要求，组织本单位职业健康检查工作，对上级和本单位查出问题按"五定、四签字"原则落实整改，不断完善本单位职业健康管理工作。

9. 建立完善本单位职业健康管理工作各类台账、记录，并及时上报。

（十）各基层单位副职职业病危害防治责任

1. 落实国家职业健康管理法律法规、规章制度和上级及矿有关职业健康会议、文件、指示精神，认真落实职业病防治责任制。

2. 参与制定本单位职业健康管理制度、职业健康责任制、职业卫生操作规程和职业危害防治措施。

3. 落实分管业务范围内各项职业健康管理工作。

4. 检查、督促本单位职业病危害防护设施设备检修、维护、使用及职业病危害警示标识、中文警示说明、告知卡等各项告知工作，发现问题，及时落实整改。

5. 督促职工正确佩戴使用劳动防护用品。

6. 牢固树立"粉尘超限就是事故"理念，落实"风、水、密、护、革、管、教、查"等综合防治措施，确保粉尘治理达标。

职工职业病危害防治责任

1. 学习和遵守职业健康管理法律、法规、规章、制度、操作规程。

2. 认真贯彻本岗位职业健康责任制和防治措施，做好本岗位职业病危害防治工作。

3. 按要求参加矿及区队职业健康培训，掌握职业病危害防治及职业病防护设施设备、用具保养、使用方法等知识。

4. 按规定正确使用防护设施、设备和佩戴职业病防护用品、用具。

5. 对职业病防护设施设备存在问题隐患进行处理，不能处理的及时报告。

6. 对违反职业病防治规定的行为进行检举、报告。

第二节　煤矿企业职业病防治计划和实施方案制定

作为一名职业卫生管理人员,在日常工作中,是不是经常发现安排的工作做起来没有头绪,总是觉得无从下手,顾此失彼。往往做完了工作,才发现做得有些乱七八糟,离自己想要的效果相差甚远。主要原因就是你没有很好地制定职业病防治计划和实施方案,没有计划目标,自然就无法按照正常工作步骤来完成各项工作,经常会出现这样那样的问题,中间过程很容易出现偏差,直接影响工作完成的效率和质量。

因此,制定一份完整的职业病防治计划和实施方案是每一名职业卫生管理人员必须做好的事情。不但可以更好地完成工作,更重要的是,按计划行事,既可以快速提高个人工作能力和管理水平,也能够提高自己发现问题、分析问题与解决问题的能力。

《职业病防治法》第二十条规定,用人单位应当"制定职业病防治计划和实施方案"。

《工作场所职业卫生管理规定》(卫健委令第5号)第十一条规定,"存在职业病危害的用人单位应当制定职业病危害防治计划和实施方案"。

《用人单位职业病防治指南》(GBZ/T 225—2010)中规定,"用人单位制定的年度职业病防治计划应包括目的、目标、措施、考核指标、保障条件等内容。实施方案包括时间、进度、实施步骤、技术要求、考核内容、验收方法等内容。用人单位每年应对职业病防治计划和实施方案的落实情况进行必要的评估,并撰写年度评估报告。评估报告应包括存在的问题和下一步的工作重点。书面评估报告应送达决策层阅知,并作为下一年度制定计划和实施方案的参考"。

以下为某煤矿企业制定的"职业病防治计划和实施方案",仅供参考。

××××公司××××年度职业病防治计划和实施方案

为认真贯彻落实职业病防治相关法律、法规及要求规定,落实《××××公司2022年职业病危害防治工作计划及实施方案》有关安排,结合××煤矿实际,制定职业病危害防治工作计划及实施方案。

一、指导思想

认真贯彻落实《职业病防治法》《国家职业病防治规划(2021—2025)》,坚持"预防为主、防治结合"的方针,落实矿井主体责任,加强日常监督管理,强化粉尘、噪声等职业病危害因素治理,有效预防和控制职业病危害,保障员工职业健康权益,促进矿井持续健康发展。

二、成立职业病危害防治工作领导小组

组长:

副组长:

成员:人力资源部、安全科、医院、选煤厂、经营管理部、科技工程部、通风室、机电室等相关单位负责人。

在安全科设职业病危害防治办公室,安全科主任为兼职负责人。

(一)工作职责

1. 负责矿井职业病危害防治工作的监督、检查、管理工作。
2. 负责向上级煤矿监察、管理部门申报职业病危害监督、审查工作。
3. 负责对职业病危害防治劳动保护用品管理、发放、使用的监督检查。
4. 负责对违反职业病危害防治法律法规和矿相关规定的情况进行现场处理和处罚。

（二）工作要求

1. 做好职业病危害防治的日常管理工作。
2. 严格按照要求完成职业病危害申报工作。
3. 对矿井职业病危害防治工作的落实情况进行监督、检查、考核，提出隐患、问题，并负责问题整改的落实复查工作。
4. 认真执行、落实上级有关煤矿职业病危害防治工作的法律、法规和要求。

（三）职责分工

1. 安全科负责矿井职业病危害防治工作的日常监督、检查、管理、考核。
2. 物资管理部负责做好防护用品发放工作，建立发放台账明细，且附个人防护用品的生产、供货单位，使用说明和产品合格证明。
3. 人力资源部负责与劳动者订立或变更劳动合同，合同要求载明作业过程中可能产生的职业病危害及其后果，防护措施和相关待遇等内容，并如实告知劳动者；负责为存在劳动关系的劳动者（含劳务派遣工）足额缴纳工伤保险；负责制定年度职业卫生培训工作计划。培训的内容应包括职业卫生法律、法规、规章、操作规程、所在岗位的职业病危害及其防护设施、个人职业病防护用品的使用和维护、劳动者所享有的职业卫生权利等内容。并做好记录及存档工作，存档内容包括培训通知、教材、试卷、考试成绩等。
4. 经营管理部负责制定职业危害防治专项资金保障制度及台账，台账要细化，做到职业卫生管理机构的组织工作经费、工艺改造、防护设施建设与维护、个人劳动防护用品、工作场所卫生检测评价、职业卫生宣传培训、职工健康监护、职业病人诊疗、警示标识、工伤保险等具体化，按季度上报安全科。
5. 工会负责对××矿职业健康工作进行监督，一是将职业健康工作纳入年度职工代表大会制度；二是对职业病危害防治相关文件、法律、法规每半年开展一次群众宣传活动，并留有资料备查；三是组织安排好职业病人康复疗养活动，对职业病人的福利待遇进行监督；四是做好对劳动防护用品发放、使用情况的监督检查，并有记录备查；五是做好对职业健康体检工作的督查，并有记录可查。
6. 党委宣传部负责对职业健康的相关法律法规及时宣传，要有相关影像资料证明。
7. 机电室负责对井下噪声的日常监测管理工作，一是在6月、12月，分别对全矿井下噪声进行一次检测，并有相应的检测台账和记录；二是建立噪声源台账、噪声防护设施台账、日常监测管理记录和制度；三是负责牵头编制涉及职业病危害因素的岗位操作规程；四是按本部门噪声管理制度要求，及时将噪声监测结果张贴在井口告示栏。
8. 科技工程部负责地面单位噪声日常监测管理工作，一是建立噪声源台账、噪声防护设施台账、日常监测管理记录和制度；二是按本部门噪声管理制度要求，及时将噪声监测结果张贴在公众场合；三是负责对新建、改建、扩建项目的职业健康工作管理，做到"三同时"，同时负责各种文件、批复等相关工作。
9. 通风室负责选煤厂、井下粉尘、有毒有害气体等危害因素的日常监测管理工作，一是配足各种仪器、设备及人员；二是建立粉尘防护设施台账、日常巡查维护记录和配套的管理制度；三是联系有资质的职业健康服务单位每年对××矿粉尘进行鉴定；四是按相关规定对粉尘、有毒有害气体进行检查，及时将结果张贴在井口告示栏。
10. 医院负责全矿职业健康监护档案管理及全矿职业健康体检工作，制定年度体检计划，对接触辐射源人员体检以及疑似尘肺病人复诊和医学观察，体检结束，要将结果书面告知体检本人。
11. 调度室负责编制职业卫生事故应急预案和完成相应的应急演练工作，做到事故应急有预案,演练有计划、有记录、有签字、有总结、有影像资料,并将各种资料存档备查。

三、工作目标及指标

本年度杜绝重大急性职业病危害事故的发生;消除硫化氢、一氧化碳等急性职业中毒事故。井上下粉尘、有害气体、噪声、温度不超标,无污染,无危害,不发生职业病危害事故。具体工作指标:

1. 职业危害告知率100%。
2. 接触职业病危害的员工在岗期间职业健康检查率达到95%以上。
3. 职工个人防护用品配备率100%。
4. 企业主要负责人、管理人员及上岗、在岗人员职业卫生培训率达到95%。
5. 职业病危害项目申报率达到100%。
6. 矿井安全生产标准化职业卫生专业达到一级标准。
7. 工伤保险覆盖率100%,劳动合同签订率100%。

四、职业病危害防治工作进度安排

1. 由安全科建立、健全工作计划、实施方案并下发到各单位执行。
2. 由人力资源部制定培训教案并对职业病危害防治相关人员进行培训。
3. 由物资管理部按照劳动用品发放规定下发劳动防护用品(每季度发放记录一次),同时安全科、工会负责进行监督检查。
4. 由安全科按规定进行职业健康年报工作、作业场所职业病危害因素申报工作、作业场所现状评价报告工作。
5. 由工会合理安排职业病人进行疗养,并建立相应台账。
6. 由工会宣传职业病防治相关文件、法律、法规,每半年做一次,并有资料可查。
7. 由机电室按规定对井下噪声进行监测管理,不得使用过期监测设备,同时建立完善噪声巡检台账,每半年检测记录一次。
8. 由通风室按规定对选煤厂、井下粉尘、有毒有害气体、温度等进行检测管理,做好日常检查工作,并有相应记录。
9. 由医院建立健全职业健康监护档案、体检告知制度,并按规定完成对接触职业病危害因素人员的职业健康检查。
10. 由科技工程部按规定对井上噪声进行监测管理。
11. 由调度指挥部做好职业病危害应急演练,并有相应记录。
12. 由安全科做好矿井职业病危害防治日常督查、检查工作,对未按规定开展工作的予以考核。

五、保障措施及考核评价

1. 严格遵守并执行《职业病防治法》的相关规定,以法律为准绳,以事实为依据,严格按照相关法律法规的要求做好职业病防治工作,为矿井广大职工健康及权益提供最坚强的保障。
2. 各级领导要进一步统一思想,提高认识,增强责任感和紧迫感,把职工健康工作提到重要日程,切实抓紧抓好。
3. 人力资源部负责组织对相关职业病危害的管理人员、接害人员进行培训,通过加强教育培训,提高职工的职业病防患意识,提高面对突发事件时应急救援的能力。
4. 经营管理部负责矿井职业病危害防治专项经费的提取和使用管理。个体防护用品按时做计划、按时领取发放,保证防护用品及时穿戴。通风室等相关部室要制定职业病防护设施检修、维护、更换制度,保证各种防护设施的维修与保养资金及时到位。
5. 通风室、机电室、科技工程部要配备相应的职业病危害因素监测人员,装备相应的监测仪器设备,按要求对职业病危害因素进行监测,采取各种方式向劳动者告知职业病危害因素及相关信息,保证劳动者对职业病防治的知情权。
6. 做好上岗前、在岗期间和离岗时的职业健康检查,并将检查结果如实告知劳动者。
7. 有可能产生职业病危害的设备上或其前方醒目位置设置相应的警示标识。

8. 安全科负责作业场所职业健康监督检查,组织查处职业危害不安全事件和有关违章、违规行为。

9. 对职业危害事故,要依法依规、实事求是、注重实效的三项基本要求和"四不放过"原则,依法调查处理,严肃追究相关单位和责任人员的责任。

六、职业病危害防治实施方案

(一) 技术要求

1. 按照《职业病防治法》《煤矿安全规程》《煤矿作业场所职业病危害防治规定》的要求,切实搞好煤矿粉尘、有毒有害气体、高温、噪声等治理工作,加大通风防尘等职业病危害防护设施的投入,在煤矿采、掘等生产过程中,加强职业病危害防护设施的使用管理。

2. 认真做好粉尘、有毒有害气体、高温、噪声等日常检测工作,同时按规定定期进行职业病危害因素的检测评价,并将检测结果及时公布。

3. 依据《职业病防治法》要求,做好接害人员上岗前、在岗期间、离岗前的职业健康检查工作,同时建立健全职工职业健康监护档案。

4. 定期开展职业病危害知识的宣传教育和职业病危害培训工作,使职工充分了解作业场所的职业病危害因素及其控制措施,督促职工自觉遵守职业病危害防治法规和安全操作规程,指导职工正确使用防护用品,加强自身保护,从而提高职业病危害防治工作质量,防止职业病的发生。

5. 加强劳动防护用品的购置和发放管理。严格执行《煤矿职业安全卫生个体防护用品配备标准(AQ 1051—2008)》规定,为职工配备符合国家标准或行业标准的劳动防护用品,劳动防护用品的发放实行签字制度。安全科、工会和各单位负责监督劳动防护用品的佩戴使用情况。

6. 做好职业病危害告知和工作场所危害警示工作。设置职业病危害因素公示栏,将职业病危害因素及评价结果告知劳动者,对存在严重职业病危害因素的场所设置职业病危害因素警示牌,对可能发生急性损伤的有毒、有害作业场所,设置报警装置,现场配备急救用品、冲洗设备,开辟应急撤离通道和必要的泄险区。

7. 完善合同管理。人力资源部要加强劳动合同执行和管理,将劳动者所从事职业可能遭受到的职业病危害因素种类、危害程度、结果以及遭受职业病危害后的待遇,预先告知劳动者本人,并签订劳动合同。

(二) 实施步骤

1. 1月份,安全科制定矿井××××年职业病危害防治工作计划及实施方案,并下发全矿各单位贯彻执行。

2. 3月份,安全科完成作业场所职业危害因素申报工作。

3. 3月份,医院牵头,人力资源部和经营管理部配合,制定职业健康体检年度计划,下发全矿各单位执行。

4. 4月前,人力资源管理部制定培训教案并完成对职业病危害防治相关人员的安全培训工作。

5. 5月前,安全科牵头,人力资源管理部、通风室、医院、经营管理部等部门配合,根据《煤矿作业场所职业病危害防治规定》及《煤矿安全生产标准化管理体系基本要求及评分方法(试行)》的要求,补充完善各项管理制度,管理制度的内容应包括管理部门、职责、目标、内容、考核规定等要素。

6. 6月底前,通风室安排所有测尘人员(测尘工)参加培训,并取得相应资格证。

7. 7月前,安全科牵头,相关部门配合,补充完善矿井职业卫生基本情况、生产工艺流程图、有毒有害物质清单、防护设施台账等内容。要指定专人负责,并对档案的管理进行具体规定。

8. 10月底前,医院对接触粉尘、高毒物品、放射、化学品的职业病危害人员严格按照职业健康体检标准完成体检工作,并及时出具体检报告。同时按照《用人单位职业病防治指南》(GBZ/T 225—2010)要求,建立完善职业健康监护档案资料及管理制度,对员工名册应按照上岗前、在岗期间和离岗分别建档保存。

9. 11月底前,安全科联系有资质的职业卫生服务机构完成作业场所现状评价报告。

10. 每季度由物资管理部做好防护用品发放工作,建立发放台账明细,且附个人防护用品的生产、供货单位,使用说明和产品合格证明。安全科、工会对发放情况进行抽查。

11. 加强粉尘危害的防治。

(1) 完善综合防尘措施,设置完善的防尘设施、水源、设备等,严格按照规定要求执行好防尘措施。

(2) 防尘管路按照"六大系统"的供水施救系统规定设置,安全可靠,在生产过程中,随开采进度的变化,随时增加防尘供水管路和设备,直到工作面。

(3) 采煤机割煤时开启内外喷雾,按要求使用架间喷雾;挖掘机作业开启内外喷雾降尘,转载采用喷雾降尘措施。

(4) 采掘工作面回风巷,安装风流净化水幕降尘。

(5) 井下煤仓及运输系统各转载点实行喷雾洒水降尘。

(6) 定期对井巷进行清扫,对粉尘进行检测检查,随时确保粉尘浓度在规定的安全范围内。

12. 加强噪声危害的防治。

(1) 作业场所噪声危害判定标准:作业场所从业人员每天连续接触噪声时间达到或超过 8 h 的,噪声声级限值为 85 dB(A),每天接触噪声时间不足 8 h 的,可根据实际接触噪声的时间,按照接触噪声时间减半、噪声声级限值增加 3 dB(A) 的原则确定其声级限值,最高不得超过 115 dB(A)。对于超过 115 dB(A) 的作业场所,应为作业人员配备防噪护具并采取降低作业场所噪声的有效措施。

(2) 作业场所噪声的监测地点主要包括:风机房、采煤机、掘进机、带式输送机等地点。作业场所噪声每年至少监测 1 次。在每个监测地点选择 3 个测点,取平均值。

(3) 及时对机械设备进行维护、检修,避免机械部件松动,大型机械设备使用时采取对驾驶室进行密闭隔音处理等措施。

13. 加强有毒有害气体危害的防治。

(1) 作业场所主要化学毒物浓度限值如下:一氧化碳最高允许浓度 0.002 4%,二氧化氮最高允许浓度 0.000 25%,二氧化碳最高允许浓度 0.5%,硫化氢最高允许浓度 0.000 66%。

(2) 加强通风,采用通风的方法将各种有害气体浓度稀释到《煤矿安全规程》规定的标准以下;加强个体防护,佩戴合格的个体防护用品。

(3) 工作面采空区应及时予以封闭,设立警示牌;需要进入闲置时间较长的巷道进行作业的,必须先通风、后作业。废弃巷道应及时予以密闭或用栅栏隔断,并设立警示牌。

(4) 实施爆破后,为防止氮氧化物中毒,局部通风机风筒出风口距工作面的距离应符合作业规程规定,加强通风增加工作面的风量,及时排除炮烟。人员进入工作面进行作业前,必须把工作面的炮烟吹散稀释,并在工作面洒水。爆破时,人员必须撤到新鲜风流中,并在回风侧挂警戒牌。

14. 其他职业危害因素的防治。

由职能管理部门负责按照国家和行业管理规定,制定职业危害防治措施,并抓好措施在现场的落实。

(三) 职业病危害防治工作考核验收

1. 考核内容

(1) 职业病危害防治制度制定落实情况。

(2) 职业病危害防治设施和措施落实情况。

(3) 档案管理是否完善及职工体检情况。

(4) 职业危害因素日常检查是否正常进行。

(5) 职工掌握职业病危害防治情况。

(6) 培训中心培训情况。

(7) 劳动合同签订情况。

2. 考核对象

矿各相关部室、基层队组。

3. 考核标准

(1) 参考职业卫生标准化评分标准严格打分。

(2) 对未按要求开展相关工作的,对其单位正职予以罚款×元,扣除单位当月长效机制考核分×分。

(3) 未按规定发放劳动防护用品的,对责任单位正职予以罚款×元,扣除单位当月长效机制考核分×分。

(4) 各单位必须指定一名副职负责职业病危害防治工作,并将名单上报安全科备案,未指定或未报备的,对责任单位正职予以罚款×元,扣除单位当月长效机制考核分×分。

(5) 要高度重视职业健康体检工作,确保其有效性、真实性,如在体检过程中出现弄虚作假、体检资料造假等行为,对责任单位正职(包括书记)、分管负责人、直接责任人各予以×元罚款,情节严重的将按照职业危害事故处理,由安全科牵头,党委、纪委、事故组介入调查,对相关责任人予以降级、撤职等行政处分。

4. 验收方法

(1) 安全科负责全矿职业危害防治工作的监督、检查、考核,并将考核结果纳入单位长效机制考核。

(2) 组织查处职业危害不安全事件和有关违章、违规行为,对职业危害事故要严肃处理,追究相关单位和人员的责任。

(3) 对不符合规定的问题责令限期整改。

第四章 职业危害日常预防管理

第一节 职业病危害项目申报

一、概述

煤矿企业在生产过程中产生粉尘、噪声、振动、有毒有害物质等职业危害因素,会严重危害职工身体健康。掌握煤矿企业职业危害因素产生原因及分布情况,进而采取相应的防治措施,对做好职业病防治具有重要意义。

职业病危害项目申报是职业病危害防治管理的基础工作。及时、如实地进行申报,有助于引导煤矿企业掌握存在的职业病危害状况,促进自觉做好职业病危害防控,督促职业健康主体责任落实,保护职工身体健康;也有助于国家监管部门掌握全国职业病危害的分布情况,加大对违法违规行为的打击力度,更加有针对性地开展职业健康管理监管执法工作;同时为国家做好职业病防治管理情况普查,制定完善职业病危害防治政策提供依据,有效保护从业人员的职业健康。

凡存在《职业病危害因素分类目录》(国卫疾控发〔2015〕92号)所列职业病危害因素的用人单位(以下简称"用人单位"),均应按照规定向所在地卫生行政部门进行职业病危害项目申报,并接受其监督管理。卫生行政部门依法对职业病危害项目申报情况进行抽查,并对职业病危害项目实施监督检查,对未按规定进行职业病危害项目申报的用人单位进行相应的行政处罚,确保用人单位职业病危害项目申报工作落实到位。

二、企业职业病危害项目申报

(一)申报要求

《职业病防治法》第十六条规定:"国家建立职业病危害项目申报制度。用人单位工作场所存在职业病目录所列职业病的危害因素的,应当及时、如实向所在地卫生行政部门申报危害项目,接受监督。"这从法律层面为进行职业病危害项目申报提供了依据。

根据《职业病危害项目申报办法》规定和国家卫健委职业健康司政策要求,用人单位存在以下情况时,需要及时、如实进行职业病危害项目申报或变更申报:一是新建、改建、扩建、技术改造或者技术引进建设项目竣工验收后；二是因技术、工艺、设备或者材料等发生变化导致原申报的职业病危害因素及其相关内容发生重大变化后；三是用人单位工作场所、名称、法定代表人或者主要负责人发生变化的；四是经过职业病危害因素检测、评价，发现原申报内容发生变化的，自收到有关检测、评价结果后；五是原申报内容未发生变动，但经一个年度后。

职业病危害项目申报必须及时、如实进行，用人单位对申报资料真实性负责。卫生行政部门对申报内容进行抽查和监督。

职业病危害项目申报实行属地和分级管理。中央企业、省属企业及其所属用人单位的职业病危害项目，向其所在地设区的市级人民政府卫生行政部门申报；省直管县、市用人单位向所在直管县、市级政府卫生行政部门申报；其他用人单位的职业病危害项目，向其所在地县级人民政府卫生行政部门申报。

（二）申报内容

根据《职业病危害项目申报办法》规定，职业病危害项目申报需要提交以下资料：职业病危害项目申报表，用人单位的基本情况，工作场所职业病危害因素种类分布情况以及接触人数，法律、法规和规章规定的其他文件、资料。

（三）申报类型

1. 初次申报

存在《职业病危害因素分类目录》（国卫疾控发〔2015〕92号）的用人单位，在新建、改扩建、技术改造或者技术引进建设项目建成后竣工验收之日起30日内进行申报。

2. 变更申报

用人单位在生产经营过程中出现以下任一情形，要向原申报机关申请变更职业病危害项目内容：

（1）因技术、工艺、设备或者材料等发生变化导致原申报的职业病危害因素及其相关内容发生重大变化的，自发生变化之日起15日内进行申报；

（2）用人单位工作场所、名称、法定代表人或者主要负责人发生变化的，自发生变化之日起15日内进行申报；

（3）经过职业病危害因素检测、评价，发现原申报内容发生变化的，自收到有关检测、评价结果之日起15日内进行申报。

职业病危害项目申请周期最低每年一次，发生以上三种情况后及时进行。

3. 年度更新

对于完成初次申报的用人单位，在初次申报完成后，且距离初次申报大于11个月后，不管原申报内容是否有变动，要进行年度更新，超过13个月视为不及时更新。

除初次申报、变更申报和年度更新外，用人单位不再进行其他申报。

（四）申报程序

1. 申报形式

用人单位职业病危害项目的文件、资料在形式上表现为纸质文本和电子数据两种，用人单位通过申报系统申报成功后,应同时提交申报材料纸质版。

2. 申报程序

2019年8月16日,国家卫生健康委职业健康司下发了《关于启用新版"职业病危害项目申报系统"的通知》,2019年8月22日0时起正式启用新版"职业病危害项目申报系统"。

(1)煤矿企业在"职业病危害项目申报系统"(网址:www.zybwhsb.com)注册并登录。

(2)在线申报流程。煤矿企业注册登录成功后,进行申报,总的申报流程如图4-1所示。

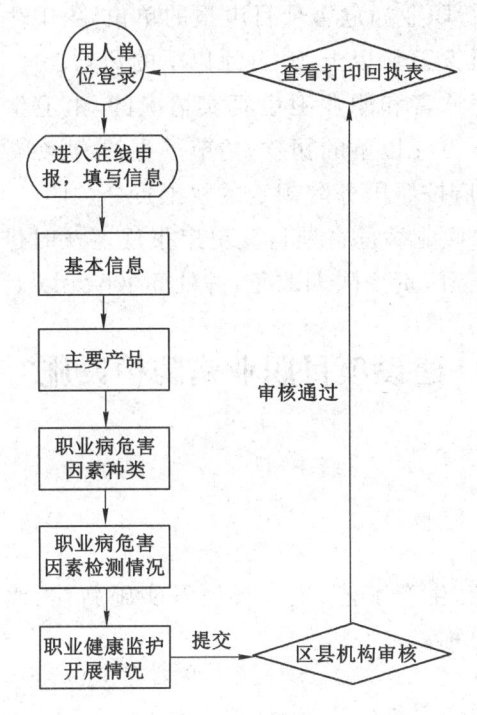

图 4-1 企业职业病危害项目申报

用人单位在线填写和提交"职业病危害项目申报表",填写基本信息、主要产品、职业病危害因素种类、职业病危害因素检测情况、职业健康监护开展情况。申报信息填制完成后,打印申报表并在每一页上加盖单位行政公章。用人单位将打印盖章的申报表拍照,作为附件进行上传。申报信息填制完毕,申报表附件上传成功后,单击"提交"按钮完成本次申报,等待辖区卫生行政主管部门审核。

经卫生行政主管部门审核通过职业病危害项目申报的用人单位,可在申报系统打印"申报表"和"回执单",存入职业卫生档案中,作为职业病危害项目申报完成的凭证和资料。经卫生行政主管部门驳回职业病危害项目申报的用人单位,可点击操作区"查看"按钮查询驳回理由,按照卫生行政主管部门反馈意见修改有关内容后重新提交审核。

（五）终结注销申报

用人单位因经营、债务、不可抗力等因素终止生产经营活动的，要自生产经营活动终止之日起15日内向原申报机关报告并办理注销手续。终结注销后不再接收卫生行政主管部门的监督。

（六）监督管理

未按规定进行职业病危害项目申报的单位，根据情节严重程度，由卫生行政主管部门给予行政警告、罚款、责令停止作业或者提请有关人民政府按照国务院规定的权限责令关闭。

（1）未及时、如实进行职业病危害项目申报的单位，由卫生行政主管部门责令限期改正、给予警告，可以并处5万元以上10万元以下的罚款。

（2）对于隐瞒职业病危害和职业卫生真实情况的，由卫生行政主管部门责令限期治理，并处5万元以上30万元以下的罚款，情节严重的，责令停止产生职业病危害的作业，或者提请有关人民政府按照国务院规定的权限责令关闭。

（3）用人单位未按照职业病危害项目变更申报规定及时进行变更职业病危害项目内容的，由卫生行政主管部门责令限期改正，并处5 000元以上3万元以下的罚款。

第二节　建设项目职业病防护设施"三同时"

一、基本概念

1. 建设项目

用人单位对生产系统、生产工艺、生产场所等实施新建、改建、扩建和技术改造、技术引进工程（或项目）的总称。

2. 职业病

企业、事业单位和个体经济组织等用人单位的劳动者在职业活动中，因接触粉尘、放射性物质和其他有毒、有害因素而引起的疾病。

2013年12月，国家卫生和计划生育委员会、国家人力资源和社会保障部、国家安全生产监督管理总局、全国总工会四部门联合下发了《关于印发"职业病分类和目录"的通知》（国卫疾控发〔2013〕48号），规定国家职业病类别为10个大类132种。

3. 职业病防护设施

消除或者降低工作场所的职业病危害因素的浓度或者强度，预防和减少职业病危害因素对劳动者健康的损害或者影响，保护劳动者健康的设备、设施、装置、构（建）筑物等的总称。

4. 建设项目职业病防护设施

存在或者产生《职业病危害因素分类目录》所列职业病危害因素的建设项目应设置职业病防护设施。

为贯彻落实《职业病防治法》，切实保障劳动者健康权益，根据职业病防治工作需要，国家卫生计生委、人力资源社会保障部、安全监管总局和全国总工会在2015年联合组织对职业病危害因素分类目录进行了修订，将职业危害因素划分为6大类459种。

5. 建设项目职业病危害风险等级

为加强建设项目职业病防护设施"三同时"的监督管理工作，国家对建设项目职业病危害风险实施类别划分并实施分类管理。2021年3月12日，国家卫健委办公厅下发《国家卫生健康委办公厅关于公布建设项目职业病危害风险分类管理目录的通知》（国卫办职健发〔2021〕5号），根据建设项目职业病危害的程度，对可能产生职业病危害的建设项目划分为一般职业病危害的建设项目和严重职业病危害的建设项目。

6. 职业病防护设施"三同时"

建设项目职业病防护设施必须与主体工程同时设计、同时施工、同时投入生产和使用（以下简称职业病防护设施"三同时"）。职业病防护设施所需费用应当纳入建设项目工程预算。

国家所建立的建设项目职业病防护设施"三同时"制度，是为了预防、控制和消除建设项目可能产生的职业病危害，加强和规范建设项目职业病防护设施建设的监督管理工作而采取的。

7. 职业病防护设施"三同时"制度具体要求

国家卫健委对全国建设项目职业病防护设施"三同时"实施监督管理，并在国务院规定的职责范围内承担国务院及其有关主管部门负责建设项目职业病防护设施"三同时"的事前、事中的监督管理卫生行政。

县级以上地方各级人民政府对本行政区域内的建设项目职业病防护设施"三同时"实施监督管理。上一级人民政府卫生行政管理部门根据工作需要，可以将其负责的建设项目职业病防护设施"三同时"监督管理工作委托下一级人民政府卫生行政管理部门实施。

国家对职业病危害一般建设项目和职业病危害严重建设项目实施分类监督管理。不同的类别，管控的重点和严格程度不尽相同。

8. 职业病防护设施"三同时"制度实施基本程序

（1）准备阶段

① 在职业病防护设施验收条件成熟的情况下，建设单位制定评审（验收）工作方案；

② 在验收前20日将验收方案向管辖该建设项目的卫生行政部门进行书面报告；

③ 建设单位邀请职业卫生专家或职业卫生专业技术人员参与评审（验收）；

④ 按拟定时间、地点召开评审（验收）会议。

（2）评审（验收）阶段

① 组长主持评审（验收）的技术工作；

② 建设、评价及设计等单位介绍情况；

③ 评审（验收）组成员根据业务分工评审（查看现场、审阅资料）；

④ 评审（验收）组成员进行质询；
⑤ 评审（验收）组讨论；
⑥ 形成评审组评审（验收）意见。

（3）总结阶段
① 评审（验收）组组长宣布评审（验收）意见和结论；
② 建设项目相关各方对评审（验收）意见和结论进行确认；
③ 建设单位负责人对整改工作进行部署；
④ 建设单位编制验收书面报告；
⑤ 在验收完成之日起20日内向管辖该建设项目的卫生行政部门提交书面报告。

（4）信息公示

职业病危害建设单位应通过公告栏、网站等方式及时公布建设项目职业病危害预评价、职业病防护设施设计、职业病危害控制效果评价的承担单位、评价结论、评审时间及评审意见，以及职业病防护设施验收时间、验收方案和验收意见等信息，供本单位劳动者和卫生行政部门查询。

9. 职业病危害评价

职业卫生技术服务机构对建设项目或用人单位的职业病危害因素及其接触水平、职业病防护设施与效果、相关职业病防护措施与效果以及职业病危害因素对劳动者的健康影响情况等作出的综合评价。

10. 职业病危害预评价

预评价是对可能产生职业病危害的建设项目，在可行性论证阶段，对建设项目可能产生的职业病危害因素、危害程度、健康影响、防护措施等进行预测性卫生学评价，以了解建设项目在职业病防治方面是否可行，为职业病防治管理的分类提供科学依据。

11. 职业病防护设施设计专篇

产生或可能产生职业病危害的建设项目，在初步设计（含基础设计）阶段，由建设单位委托设计单位对该项目依据国家职业卫生相关法律、法规、规范和标准，针对建设项目施工过程中产生或可能产生的职业病危害因素采取的各种防护措施及其预期效果编制的专项报告。

12. 职业病危害控制效果评价

由职业卫生技术服务机构在建设项目完工后、竣工验收前，对工作场所职业病危害因素及其接触水平、职业病防护设施与措施及其效果等作出的综合评价。

二、建设项目职业病防护设施"三同时"法律要求

1.《职业病防治法》

第十七条规定：

"新建、扩建、改建建设项目和技术改造、技术引进项目（以下统称建设项目）可能产生职业病危害的，建设单位在可行性论证阶段应当进行职业病危害预评价。

医疗机构建设项目可能产生放射性职业病危害的，建设单位应当向卫生行政部门

提交放射性职业病危害预评价报告。卫生行政部门应当自收到预评价报告之日起三十日内,作出审核决定并书面通知建设单位。未提交预评价报告或者预评价报告未经卫生行政部门审核同意的,不得开工建设。

职业病危害预评价报告应当对建设项目可能产生的职业病危害因素及其对工作场所和劳动者健康的影响作出评价,确定危害类别和职业病防护措施。"

第十八条规定:

"建设项目的职业病防护设施所需费用应当纳入建设项目工程预算,并与主体工程同时设计,同时施工,同时投入生产和使用。

建设项目的职业病防护设施设计应当符合国家职业卫生标准和卫生要求;其中,医疗机构放射性职业病危害严重的建设项目的防护设施设计,应当经卫生行政部门审查同意后,方可施工。

建设项目在竣工验收前,建设单位应当进行职业病危害控制效果评价。

医疗机构可能产生放射性职业病危害的建设项目竣工验收时,其放射性职业病防护设施经卫生行政部门验收合格后,方可投入使用;其他建设项目的职业病防护设施应当由建设单位负责依法组织验收,验收合格后,方可投入生产和使用。卫生行政部门应当加强对建设单位组织的验收活动和验收结果的监督考核。"

2.《中华人民共和国尘肺病防治条例》(国发〔1987〕105号)

第十三条规定:"新建、改建、扩建、续建有粉尘作业的工程项目,防尘设施必须与主体工程同时设计、同时施工、同时投产。设计任务书,必须经当地卫生行政部门、劳动部门和工会组织审查同意后方可施工。竣工验收,应由当地卫生行政部门、劳动部门和工会组织参加,凡不符合要求的,不得投产。"

3.《关于坚持科学发展安全发展促进安全生产形势持续稳定好转的意见》(国发〔2011〕40号)

第(十五)项规定:"要严格执行职业病防治法,认真实施国家职业病防治规划,深入落实职业危害防护设施'三同时'制度,切实抓好煤(矽)尘、热害、高毒物质等职业危害防范治理。对可能产生职业病危害的建设项目,必须进行严格的职业病危害预评价。未提交预评价报告或预评价报告未经审核同意的,一律不得批准建设;对职业病危害防控措能不到位的企业,要依法责令其整改,情节严重的要依法予以关闭。"

4.《煤矿作业场所职业病危害防治规定》(国家安全生产监督管理总局令第73号)

第八条规定:煤矿应建立建设项目职业病防护设施与主体工程同时设计、同时施工、同时投入生产和使用的制度。

第二十条规定:"煤矿建设项目职业病防护设施必须与主体工程同时设计、同时施工、同时投入生产和使用。职业病防护设施所需费用应当纳入建设项目工程预算。"

第二十一条规定:"煤矿建设项目在可行性论证阶段,建设单位应当委托具有资质的职业卫生技术服务机构进行职业病危害预评价,编制预评价报告。"

第二十二条规定:"煤矿建设项目在初步设计阶段,应当委托具有资质的设计单位编制职业病防护设施设计专篇。"

第二十三条规定:"煤矿建设项目完工后,在试运行期内,应当委托具有资质的职业卫生技术服务机构进行职业病危害控制效果评价,编制控制效果评价报告。"

5.《建设项目职业病防护设施"三同时"监督管理办法》(国家安全生产监督管理总局令第 90 号)

该办法从职业病危害项目的分类、责任主体、职业病危害预评价、职业病防护设施设计、职业病危害控制效果评价、防护设施竣工验收、监督监察、法律责任等方面进行了明确规定。

三、建设项目职业病防护设施"三同时"AQ 标准要求

我国安全生产行业标准《煤矿职业安全卫生个体防护用品配备标准》(AQ 1051—2008),具体规定了煤矿职业安全卫生个体防护用品的配备范围与使用期限。该标准由原国家煤矿安全监察局提出,其附录 A 为资料性附录。

第五章 劳动过程中的防护与管理

第一节 职业病危害告知和警示

职业病危害告知与设置警示标识是《职业病防治法》要求用人单位做好的重要工作,其目的主要是让劳动者知晓其面临的职业病危害,自觉采取防护措施。

职业病危害告知是指用人单位通过与劳动者签订劳动合同、公告、培训等方式,使劳动者知晓工作场所产生或存在的职业病危害因素、防护措施、对健康的影响以及健康检查结果等的行为。职业病危害警示标识是指在工作场所中设置的可以提醒劳动者对职业病危害产生警觉并采取相应防护措施的图形标识、警示线、警示语句和文字说明以及组合使用的标识等。劳动者包括用人单位的合同制、聘用制、劳务派遣等性质的劳动者。

一、煤矿企业在职业病危害警示和告知方面的职责

(1) 依法开展工作场所职业病危害因素检测评价,识别分析工作过程中可能产生或存在的职业病危害因素。

(2) 将工作场所可能产生的职业病危害如实告知劳动者,在醒目位置设置职业病防治公告栏,在可能产生严重职业病危害的作业岗位以及产生职业病危害的设备、材料、贮存场所等设置警示标识。(事中告知)

产生职业病危害的用人单位,应当在醒目位置设置公告栏,公布有关职业病防治的规章制度、操作规程、职业病危害事故应急救援措施和工作场所职业病危害因素检测结果。对产生严重职业病危害的作业岗位,应当在其醒目位置,设置警示标识和中文警示说明。警示说明应当载明产生职业病危害的种类、后果、预防以及应急救治措施等内容。

(3) 将工作过程中可能接触的职业病危害因素的种类、危害程度、危害后果、提供的职业病防护设施、个人使用的职业病防护用品、职业健康检查和相关待遇等如实告知劳动者,不得隐瞒或者欺骗。

(4) 与劳动者订立或者变更劳动合同时,应当在劳动合同中写明工作过程可能产生的职业病危害及其后果、职业病危害防护措施和待遇等内容。同时,以书面形式告知

本人。(事前告知)

(5) 按照规定组织从事接触职业病危害作业的劳动者进行上岗前、在岗期间和离岗时的职业健康检查,并将检查结果书面告知劳动者本人。

(6) 对劳动者进行上岗前的职业卫生培训和在岗期间的定期职业卫生培训,使劳动者知悉工作场所存在的职业病危害,掌握有关职业病防治的规章制度、操作规程、应急救援措施、职业病防护设施和个人防护用品的正确使用维护方法及相关警示标识的含义,并经考试合格后方可上岗作业。

(7) 用人单位和医疗卫生机构发现职业病病人或者疑似职业病病人时,应当及时向所在地卫生行政部门报告。确诊为职业病的,用人单位还应当向所在地劳动保障行政部门报告。

产生职业病危害的煤矿企业应当设置公告栏,公布本单位职业病防治的规章制度等内容。设置在办公区域的公告栏,主要公布本单位的职业卫生管理制度和操作规程等;设置在工作场所的公告栏,主要公布存在的职业病危害因素及岗位、健康危害、接触限值、应急救援措施,以及工作场所职业病危害因素检测结果、检测日期、检测机构名称等。

二、职业病危害警示标识

警告标识——提醒对周围环境需要注意,以避免可能发生危险的图形,如"当心中毒"标识。

指令标识——强制做出某种动作或采用防范措施的图形,如"戴防毒面具"标识。

提示标识——提供相关安全信息的图形,如"救援电话"标识。

禁止标识——禁止不安全行为的图形,如"禁止入内"标识。

警示线——界定和分隔危险区域的标识线,分为红色、黄色和绿色三种。按需要,警示线可喷涂在地面或制成条带设置。

图形标识可与相应的警示语句配合使用。图形、警示语句和文字设置在作业场所入口处或作业场所的显著位置。除必要场所设置禁止标识外,所有设置的职业危害警示标识必须采取警告标识与指令标识搭配设置的方式。

煤矿企业应在产生职业病危害的工作场所,在工作场所入口处及产生职业病危害的作业岗位或设备附近的醒目位置设置警示标识:

① 产生粉尘的工作场所设置"注意防尘""戴防尘口罩""注意通风"等警示标识,产生对皮肤有刺激性或经皮肤吸收的粉尘的工作场所还应设置"穿防护服""戴防护手套""戴防护眼镜"等警示标识,产生含有有毒物质的混合性粉(烟)尘的工作场所应设置"戴防尘毒口罩"等警示标识;

② 放射工作场所设置"当心电离辐射"等警示标识,在开放性同位素工作场所设置"当心裂变物质"等警示标识;

③ 有毒物品工作场所设置"禁止入内""当心中毒""当心有毒气体""必须洗手""穿防护服""戴防毒面具""戴防护手套""戴防护眼镜""注意通风"等警示标识,并标明"紧急出口""救援电话"等警示标识;

④ 能引起职业性灼伤或腐蚀的化学品工作场所，设置“当心腐蚀”“腐蚀性”“遇湿具有腐蚀性”“当心灼伤”“穿防护服”“戴防护手套”“穿防护鞋”“戴防护眼镜”“戴防毒口罩”等警示标识；

⑤ 产生噪声的工作场所设置“噪声有害”“戴护耳器”等警示标识；

⑥ 高温工作场所设置“当心中暑”“注意高温”“注意通风”等警示标识；

⑦ 能引起电光性眼炎的工作场所设置“当心弧光”“戴防护镜”等警示标识；

⑧ 生物因素所致职业病的工作场所设置“当心感染”等警示标识；

⑨ 存在低温作业的工作场所设置“注意低温”“当心冻伤”等警示标识；

⑩ 密闭空间作业场所出入口设置“密闭空间作业危险”“进入需许可”等警示标识；

⑪ 产生手传振动的工作场所设置“振动有害”“使用设备时必须戴防振手套”等警示标识；

⑫ 能引起其他职业病危害的工作场所设置“注意××危害”等警示标识。

三、职业病危害告知卡

图 5-1 为职业病危害告知卡示例。告知卡应当标明职业病危害因素名称、理化特性、健康危害、接触限值、防护措施、应急处理及急救电话、职业病危害因素检测结果及

急救部门：矿医务所　应急电话：5888347

一氧化碳职业病危害告知

本区域作业会产生一氧化碳，对人体有损害，提请注意防护		
	健康危害	理化特性
一氧化碳	如空气中的一氧化碳浓度过高，可经呼吸道进入人体，主要损坏神经系统。轻度急性中毒，表现为头痛、头晕、心悸、恶心，进而症状加重，出现呕吐、四肢无力等症状，严重者可能危及生命。长期接触低浓度一氧化碳，可致头痛、头昏、耳鸣、乏力、失眠多梦、记忆力减退及心电图改变。	一氧化碳是一种对血液和神经系统毒性很强的污染物，为无色、无味、无刺激性的气体，易扩散，微溶于水，易溶于氨水。易燃、易爆。与空气混合有爆炸危险。
	注意防护	应急处理
当心有害气体中毒	1. 加强有限空间排风； 2. 做好个人防护，根据需要正确佩戴防护用品； 3. 定期和实时监测作业场所空气环境。 必须戴防毒面具 注意通风	将患者移至阴凉、通风处，同时垫高头部、解开衣服，用毛巾或冰块敷头部、腋窝等处，并及时送医院。

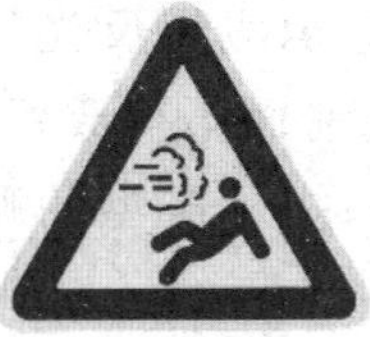

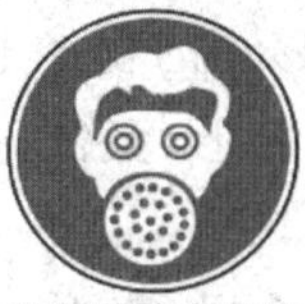

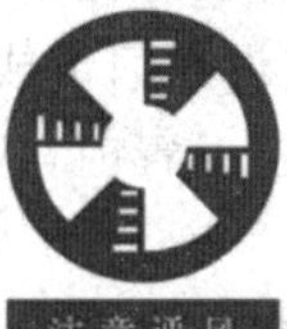

图 5-1　职业病危害告知卡示例

检测时间等。告知卡应使用坚固材料制成,尺寸大小应满足内容需要,高度应适合劳动者阅读,内容应字迹清楚、颜色醒目。当发现有破损、变形、变色、图形符号脱落、亮度老化等影响使用的问题时应及时修整或更换,至少每半年检查一次。

四、警示标识和中文警示说明

使用可能产生职业病危害的化学品、放射性同位素和含有放射性物质的材料的,必须在使用岗位设置醒目的警示标识和中文警示说明。警示说明应当载明产品特性、主要成分、存在的有害因素、可能产生的危害后果、安全使用注意事项、职业病防护以及应急救治措施等内容,如表 5-1 所示。

表 5-1 中文警示说明示例

甲醛

分子式:HCHO　　　　　　　　　　　　　　　　　　　　　　　　　　　　　分子量 30.03

理化特性	常温为无色、有刺激性气味的气体,沸点:-19.5 ℃,能溶于水、醇、醚,水溶液称福尔马林,杀菌能力极强。15 ℃以下易聚合,置空气中氧化为甲酸。
可能产生的危害后果	低浓度甲醛蒸气对眼、上呼吸道黏膜有强烈刺激作用,高浓度甲醛蒸气对中枢神经系统有毒性作用,可引起中毒性肺水肿。 主要症状:眼痛流泪、喉痒及胸闷、咳嗽、呼吸困难、口腔糜烂、上腹痛、吐血、眩晕、恐慌不安、步态不稳甚至昏迷。皮肤接触可引起皮炎,有红斑、丘疹、瘙痒、组织坏死等。
职业病危害防护措施	使用甲醛设备应密闭,不能密闭的应加强通风排毒。 注意个人防护,穿戴防护用品。 严格遵守安全操作规程。
应急救治措施	1. 撤离现场,移至新鲜空气处,吸氧。 2. 皮肤黏膜损伤,立即用 2% 的碳酸氢钠($NaHCO_3$)溶液或大量清水冲洗。 3. 立即与医疗急救单位联系抢救。

煤矿企业多处场所都涉及同一职业病危害因素的,应在各工作场所入口处均设置相应的警示标识。工作场所内存在多个产生相同职业病危害因素的作业岗位的,邻近的作业岗位可以共用警示标识、中文警示说明和告知卡。

警示标识设置的位置应具有良好的照明条件。井下警示标识应用反光材料制作。公告栏、告知卡和警示标识不应设在门窗或可移动的物体上,其前面不得放置妨碍认读的障碍物。多个警示标识在一起设置时,应按禁止、警告、指令、提示类型的顺序,先左后右、先上后下排列。

警示标识应至少每半年检查一次,发现有破损、变形、变色、图形符号脱落、亮度老化等影响使用的问题时应及时修整或更换。

第二节 职业病危害因素检测

职业病危害因素检测是识别职业病危害因素的一个重要手段,是指利用现代检测、检验技术真实、准确地反映作业场所职业病危害因素的种类强度(浓度)及分布情况,为职业病危害定性、定量评价提供科学技术依据。

按检测方法可将其分为经常性检测、预防性监督检测和事故性检测三类。经常性检测是指按监测方法中统一规定的选取原则确定测点后,进行长期的定时定点的监测,以便观察有害物质对生产环境的污染程度和规律,评价作业环境的好坏和对工人健康造成职业危害的严重性。预防性监督检测是在新建、改建、扩建企业的设计和竣工时,对其劳动卫生防护设施的效果进行监测及评价,看其是否符合《工业企业设计卫生标准》(GBZ 1—2010)的要求。事故性检测是在作业现场可能或已经发生有害因素污染的事故时,通过检测预测事故发生的可能性,或者确定事故污染的范围及可能造成的影响等。

按检测内容,职业性有害因素检测又可分为物理因素检测和化学因素检测等。

一、职业病危害因素检测的要求和规范

《职业病防治法》及配套规章已经明确规定需要检测的职业病危害因素种类,同时要求:

(1)煤矿企业作业场所的职业病危害因素检测与评价,应纳入本单位的职业病防治计划,指定专人负责,并确保监测系统处于正常运行状态。

(2)应制订作业场所职业病危害因素监测计划,定期对工作场所进行职业病危害因素检测、评价。该计划内容应包括:作业场所名称、职业病危害因素名称、检测单位、检测频次及计划检测时间、管理责任人等。

作业场所职业病危害因素的检测与评价,应委托依法设立并取得相应安全监督行政部门资质认证的职业卫生技术服务机构进行。选择时应充分考虑技术服务机构的资质范围、检测与评价技术水平、技术服务费用等,并要注意与选定的技术服务机构签订技术服务委托协议书。

作业场所职业病危害因素定期检测、评价结果存入企业职业卫生档案,定期向所在地安全生产监督管理部门报告并向劳动者公布。

职业病危害因素检测,应严格按照国家规定的采样与检测规范与标准进行。对物理性有害因素,如噪声、高温、振动、辐射、紫外光、激光等,有《工作场所有害因素职业接触限值:物理因素》《工作场所物理因素测量》等职业卫生标准;对化学性有害因素,有《职业病危害因素分类目录》《高毒物品目录》《工作场所有害因素职业接触限值:化学因素》《工作场所空气有毒物质测定》《工作场所空气粉尘测定》《工作场所空气中有害物质监测的采样规范》等规范和标准。

二、粉尘的检测与评价

生产性粉尘是指能较长时间飘浮在生产环境空气中的固体颗粒物。劳动者长期反复接触一定量的生产性粉尘可引起致肺组织纤维化作用,对人体健康产生危害。工作场所空气中粉尘的检测是职业危害因素检测的一个重要方面,检测工作包括粉尘样品的采集和样品分析两个方面。

(一)粉尘浓度测定的目的

煤矿开展粉尘检测工作,目的是贯彻落实国家职业卫生安全法律、法规,预防、控制和消除煤矿粉尘危害,保护煤矿工人身体健康和安全。其主要目的包括以下几个方面:

① 通过对煤矿企业的粉尘检测可以了解和评价工作场所粉尘污染水平,为企业制定防尘措施提供依据。

② 粉尘检测的结果可以用于研究接尘工人接触粉尘的剂量与工人健康的关系,为煤矿尘肺病的防治和制定、修订国家粉尘卫生标准提供参考依据。

③ 粉尘检测和粉尘检测资料是各级煤矿安全监察机构及其他管理部门监察、监督煤矿职业病危害防治工作及贯彻实施国家有关安全卫生法律、法规和执行国家粉尘浓度标准的重要依据。

(二)作业场所空气中粉尘浓度的测定

作业场所空气中粉尘浓度的测定按国家标准《工作场所空气中粉尘测定》所规定的方法执行。

1. 总粉尘测定

总粉尘质量浓度是把一定体积空气中所含的粉尘,不分粒度全部总计在内的浓度。一般采用质量法测定,方法为使一定体积的含尘空气通过已称重的滤膜,滤膜将粉尘阻留后称重,其采样前后两次称重之差即为粉尘的质量,再换算成单位体积的空气中粉尘质量,单位为 mg/m^3。

呼吸性粉尘,也叫可吸入粉尘,是指粒径小于 5 μm 的能进入人体肺泡区域的粉尘,这样的粉尘对人体危害性大,是引起尘肺的主要致病源。为了采集可吸入粉尘,目前已设计出两段可吸入采集器和多段可吸入采集器。两段可吸入采集器可将粉尘分为两部分,前一部分的粒径为 10 μm 左右,后一部分的粒径为 10 μm 以下。

(1) 定点采样

用整套过滤采样系统。该系统主要由滤膜采样头、流量计、抽气机及软管组成。测定方法如下:

① 首先将准备使用的滤膜在天平上称重并记录、编号,然后固定在膜夹上备用。

② 在选好的采样地点架设采样器,取出准备好的滤膜夹装入采样头中。

③ 采样开始,迅速将采样流量调至所需数据,同时用计量器计量。常用的采样流量为 15~40 L/min。

④ 采样持续时间应根据测尘点粉尘浓度估计值及滤膜上所需粉尘增量的最低值

(应不少于 1 mg)确定,一般应不少于 10 min(当粉尘浓度高于 10 mg/m³ 时采气量不得少于 0.2 m³,粉尘浓度低于 2 mg/m³ 时,采样量为 0.5~1 m³)。

⑤ 采气结束后,将滤膜取出,在天平上称重并记录。

⑥ 计算粉尘度。

(2) 个体采样

个体采样一般使用个体采样器,它由采样头、软管和抽气装置组成。个体采样器使用时装在劳动者上衣领子或工作帽上,尽可能靠近呼吸带部位。抽气装置可用胶带固定在腰部,通过软管连接采样头。当劳动者开始工作时,即开动个体采样器,工作结束时停止采样,这样就可以测出劳动者在一天工作时间中接触的平均粉尘浓度。根据气体浓度和采样者个人呼吸量,了解劳动者每天吸入的实际粉尘量。

2. 粉尘分散度的测定

粉尘分散度是指空气中不同大小粉尘颗粒的分布程度,用百分数表示,有数量分散度和质量分散度两种,我国采用的是数量分散度。粉尘分散度测定的主要方法是使用过氯乙烯纤维滤膜采样后,将滤膜溶解于有机溶剂(如乙酸乙酯)中,形成粉尘粒子的混悬液,制成图片标本,在显微镜下测定。

3. 粉尘中游离二氧化硅含量的测定

测定粉尘中游离二氧化硅含量的方法大体上分为以下两种:

(1) 化学法。化学法有焦磷酸质量法、氟硅酸钾滴定法和硅钼蓝比色法。其中,焦磷酸质量法是我国规定的粉尘中游离二氧化硅含量的标准分析方法。它的优点是适应范围广、可靠性好。缺点是需要的试样量大(一般要 200 mg 以上),化学处理过程较长,操作烦琐。该法的基本原理是定量的粉尘样品经焦磷酸在(240±5) ℃下处理后,其中的硅酸盐等杂质完全溶解,而游离二氧化硅几乎不溶。因此,依据称量处理后的残渣质量,可推算出游离二氧化硅的含量。

(2) 物理法。物理法有 X 射线法和红外分光光度法两种方法。

① X 射线法的基本原理是:射线在通过晶体时可产生衍射现象,用照相法或 X 射线探测器可将产生的衍射花纹记录下来。将所测试样的图样与若干已知试样的图样对照,可以定性地鉴别晶体化合物种类。而衍射图样(如点和线)的强度取决于试样中该种晶体化合物的含量,从而可以定量测定。

② 红外分光光度法的基本原理是:当具有连续波长的红外光照射某物质时,该物质的分子就要选择性地吸收某些波长的光能。若将其透过的光进行色散,可得到一条谱带。以波长或波数为横坐标,吸收百分率或透过率为纵坐标,记录谱带,即得到该物质的红外吸收光谱图。将所测样的光谱图与若干纯化合物的标准光谱图进行对照,可进行定性鉴别。吸收谱带峰值的强度能表征该化合物的含量,由此可进行定量分析。

4. 呼吸性粉尘浓度的测定

《工作场所有害因素职业接触限值》中规定,呼吸性粉尘是指可进入肺泡的粉尘粒子,其 AED(空气动力学直径)均在 7.07 μm 以下。呼吸性粉尘浓度的测定原理是采集一定体积的含尘空气,使之通过分级预选器后,将呼吸性粉尘阻留在已知质量的滤膜上。根据采尘后滤膜质量的增量,求出单位体积空气中呼吸性粉尘的质量(mg/m^3)。其所用的采样仪器主要是呼吸性粉尘采样器。

5. 石棉纤维计数测定

石棉纤维计数浓度是指悬浮在空气中的石棉纤维数量,即每毫升空气中含多少根呼吸性石棉纤维(f/mL)。其测定原理是经滤膜抽取一定体积含石棉纤维粉尘的空气,使粉尘阻留在滤膜上,滤膜经透明固定后,在相差显微镜下计测石棉纤维数,根据采气量计算出每毫升空气中石棉纤维根数(f/mL)。

(三)作业场所空气中有害化学物质的检测

作业场所空气中有害化学物质的检测按国家职业卫生标准或工作场所有害物质检测方法进行,目前我国已发布的《工作场所有害因素职业接触限值》中有害物质接触限值可分为最高允许浓度、时间加权平均允许浓度和短时间接触允许浓度三种。空气中有毒物质的检测分别按照这三种浓度的测定要求来进行。但在有些情况下,如设备检修和设备发生故障时,急需判明有毒物质的浓度高低、有无危险等,因此,实际工作中除了常规的测定方法外,常采用快速测定方法。我国有毒作业分级时主要采用此法。

1. 快速测定法

常用的快速测定法有如下四种。

(1)检气管法。检气管是一种两端融封、内部充填有经特定化学处理的粒状多孔材料(指示粉)的细长玻璃管。使用时断开管头,用专用采样器定量吸入样品气体,被测气体与指示粉上的化学物质发生快速气-固显色反应。根据变色柱长度或色度定量确定被测物质浓度。检气管法具有现场使用简便、快速、便于携带和灵敏度较高的优点,不足之处是准确度偏低(误差在25%下)。检气管已由专业厂家批量生产。目前使用较广的有一氧化碳、二氧化硫、硫化氢、苯、汞等检气管,其灵敏度和准确度能够达到卫生学上的要求。

(2)试纸法。试纸法是一种用试纸条浸渍试剂,经干燥后,在现场放置或抽取一定空气,待显色后进行比色定量的测定方法,也具有快速、灵敏可用的优点,但准确性较差。

(3)溶液快速法。溶液快速法是一种使被测空气中有毒物质与显色剂作用,显色后用标准管或人工标准管进行比色定量的测定方法,如氮氧化物的测定等。这种方法灵敏度、准确度一般都较试纸法和检气管法高。

(4)快速现场测定仪(便携式气体检测仪器)检测法。快速现场测定仪的中部件是传感器(或称敏感元件、探头)。传感器依据测定机理,利用有毒物质的热化学、光化学、电化学等特点进行有毒物质的测定。在有毒气体、可燃气体测定中应用较多的有接触燃烧式、半导体式、气体热传导式、固体热传导式、薄膜式(AET)、定电位电解式、红外线式、伽伏尼电池式(测氧)等传感器。一般灵敏度和准确度较高,但需要及时校正。

2. 化学分析法

作业环境空气检测主要应用滴定分析,其测定程序为:液体吸收样品气体→化学预处理→指示滴定。指示剂分为酸碱、氧化还原和配合滴定三种。

此外,目视比色法是仍在应用的简单快速的化学分析方法。该法是通过被测物质与特定试剂进行特征显色反应,形成有色溶液与预先依同样条件制备好的标准浓度的溶液进行色度比较而测定样品浓度。

3. 仪器分析法

(1) 比色法与分光光度法。利用物质本身所具有的颜色或某些待测组分分别与一些试剂作用生成有色物质,通过比较溶液深浅的方法来确定溶液中有色物质的含量,这种方法称为比色法。用分光光度计来测定物质的方法叫分光光度法。这类方法适用于对作业场所中部分无机化合物和有机化合物进行定量分析测定。

(2) 气相色谱法。气相色谱法是以气体做流动相的一类色层法。气相色谱法由气相色谱分离技术和气相检测技术两部分组成。气相色谱分离原理与一般色层分离原理相同,即利用不同物质在两相间的分配系数或吸附平衡常数不同。气相色谱法适用于对作业场所中挥发性有机化合物进行定量分析测定。

(3) 原子吸收分光光度法。原子吸收光谱分析的波长区域在近紫外区。其分析原理是将光源辐射出的待测元素的特征光谱,通过样品蒸气中元素的基态原子所吸收,由发射光谱被减弱的程度进而求得样品中元素含量。原子吸收分光光度法的原理符合朗伯-比尔定律,适用于对作业场所重金属及其化合物进行定量分析测定。

(4) 高效液相色谱法。高效液相色谱法是用高压下的液体做流动相、高效能的固体颗粒($5\sim10$ μm)做固定相的色谱分析过程。高效液相色谱法适用于对作业场所中不易挥发或高分子有机化合物进行定量分析测定。

4. 各种分析方法的选择要点

(1) 应优先选择国家颁布的标准方法或国际标准方法,其次为行业标准方法或权威机构推荐方法。对非标准方法应进行有效的确认。

(2) 同一化学物质有多种检测方法时,应根据检测目的、监测数据的使用要求,确定被测物定性、定量的可信限,在可信限范围内选择灵敏准确的方法。此外还应当考虑到成本、风险和技术可行性。

三、作业场所物理因素的检测

物理性有害因素的测量不同于化学性有害因素,必须使用特别的仪器,根据其有害因素的特点进行测量。

(一) 气象条件的测定

气象条件的测定内容有气温、气湿、风速、辐射热及气压等。气象条件的测定,除高温、低温环境需要单独测定外,一般测尘和测毒同时进行,特别是在评价现场有害因素危害时,更需现场气象条件的数据。气温的测定通常用通风温湿度计。它可以消除外界风速及周围环境辐射热的影响,仪器开动后 $3\sim5$ min 可读干球温度数,即为气温。气湿的测定,一般先读湿球温度,后读干球温度,根据干、湿球温度计的差,查出空气相对湿度。风速的测定可用杯状风速计、翼状风速计、热球式电风速计,前两种只适用于测定较大风速。测定室内风速主要采用热球式电风速计,其测定范围可达 0.05~10 m/s。辐射热强度的测定可分单向辐射热和室内辐射热两类,单向辐射热的测定可用单向辐射热计,而室内平均辐射热强度的测定可用黑球温度计。

(二) 噪声的测定

人耳是灵敏的听觉器官,能接收和感觉声能,可听到的声频范围为 20~20 000 Hz,低于 20 Hz 为次声,高于 20 000 Hz 为超声。老鼠可听到次声,蝙蝠可听到超声,人耳对次声和超声都听不到。车间机器运行中,机械部件碰击声及气体冲击空气声的频率大部分在 1 000~5 000 Hz,引起环境噪声的增强。

常用的测噪声仪器为声级计,又分普通声级计和精密声级计两种。例如,常用的 ND-2 型精密声级计,它既可测量出现场噪声,又可做频谱分析。如果工人在工作日内接受不同强度的噪声,可根据一个工作日内各段时间中不同水平的噪声,经过计算用一个平均的 A 声级来表示,称为等效连续 A 声级。

噪声检测时应注意以下几点:

① 测量前的准备工作。噪声测量使用的声级计应符合国家标准,用前应进行校正,并检查电池电量。

② 测量读数方法。稳定噪声,测量 A 声级,标记为 dB(A);不稳定声,测量不同 A 声级下的暴露时间,根据能量平均的原则计算或测量等效连续 A 声级。

③ 测点确定。若所测范围内 A 声级差小于 3 dB(A),则只需选择 1~3 个测点。若所测范围内各处声级波动大于 3 dB(A),则需要按声级大小分成若干区域,每个区取 1~3 个点,任两个区的声级差不小于 3 dB(A),每个区域内声级波动必须小于 3 dB(A)。在工厂对各种设备产生的噪声进行测量,可以用声级计在厂房内或设备周围取等声级点,绘出等声级曲线,由若干等声级线可以显示出声场分布情况。其测点距地面 1.2~1.3 m。另外也可采用网格法测出各网格顶点的声级,以表明附近声级分布情况。

④ 对本底声的修正。本底噪声是指被测的噪声源停止发声后,用声级计测出的噪声。现场测量中,如果噪声源的噪声级与本底噪声相差 10 dB(A) 以上,可忽略本底声的影响,如果两者相差小于 3 dB(A),则测量无实际意义,如果两者相差 3~9 dB(A),应按声源声表进行修正。

⑤ 避免环境因素的影响。测量噪声时,要把声级计尽量放在远离反射物的地方,特别是测量机床噪声时应尽可能避开机器周围的障碍物。另外,声级计应放在距地面 1.2~1.3 m 的位置(即人耳朵高度),这样可确保测得的是直达声。噪声测量时,要注意避免和减少气流、电磁场、温度、湿度等因素对测量的影响。室外测量时,要在传声器上装一个防风帽。

《煤矿作业场所职业病危害防治规定》规定煤矿作业场所噪声的监测地点主要包括:

① 井工煤矿的主要通风机、提升机、空气压缩机、局部通风机、采煤机、掘进机、风

动凿岩机、风钻、乳化液泵、水泵等地点；

② 露天煤矿的挖掘机、穿孔机、矿用汽车、输送机、排土机和爆破作业等地点；

③ 选煤厂破碎机、筛分机、空压机等地点。

煤矿进行监测时，应当在每个监测地点选择 3 个测点，监测结果以 3 个监测点的平均值为准。

（三）振动的检测

1. 一般要求

生产性振动的测量包括振动作业的一般卫生调查、振动源的测试和工人的身体检查等。

（1）振动作业的一般卫生调查包括作业场所的一般调查，产生振动的设备，被加工部件名称和硬度，接触振动工人的劳动强度、作业姿势、工间休息安排情况，是否接触其他生产性危害因素等，尤其要用工时记录法或按产品所需工时法推算工人实际接触振动的时间和间歇时间，应有不同振动强度的接触时间。

（2）同时测定作业场所（包括车间内外）的气象条件（包括空气温、湿度）。按工人作业情况选择测定地点和测定高度。

（3）登记振动工具或全身振动源的名称、型号、铭牌记录的工具质量、冲击（或转动）次数、冲击强度、出厂日期等，工具温度，以及被加工部件的质量、种类、硬度。

（4）测试时要记录仪器型号、校准值。选择工人实际接触的部位，用专用卡具将测振传感器固定好，按互相垂直的三轴测试，分别记录，以数值最大轴的数据做评价。关于三轴向的定位，国际标准化组织就全身振动和局部振动（指手传振动）做了规定。对于手传振动，以手第三掌骨远端为中心，沿前臂长轴方向的振动为 z 轴振动，沿掌面平行但与 z 轴垂直方向的振动为 y 轴振动、与掌面垂直的振动为 x 轴振动，如图 5-2 所示。对于全身振动，用以人体某一位置为中心正交坐标系描述，头足方向为 z 轴振动，胸背方向为 x 轴振动，左右方向为 y 轴振动，如图 5-3 所示。

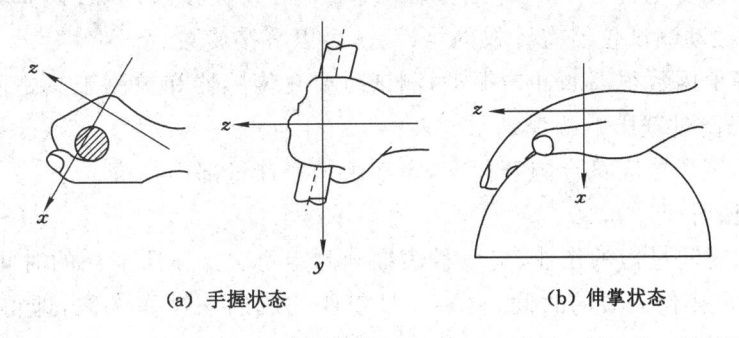

(a) 手握状态　　　　(b) 伸掌状态

图 5-2　手传振动的三轴向定位

（5）测试时先测振动总强度，对振动加速度数值最大的轴，应再按倍频程或 1/3 倍频分频量其加速度，以了解被测试工具的频率特点，最后计算频率计权振动加速度。需要时可测振幅。

（a）立位　　　（b）坐位　　　（c）仰卧位

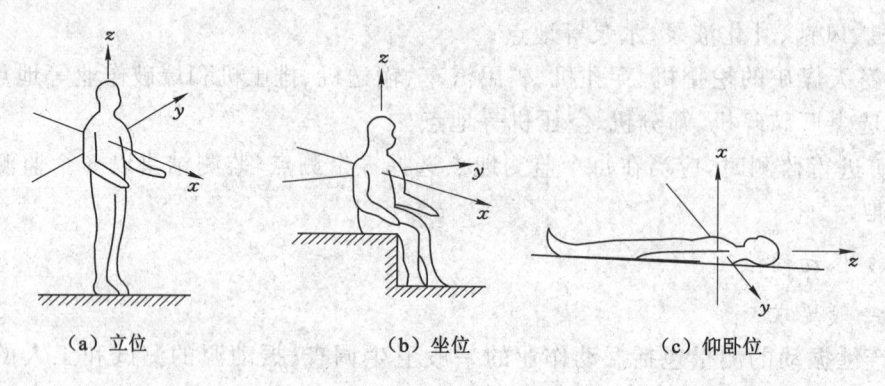

图 5-3　全身振动的三轴向定位

测试振动的同时,要测作业场所内由振动源或工具产生噪声的强度。一般做 A 声级测定。

2. 局部振动的测量

局部振动也称手传振动,生产中使用手持振动工具或接触受振工件时,直接作用或传递到人的手臂系统的机械振动或冲击便属于这一类振动。振动测量中的日接振时间是指工作日中使用手持振动工具或接触受振工件的累计接振时间,其单位为 h/d。频率计权振动加速度(a_{hw})是指按不同频率振动的人体生理效应规律计权后的振动加速度。

振动的卫生标准限值规定,使用振动工具或工件的作业,工具手柄或工件的 4 h 等能量频率计权振动加速度不得超过 5 m/s^2。

（1）局部振动的测试方法及要求

① 局部振动测试点应选在工具手柄或工件手握处附近。

② 传感器应牢固地固定在测试点。

③ 振动测量应按正交坐标系统的三个轴向进行,取最大轴向的 4 h 等能量频率计权加速度为被测工具或工件的振动。

④ 测试振动要先获得 1/1(即倍频程)或 1/3 倍频程频谱,然后计算频率计权振动加速度。如果振动测试仪器有计权网络部分,可以直接读数。

⑤ 对于峰值因数很高的冲击振动,测试时要在传感器和被测工具之间加装机械式低通滤波器,以防过载影响测量结果。

⑥ 振动测试仪器应符合国家标准,定期由国家计量部门校准。

（2）日接振时间计算

① 对操作时间过短的作业,应以秒表准确测定每次操作所消耗的时间,测 10 次,取平均值作为该次操作需要的时间,再乘以日需要完成的该操作次数,即得日接振时间。例如,对于铆钉作业,应用秒表测定每打一个铆钉所消耗的时间,测 10 次,取平均值,即为每打一个铆钉所需要的时间,再乘以该铆工的日消耗铆钉数,即得出铆工的日接振时间。

② 对操作时间较长的作业,应选择有代表性的工作日,全日跟班,用秒表累计记录全天的操作时间,即日接振时间。

③ 以上两种方法均应选接振工人 3~5 人,连续记录 3 d,计算平均值,最后换算出日接振时间(h/d)。

3. 全身振动测量

对全身振动的测量,首先应注意振动的特点。对直线振动,测心脏位置振动方向上的振动加速度。测量点要尽可能选取振动传给人体的部位。要按振动历程了解工人实际接触振动的时间。三轴方向振动同时存在时,要分别测定,记录有效值,即均方根值。

目前,振动的测量仪器主要有 ZDJ-1 型人体振动计和精密声级计测振系统两种仪器。前者我国自行研制,携带方便,适于在现场应用,可直接读取计权加速度或计权加速度级;适用的动频率测量范围为 0.3~10 000 Hz;仪器内设能反映人体对振动感觉特性的频率计权网络,可读取三个轴向的频率计权振动加速度有效值。后者需要利用精密声级计配备加速度计、积分器、倍频波器组成测振系统进行振动测量。

第三节 职业病防护用品选用与管理

个人劳动防护用品是指人们在生产和生活中为防御各种职业毒害和伤害而在劳动过程中穿戴和配备的各种用品的总称,它是劳动者防止职业毒害和伤害的最后一项有效措施。因此在生产劳动过程中,它是必不可少的生产性装备,煤矿企业必须按国家有关规定提供必需的防护用品,不得任意削减,劳动者要按照劳动防护用品使用规则和防护要求正确使用劳动防护用品。

一、个人劳动防护用品的分类

按人体防护部位划分,个人劳动防护用品主要包括:

(1) 头部护具,对人体头部受坠落物及其他特定因素引起的伤害起防护作用的防护用品。如塑料安全帽、橡胶矿工安全帽、玻璃钢安全帽、防寒安全帽、竹编安全帽等。

(2) 呼吸护具,按防护用途分为防尘、防毒和供氧三类。呼吸护具是预防肺尘埃沉着病和职业中毒等职业病的重要用具。如自吸过滤式防尘口罩、自吸过滤式防毒面具、自救器等。

(3) 眼(面)护具,是用于保护作业人员的眼(面)部的护具,用于防御电磁辐射、紫外线及有害光线、烟雾、化学物质、金属火花和飞屑、尘粒,抗机械和运动冲击等对眼睛、面部和颈部的伤害。如焊接工防护眼镜和面罩、防冲击眼护具、防化学(酸碱)眼罩、防尘眼镜等。

(4) 听力护具,是降低噪声保护听觉、使人耳免受噪声过度刺激的有效防护装备。如耳塞、耳罩和防噪声帽等。

(5) 防护手套,用来保护作业人员的手部免受伤害,也可以增加长度覆盖前肢和整个胳膊。如耐酸碱手套、电工绝缘手套、焊工手套、耐温防火手套等。

(6) 防护鞋,用来保护作业人员的足部免受物理、化学和生物等外界因素伤害。如耐高温鞋、绝缘鞋、防静电鞋、导电鞋、耐酸碱鞋、耐油鞋、工矿防水鞋、防刺穿鞋等。

(7) 防护服,用来保护劳动者免受作业环境的物理、化学和生物等外界因素的伤害。它分为特殊防护服和一般作业服两类。

(8) 护肤用品,用来保护劳动者裸露的皮肤。

(9) 防坠落护具,可保护高处作业人员防止坠落事故的发生。这类护具分为安全带和安全网两类。

(10) 其他防护用品。

二、个体防护用品的选用原则

个人防护装备的门类品种繁多,涉及面广,正确选用是保证劳动者安全、健康的前提。

(1) 掌握工作场所职业病危害的因素、类别。应根据工作环境和性质确定作业类别,并详细了解作业过程中可能出现的职业性危害因素。

(2) 应选购有生产许可证、产品合格证和安全鉴定证的个体防护用品、装备,规范选择生产厂家。结合生产厂家提供的产品性能、参数进行选择和确认。

(3) 必须符合法规标准。个体防护用品有一定的使用期限,具体可根据不同作业工种对产品的磨蚀、产品使用过程中防护功能的降低受损以及耐用情况确定。当符合下述条件之一时,个体防护装备应予报废,不得继续使用:不符合国家标准、行业标准或地方标准的;未达到上级安全生产监督管理机构根据有关标准和规程所规定的功能指标的;在使用或保管贮存期内遭到损坏或超过有效使用期,经检验未达到原规定的有效防护功能最低指标的。

(4) 劳动防护用品应穿着舒适、便于操作,不影响工作效率,在满足防护功能的条件下,尽量使其外观优美大方。劳动防护用品本身不得损害佩戴者的身体器官。

三、呼吸防护用品的选择、使用与管理

呼吸防护用品也称呼吸器,是防御缺氧空气和空气污染物进入呼吸道的防护用品。根据我国职业病统计数据显示,90%以上的职业病都是由呼吸危害导致的,长期暴露于有害的空气污染物环境,如粉尘、烟、雾,或有毒有害的气体或蒸气,会导致各种慢性职业病如硅肺病、焊工尘肺、苯中毒、铅中毒等,短时间暴露于高浓度的有毒、有害的气体如一氧化碳或硫化氢中,会导致急性中毒;暴露于缺氧环境中,会致死。呼吸防护用品是一类广泛使用的预防职业健康危害的个人防护用品。

(一) 呼吸防护用品的基本分类

呼吸防护用品按防护用途分为防尘、防毒和供氧三类;按作用原理分为净化式和隔绝式两类。呼吸防护用品是预防尘肺和职业中毒等职业病的重要产品。主要产品有自吸过滤式防尘口罩、过滤式防毒面具、氧气呼吸器、自救器、空气呼吸器、防微粒口罩等。

呼吸防护用品从设计上分过滤式和供气式两类。

(1) 过滤式呼吸器。过滤式呼吸器是利用净化部件吸附、吸收、催化或过滤等作用

除去环境空气中有害物质后作为气源用于呼吸的呼吸器。使用者呼吸的空气来自污染环境,最常见的是自吸过滤式防颗粒物或防毒面罩。自吸过滤式呼吸器靠使用者自主呼吸克服过滤元件阻力,吸气时面罩内压力低于环境压力,属于负压呼吸器,具有明显的呼吸阻力;动力送风过滤式呼吸器靠机械动力或电力克服阻力,将过滤后的空气送到头面罩内呼吸,送风量可以大于一定劳动强度下的人的呼吸量,吸气过程中面罩内压力可维持高于环境气压,属于正压式呼吸器。

(2) 供气式呼吸器。供气式呼吸器也称隔绝式呼吸器,将使用者的呼吸道完全与污染空气隔绝,呼吸空气来自污染环境之外,其中长管呼吸器依靠一根空气导管,将污染环境以外的洁净空气输送给使用者呼吸。对于靠使用者自主吸气导入外界空气的设计,或送风量低于使用者呼吸量的设计,吸气时面罩内呈负压,属于自吸式或负压式长管呼吸器;对于靠气泵或高压空气源输送空气的设计,在一定劳动强度下能保持头面罩内压力高于环境压力,就属于正压长管呼吸器。自携气式呼吸器简称 SCBA,呼吸空气来自使用者携带的空气瓶,高压空气经降压后输送到全面罩内供呼吸用,而且能维持呼吸面罩内的正压,消防员灭火或抢险救援作业通常使用 SCBA。

(二) 呼吸防护用品的选择

针对尘、毒危害,在采取主动的工程控制措施后,如果作业现场仍存在呼吸危害可采取个人防护措施,即使用呼吸器进行预防。选择呼吸器要考虑防护用品的防护能力,还要依据危害环境的危害水平,应按照《呼吸防护用品的选择、使用与维护》(GB/T 18664—2002)规定的方法选择。使用呼吸防护用品后,使用者预期接触的有害物浓度不应超过职业接触限值。

1. 根据危害环境的种类和危害水平选择呼吸器

存在呼吸危害的环境分两类,即极端危险的立即威胁生命和健康的环境(IDLH)和一般危害环境(非 IDLH 环境)。一般危害环境是空气中污染物浓度超标的环境,根据危害环境种类和危害水平选择呼吸器。IDLH 环境通常不是正常的生产作业环境,它包括如下 4 种情况:

(1) 呼吸危害未知,包括污染物种类、毒性未知。

(2) 空气污染物浓度未知。

(3) 空气污染物浓度达到 IDLH 浓度。

(4) 缺氧或可能缺氧环境。

IDLH 环境下使用的呼吸器应根据《呼吸防护用品的选择、使用与维护》(GB/T 18664—2002)规定,配全面罩的正压式 SCBA,或者在配备适合的辅助逃生型呼吸器前提下,配面罩或送气头罩的正压长管呼吸器。这两种呼吸器都具有已知的防护时间,呼吸器内气体不随现场有害物浓度高低变化,都是正压模式,具有最高水平的防护能力,使用中可不受外界因素变化的影响,比其他类型的呼吸器都更安全,可用于抢险救援作业和进入缺氧环境作业。

一般危害环境选择的呼吸器类型应依据一个作业场所的危害因数,选择指定防护因数大于危害因数的呼吸器作为适合的呼吸器类型。

$$危害因数 = \frac{空气污染物浓度}{国家职业卫生标准规定浓度}$$

工作场所的危害因数(HF)＜呼吸器的指定防护因数(APF)

若作业现场同时存在一种以上的空气污染物,应分别计算每种空气污染物的危害因数,取数值最大的作为代表。防尘半面罩(包括防尘口罩)可以用于粉尘浓度不超过10倍职业卫生标准的环境,防毒全面罩可用于有毒有害气体浓度不超过100倍职业卫生标准的环境。但有一种情况例外:当污染物的IDLH浓度低于100倍的职业卫生标准时,例如硫化氢最高允许浓度MAC是10 mg/m³,其立即威胁生命和健康的浓度(IDLH浓度)是426 mg/m³,IDLH浓度是职业卫生标准的42倍,虽然全面罩的APF是100,仍然不能使用,必须使用全面罩的正压式SCBA。

2. 呼吸防护用品的防护能力

呼吸器种类繁多,设计多样,防护能力不同,GB/T 18664—2002对各类呼吸器的防护能力用指定防护因数(APF)作了划分,具体见表5-2。

表5-2　各类呼吸防护用品的指定防护因数(APF)

呼吸防护用品类型	面罩类型	正压式	负压式
自吸过滤式	半面罩	不适用	10
	全面罩		100
送风过滤式	半面罩	50	不适用
	全面罩	＞200～＜1 000	
	开放型面罩	25	
	送气头罩	＞200～＜1 000	
供气式 (长管呼吸器)	半面罩	50	10
	全面罩	1 000	100
	开放型面罩	25	不适用
	送气头罩	1 000	
携气式	半面罩	＞1 000	10
	全面罩		100

指定防护因数是一种或一类(如自吸过滤式半面罩)适宜功能的(指符合产品标准)呼吸防护用品,在适合使用者佩戴(指面罩与使用者脸型适配)且正确使用的前提下,预期能将空气污染物浓度降低的倍数。

无论是过滤式还是供气式半面罩,负压式呼吸器的APF都相同,如防尘口罩、可更换半面罩和自吸式半面罩长管呼吸器的APF都是10,自吸过滤式防毒全面罩或全面罩供气式呼吸器的APF都为100。全面罩正压式SCBA的APF最高,其防护能力最强。

3. 过滤式呼吸器过滤元件的选择

过滤式呼吸器依靠过滤元件过滤空气中的污染物,如果选择不当,呼吸器就不能起作用。过滤式呼吸器适合对各类颗粒物的防护,也适合对某些气体或蒸气的防护,但也受到限制。对有些气态的毒物,如环氧乙烷,目前还缺少有效的能安全使用的过滤技术,遇到这种情况,就必须选择长管呼吸器。

过滤式呼吸器的选择依赖危害辨识,首先必须区分是颗粒物防护,还是气体或蒸气的防护,或两者并存。

(1) 颗粒物过滤

粉尘、烟和雾都需要使用防颗粒物呼吸器。在区分颗粒物是否为油性的基础上,应根据毒性高低选择过滤效率水平。一般来说,毒性越高的污染物的职业卫生标准越严格,另外,还应参考其致癌性、致敏性等特点。

80%~90%效率:用于一般性粉尘的防护,如煤尘、矿尘、水泥尘、棉尘等。

94%~95%效率:烟、雾和高毒性的粉尘首选,如焊接烟、铸造烟、重金属烟尘(铅尘或铅烟)、农药喷雾、喷漆雾、药粉尘等。

99%~99.99%效率:放射性、剧毒、致癌颗粒物首选,如放射性尘埃、沥青烟、焦炉烟等。

(2) 有毒、有害气体或蒸气的过滤

可以选择过滤式呼吸器防护某些有毒、有害的气体或蒸气,但并非所有气体或蒸气都有适合和有效的过滤方法,如普通防酸性气体的过滤元件,并不保证能适用于氮氧化物,即二氧化氮和一氧化氮气体的防护;对磷化氢、砷化氢、甲醛等气体或蒸气的有效防护,必须根据对这些气体的防毒时间测量数据来判断,不能贸然使用;对常温、常压下以气态存在的有机物,如甲烷、环氧乙烷、溴甲烷等,也都缺少可靠的过滤方法,应选择长管呼吸器。

(3) "尘毒组合"防护

当作业场所存在多种污染物,分别以颗粒物和气态存在情况下,过滤式呼吸器应选择尘毒组合的过滤元件,如漆作业产生的漆雾是挥发性颗粒物,同时存在有机蒸气危害,一些高沸点的有机物在加热情况下会同时以蒸气和颗粒物状态存在,一些焊接作业同时产生有害气体等,这些都需要选择尘毒组合的综合性过滤防护。

4. 其他影响选择的因素

选择呼吸器类型还要考虑一些其他因素,如污染物对皮肤的刺激或对眼睛的伤害等;工作中,劳动者会同时使用不同的防护用品,这些防护用品不应彼此妨碍,对工作尽量不产生限制;在可能的条件下,应考虑可提高劳动效率,改善作业舒适性的产品设计;劳动者因性别、年龄和体征的不同,单一类型或型号的呼吸器可能无法适合所有人。

(1) 一些首选全面罩的情况

若空气污染物同时刺激眼睛或皮肤(如氨气、矿物棉粉尘等),或可经皮肤吸收(如苯、溴甲烷等),或对皮肤有腐蚀性(如氟化氢),或存在打磨飞溅物危及眼睛等,可首选全面罩。

(2) 焊接作业

电焊或气割作业产生有害弧光、火花和高温辐射,同时产生焊接烟和一些有害的气体,虽然焊接作业中可以使用局部通风设备降低焊烟的浓度,但由于工人的呼吸带非常靠近焊接点,大量焊烟仍会存在于呼吸带,因此仍然需要呼吸防护。选择的呼吸防护面罩必须能够和焊接防护面屏相互匹配,不应妨碍面屏佩戴位置;焊接火花溅到防尘口罩表面,容易烧穿口罩材料,造成口罩提早报废,选用具备抗火花功能的焊接专用产品更适合;对高强度焊接作业,选择配焊接面屏的动力送风呼吸器,不仅改善作业舒适性,还能提高劳动效率。

(3) 易燃易爆环境

这种环境中使用的呼吸器要考虑本质安全性,如在选择电动送风呼吸器时必须使用本质安全设计的电机。

(4) 高温、高湿、高强度作业

高温、高湿作业环境可考虑选择带有降温功能的供气式呼吸防护设备,降低作业人员承受的热应激,选择硅胶材质的面罩还可以耐老化。高强度、长时间作业,应选择呼吸阻力较低的呼吸防护用品,如双过滤元件设计的面罩,或带呼气阀的防尘口罩,或同类产品中阻力较低的产品。

(5) 现场布局的限制

选择长管呼吸器时需考虑作业地点的设备布局,以及人员或机动车等流动情况,注意气源与作业点之间的距离,空气管的布置不能妨碍其他作业人员作业和活动,避免供气管被意外切断或损伤。

(6) 脸型特点

密合型面罩(如口罩、可更换半面罩和全面罩)必须和使用者脸部紧密贴合,不存在明显的泄漏,否则防护会失效。除按照脸型大小,尽可能选择号型适合的面罩外,借助"适合性检验",可帮助选择适合使用者脸型的面罩型号和号型。

(7) 视野、视觉要求

若作业对视觉、视野有要求,应选择宽视野的面罩;若使用者必须佩戴矫正镜片(无法使用隐形眼镜的情况),选择的全面罩必须提供眼镜架,或选择用配合头罩的电动送风呼吸器或长管呼吸器。

(8) 不适合使用呼吸器的身体状况

心肺系统有某种疾患的人,额外的呼吸负荷会加重他们的病情;有些人对狭小空间有本能的恐惧感,使用全面罩、送气头罩以及全身密闭的防护易产生焦虑,或有被隔离感,这种心理反应会影响作业的准确度和工作效率,甚至带来危险。

患下述疾病的人通常不适合使用呼吸防护用品:中度或重度肺脏疾病;心绞痛、明显的心率不齐和近期发生的心肌梗塞;高血压征候和无法控制的高血压;幽闭恐怖症、焦虑反应;有自发性气胸病史。

需说明的是,在多数情况下,轻度至中度的肺功能损伤并不影响呼吸防护用品的使用。

(三) 呼吸防护用品的维护、更换和使用管理

呼吸防护用品的使用寿命是有限的,使用中应注意检查、清洗和储存几个环节。

1. 日常检查

(1) 检查过滤元件的有效期。国家标准规定,防毒过滤元件必须提供失效期信息,购买防毒面具要查验过滤元件是否在有效期内。防毒过滤元件一旦从原包装中取出存放,其使用寿命将受到影响。

(2) 检查和更换面罩。对呼吸器面罩通常没有标注失效期的要求,其使用寿命决定于使用、维护和储存条件,每次使用后在清洗保养时,应注意检查面罩本体及部件是否变形,如果呼气阀、吸气阀、过滤元件接口垫片等变形或丢失,应用备件更换;若头带失去弹性,或无法调节,也应更换;如果面罩的密封圈部分变形、破损,需整体更换。

2. 清洗

禁止清洗呼吸器过滤元件,包括随弃式防尘口罩、可更换防颗粒物和防毒的过滤元件。可更换式面罩应在每次使用后清洗,按使用说明书的要求,使用适合的清洗方法。不要用有机溶剂(如丙酮、油漆稀料等)清洗沾有油漆的面罩和镜片,这些都会使面罩老化。

3. 储存

使用后,应在无污染、干燥、常温、无阳光直射的环境存放呼吸器;不经常使用时,应放入密封袋内储存。防毒过滤元件不应敞口储存。储存时应避免橡胶面罩受压变形,最好在原包装内保存。

4. 呼吸保护计划

呼吸保护计划是在使用呼吸器的煤矿企业内部建立的管理制度,它规范呼吸防护的各个环节,包括危害辨识,呼吸器的选择,使用者培训,呼吸器使用、维护以及监督管理等,需要对建立呼吸保护计划进行详细说明,并对呼吸保护培训内容提出要求。

四、噪声个体防护用品的选择、使用与管理

噪声对人体的损害是多方面的,它不仅损伤听觉器官,而且影响其他生理机能和工作效率。护耳器也称护听器,是预防噪声危害的个人防护用品。当作业现场噪声水平超过职业卫生标准规定的限值时,为预防噪声聋等由噪声引起的职业健康危害,应选择使用护耳器。护耳器就是一种隔声措施。一个理想的护耳器必须满足隔声值高、戴起来舒适及对皮肤没有损害作用等要求。此外,戴上护耳器后应不影响语言交谈,方便和经济耐用。

(一) 护耳器的种类

护耳器(也称护听器)主要分耳塞和耳罩两类产品。

1. 防噪声耳塞

目前,我国常用的防噪声耳塞可划分为预模式耳塞、棉花耳塞、泡沫塑料耳塞和新型硅橡胶耳塞四种类型。

（1）预模式耳塞

它是将软橡胶（氯丁橡胶）、软塑料（聚氯乙烯树脂）或泡沫塑料等用模具压制而成，把它塞入外耳道内就可以防止外来声波的侵入。如果选用大小尺寸得当，其高频隔声量很大，在一些刺耳的高频声为主的车间如球磨机、铆接、织布车间佩戴有明显的隔声效果。

（2）棉花耳塞

棉花耳塞是将普通棉花卷成锥形棉团状，塞入耳内借以隔开部分噪声，保护听觉器官。这种耳塞全频率的隔声值约为 5～10 dB，高频可达 14 dB。对于 100 dB 以下的中高频噪声这种棉花耳塞有明显的隔声效果。如果把棉花浸入甘油或蜡，还可提高隔声效果，隔声值可达 15～20 dB，但使用时不如棉花方便、舒适。

（3）泡沫塑料耳塞

泡沫塑料耳塞是用聚乙烯和增塑材料等原料制成的泡沫塑料耳塞，它的外形有圆锥形和圆柱形。其质量比橡胶耳塞轻，使用时先将耳塞柱的任一端直径捏小，然后将此小端插入耳道内，靠其弹性慢慢地在几秒至几十秒内回弹膨胀，与耳道紧密结合。这种耳塞隔声效果较好。

（4）新型硅橡胶耳塞

新型硅橡胶耳塞是用硅橡胶、二氯甲基三乙氧基硅烷和辛酸亚锡等原料制成，在液体状态下直接注入使用者的外耳道内，经 10～20 min 固化成型，这种耳塞的大小完全适合使用者的耳道形状，密闭性较好，压强均匀，从而具有较高的隔声值和良好的舒适度。这种耳塞只限于本人使用，左右耳不能通用，使用后用手指抠出，如有污脏可用肥皂水洗净放入小盒内下次再用。这种耳塞降噪效果好，尤其对低中频为主的噪声有重要的降噪意义。

2. 耳罩

耳罩是把整个耳郭全部密封起来的护耳器，它由耳罩外壳、密封圈、内衬吸声材料和弓架 4 部分组成。耳罩外壳具有一定质量，由硬质材料制成，以隔绝外来声波的侵入；内衬以一定厚度的吸声材料制成，以吸收罩内的混响声；在罩壳与颅面接触的一圈用柔软的泡沫塑料、海绵橡胶做成垫圈，以满足既与皮肤密贴又无触痛感；弓架要求有一定的强度。耳罩不仅能防护枪炮等强烈的脉冲声，也能防护各种高强的空气动力性噪声和各种机械噪声。它一般有 30 dB 的隔声效果。

3. 防噪声帽盔

防噪声帽盔又称头盔航空帽，一般由玻璃丝布壳和内衬吸声材料组成。防噪声帽盔的优点是隔声量大，而且能减少声音通过颅骨传导引起内耳的损伤，对头部还有防振和保护作用。防噪声帽盔使用时可以与通信耳机同时使用。其缺点是体积大而笨重，戴起来不方便，尤其是透气性差，不适于夏天使用，且价格较贵，一般只有在高强噪声条件和需要多种防护作用的场合下，才将帽盔和耳塞连用。

4. 胸部防护

当噪声超过 140 dB 以上时，不但对听觉、头部有严重的危害，而且对胸部、腹部各器官也有极为严重的危害,尤其对心脏,因此,在极强噪声的环境下,要考虑人们的胸部防护。防护衣是用玻璃钢或铝板内衬多孔吸声材料制成,可以防噪,防冲击声波,对胸、腹部进行保护。

(二)防噪护耳用品的选用与使用

控制和预防噪声的危害,首先应从消除或控制噪声传播途径上入手。对于从声源及传播途径上无法消除或控制的噪声,则需要在噪声接受点进行个体防护。常用的个体防护办法是让工人在耳孔里塞上防声棉或佩戴防噪耳塞、头盔等防噪声护具,将噪声拒于人耳之外。应根据噪声声级选用适宜的护耳器。选用护耳器应注意耳塞分有不同型号,使用人员应根据自己耳道的大小配用,防噪声帽也按大小分号,戴用人员应根据自己的头型选用。

在使用护耳器时,一定要使其与耳道(耳塞类)和耳壳外沿(耳罩类)密合紧贴,方能起到较好的防护效果。在佩戴耳塞或耳罩时,应针对不同的防护用品,恰当选择,合理使用。

1. 佩戴耳塞应注意的事项

(1)各种耳塞在插戴时,要先将耳郭向上提拉,使耳甲腔是直状态,然后手持耳塞柄,将耳塞帽体部分轻轻推向外耳道内,并尽可能地使耳塞体与耳甲腔相贴合。但用劲不要过猛过急或插得太深,以自我感觉适度为止。

(2)戴后感到隔声不良时,可将耳塞缓慢转动,调整到最佳位置为止。如果经反复调整仍然效果不佳时,应考虑改用其他型号、规格的耳塞反复试用,最后选择合适的定型使用。

(3)佩戴泡沫塑料耳塞时,应将圆柱体搓成锥形后再塞入耳道,让塞体自行回弹,充塞满耳道。

(4)佩戴硅橡胶自行成型的耳塞,应分清左右塞,不能弄错;插入外耳道时,要稍做转动放正位置,使之紧贴于耳甲腔内。

2. 使用耳罩应注意的事项

(1)使用耳罩时,应先检查罩壳有无裂纹和漏气现象,佩戴时应注意罩壳的方向,顺着耳郭的形状戴好。

(2)将连接弓架放在头顶适当位置,尽量使耳罩软垫与周围皮肤相互密合。如不合适时,应稍稍移动耳罩或弓架,务必调整到合适位置为止。

无论戴耳塞或耳罩,均应在进入有噪声的作业场所前戴好,工作中不得随意摘下,以免伤害鼓膜。防噪声护耳器的防护效果不仅取决于用品本身的质量好坏,还有赖于正确掌握使用方法,只有养成坚持使用的习惯,才能收到实际效果。

护耳器使用后应存放在专用盒内,以免挤压、受热而变形。用后需用肥皂、清水将其清洗干净,晾干后再收藏。橡胶制的耳塞要撒滑石粉,然后存放,以免变形。

五、煤矿个人防护用品

煤矿企业必须采用有效的职业病防护设施,并为劳动者提供个人使用的职业病防护用品。

煤矿井下生产条件复杂,煤矿企业应结合本矿各工种岗位的实际情况,根据国家有关法规装配个人防护用品,为工人配备有生产许可证和安全鉴定证的个人防护用品。煤矿个体防护用品很多,主要有以下类别:

(1) 矿灯。

(2) 矿灯带。

(3) 自救器。

(4) 擦拭及洗涤护肤用品。主要有毛巾、肥皂、香皂(或浴液)、洗发液。

(5) 安全帽。

(6) 防尘口罩。

(7) 防冲击眼护具。包括防冲击眼镜、眼罩和面罩等。

(8) 上肢防护类。煤矿常用的上肢防护类用品有布手套、线手套、浸胶手套、防振手套、绝缘手套、护肘等。

(9) 下肢防护类。下肢防护类主要有胶靴、布袜、护膝和护腿等。

(10) 听力防护类。听力防护类主要有耳塞和耳罩等。

(11) 防护服装类。主要有矿工普通工作服、劳动防护雨衣、棉上衣、绒衣裤、秋衣裤、棉背心等。

(12) 防寒用品类。主要有棉大衣、棉帽、皮大衣等。

第四节 煤矿职业病设施的运行与维护

一、煤矿通风净化系统

煤矿通风净化系统是煤矿工业中重要的环保设施之一,该系统主要通过通风、净化等技术手段对地下开采煤矿进行有序的通风与空气净化,从而确保矿井内空气的清洁、新鲜、无毒无害。煤矿通风净化系统主要包括呼吸系统、风机、净化设备、气流控制系统、温湿度控制系统等设备和部件。通过合理的选型和配置,优化系统结构和运作流程,可以显著提高煤矿环保和安全生产水平,减少煤矿事故和人员伤亡。

(一) 影响通风净化系统正常运行的因素

净化系统操作运行过程中,需严格遵守工艺技术规程、岗位操作规程、安全规程及各种规章制度。

净化系统先于生产工艺系统运行,在生产工艺系统之后停止,避免粉尘在净化装置和巷道中沉积,或因净化系统滞后运行造成污染物的泄漏。

净化系统在运行中出现的问题应及时解决。

严格执行日常维护和定期检修的规章制度,定期消除管道和设备的沉积物,调节系统风量和风压,排除事故隐患。

(二) 通风净化系统的防腐

1. 造成净化系统腐蚀的主要因素

钢材腐蚀有两种类型,一种是化学腐蚀,另一种是电化学腐蚀。

化学腐蚀:若烟气中含有二氧化硫、氯化物等腐蚀性物质,再加上烟气湿度和温度的变化,致使金属材料表面形成一层具有较强腐蚀性的液膜,产生对金属材料的腐蚀。

电化学腐蚀:由于金属材料本身不纯,形成以铁为阳极、碳为阴极的原电池,并产生电化学反应,造成比化学腐蚀更严重的腐蚀。

2. 防腐措施

① 金属保护膜措施:金属表面生成一层坚固的氧化膜保护镀膜本身及钢材不受腐蚀。如镀锌钢板,镀层的电负性大于钢材,产生电化学腐蚀时,会先腐蚀防腐镀膜,直到镀层被完全腐蚀,钢材才开始遭到腐蚀。

② 非金属保护膜措施:使用油漆及有机防腐材料,通过喷涂等工艺形成金属材料的保护层,达到防腐目的。

(三) 通风净化系统的防磨损

1. 造成净化系统及管道等设备磨损的主要因素

(1) 粉尘性质。不同生产工艺和原材料粉尘性质差异较大。

(2) 净化装置与管道材料。不同材料抗损性能相差较大,一般选用硬度强、抗磨损性强的材质。

(3) 运输条件。运输管道形状、输送速度等对磨损影响明显:磨损量与气流速度的三次方成正比;输送管道形状变化,形成涡流或造成粉尘对管壁的撞击作用,都会增大磨损量。

2. 防磨损措施

采用耐磨材料替代易磨损部件与衬里。目前常用的耐磨材料主要有耐磨铸铁、铸石及橡胶等。

由于磨损量与风速的三次方成正比,因此粉尘输送宜在保证不造成粉尘沉积的条件下,选择适当风速。

输送管道弯曲部分会造成严重磨损,除采用耐磨材料衬里外,还可选择适当的截面形状和尺寸,提高其抗磨损性能。

(四) 通风净化系统的防爆

1. 引起净化系统燃烧爆炸的主要因素

在一定条件下,烟气中的可燃物会产生燃烧反应,而剧烈的燃烧反应则形成爆炸。易产生爆炸的粉尘粒子,燃烧热值高,粒度小,易氧化,悬浮性能好,湿度低,易带电。

2. 防爆措施

爆炸的首要条件是形成爆炸混合物。系统的密闭性差,导致空气中的氧进入净化系统形成爆炸性混合物。

(1) 保证净化系统的气密性,防止系统负压过大,氧气渗入;防止正压过大,使可燃成分溢出。

(2) 加入惰性气体,改变混合气体成分,防止形成爆炸性气体混合物。

(3) 消除引爆源,防止产生明火(摩擦、撞击、静电)。

(4) 安置自动监控警报系统,监测易爆物的温度、压力、浓度、湿度等参数。

(5) 在易发生爆炸的部位和地点设置泄爆孔与阀门。

(6) 设计可燃气体管道时,必须使气体流量最小时的流速大于该气体燃烧的传播火焰速度,以防止火焰向管内传播。

(7) 防止火焰在设备之间传播,在管道上装设内有数层金属网或矸石层的阻火器。

(五)通风净化系统的防振

机械振动不仅引起噪声,而且会因发生共振,造成设备损坏。

1. 隔振

隔振的概念:通过弹性材料防止机器与其他结构的刚性连接。

通常作为隔振基座的弹性材料有橡胶、软木、软毛毡等。

2. 减振

减振的概念:通过减振器降低振动的传递。

在设备的进出口管道上应设置减振软接头,如图5-2所示;风机、水泵连接的风管、水管等可使用减振吊钩,如图5-3所示,以减小设备振动对周围环境的影响。

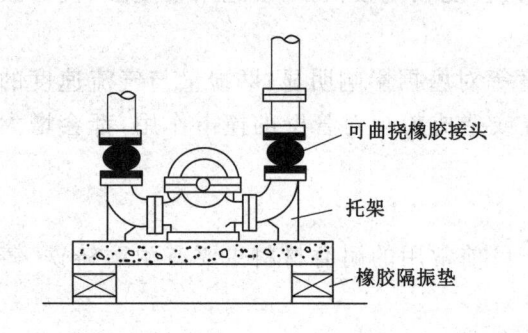

图5-2 橡胶软接头在系统中的应用　　图5-3 VH型减振吊钩在系统中的应用

特点:结构简单、减振效果好、坚固耐用等。

3. 应用阻尼材料

阻尼材料通常由具有高黏滞性的高分子材料做成,具有较高的损耗因子。安装工艺:将阻尼材料涂在金属板材上,当板材弯曲振动时,阻尼材料也随之弯曲振动。由于阻尼材料具有很高的损耗因子,因此在做剪切运动时,内摩擦损耗就很大,使一部分振动能量变为热能而消耗掉,从而抑制了板材的振动。

二、矿用局部制冷设备

矿用局部制冷设备是一种用于矿井内局部制冷的设备,主要用于降低矿工的工作环境温度,提高工作效率和工作安全性,是一种由制冷主机、直膨组合柜、闭式冷却塔等组成的空气处理设备。整机系统主要包含供配电、变频、循环水控制系统,制冷循环系统,冷却水循环系统,喷淋水循环系统。采用冷媒直接膨胀蒸发的方式进行降温除湿后送风,省去了空调冷冻水循环系统,无须二次换热能耗,具有制冷效果好、可靠性高、使用寿命长、安装维护便捷的特点。

规范的空调机组的维护检查对空调机组的使用和寿命有很大影响。新投入使用的机组或部分部件的检查和维护应当更为频繁。机组运行一年后,一般来说,各部件之间的磨合已经完成,这时可以按照标准时间频次进行维护。机组在拆机或者更换关键部件后也应当按照新机组标准进行维护。

1. 制冷剂系统的维护

制冷剂的纯度对机组运行效率有较大影响,应当每年进行一次制冷剂的分析,建议在每年使用季节到来之前进行。使用密闭容器从制冷剂充入阀放出少量制冷剂样品进行检测,根据检测的结果判断是否需要进行制冷剂的提纯。

2. 蒸发器的保养

蒸发器(翅片式换热器)处于周围大气环境中,翅片表面易附着灰尘杂物,应当至少每半年进行一次清理。如果通过外观查看有较多杂质附着,则清理应当更频繁。

3. 水质的保持方法

即使水质得到严格的控制,机组长期运行后,板式冷凝器传热表面仍然可能会沉积氧化钙或其他矿物质,当这些矿物质在传热表面结垢较多时,会影响传热性能,因此必须定时清洗水路系统,并且6~12个月清洗一次。清洗时可采用草酸、醋酸、甲酸、柠檬酸等有机酸清洗,但不能用含氯强酸来清洗,这样可能会造成换热器内板片腐蚀,进而导致水和冷媒串通。

4. 制冷系统的维护与保养

通过检查吸、排气压力来检查制冷剂充注情况,如有泄漏或更换制冷循环系统中的部件时都要进行气密性检验,充注制冷剂时应按照如下两种情况区别对待。

(1) 制冷剂完全泄漏

① 如果遇到这种情况,必须对系统用压缩空气、高压氮气(1.5~2.0 MPa)或制冷剂进行检漏,如需要进行补焊,必须将系统内气体排尽后才能进行焊接。充注制冷剂前,整个制冷系统必须彻底干燥和抽真空。

② 确保机组所有截止阀都开启,在低压侧和高压侧注氟嘴连接抽真空管。

③ 用真空泵对系统管路抽真空。

④ 达到要求的真空度后,用制冷剂瓶向制冷系统充注制冷剂,适宜的制冷剂充注量在铭牌上和主要技术参数表中已写明。抽真空及制冷剂充注时应给系统电磁阀和系统电子膨胀阀通电,充注时应避免冷媒直接进入压缩机里面。

制冷剂充注量会受到环境温度的影响,如果未达到要求的充注量,可以开启水泵使冷却水循环并启动机组进行充注。

(2) 补充制冷剂

在低压侧注氟嘴上连接制冷剂充注瓶,并在低压和高压侧连接压力表。

① 使送风风机启动,并启动机组。
② 向系统缓慢充入制冷剂,并检查吸、排气压力。

5. 冬季防冻方案

如果板式冷凝器的流道发生结冰情况,将造成严重损坏,即出现板式冷凝器破裂和泄漏,而冻裂损坏不属于保修范围,因此对防冻要特别予以重视。在较低环境温度下停机备用时,若室外温度低于 5 ℃,需要进行如下操作:

① 排水操作:先将机组电源切断,然后将板式换热器内和管道内的水排干。
② 运行时:在运行时如果冷却水水流开关失效将可能导致水管冻结现象,因此水流开关必须与机组进行连锁。
③ 维护时:在给机组充注制冷剂或为了维修而放掉制冷剂时,有可能冻裂冷凝器。无论何时只要容器中制冷剂的压力在 0.3 MPa 以下,就有可能发生管路结冰,为此,一定要使冷凝器中的水保持流动或将水彻底放干净。

第五节 职业健康培训管理

职业健康培训是指针对有关作业环境对劳动者健康的影响,提出改善作业环境、保护劳动者健康、防治职业病危害、预防职业病措施的技术业务知识和实际操作技能的教育和培训。

一、职业健康培训工作的重要性

职业健康培训是提高煤矿企业职业病防治水平和劳动者职业健康素养的重要手段,是预防职业病危害、保障劳动者职业健康权益的重要举措,也是实现健康中国战略目标的重要基础性工作。各级卫生健康行政部门要高度重视职业健康培训工作,进一步指导煤矿企业依法依规开展职业健康培训,提高职业健康培训的针对性和实效性,切实提升主要负责人的法律意识、职业健康管理人员的管理水平和劳动者的防护技能,保护劳动者的职业健康。

二、煤矿企业在职业健康培训方面的责任

(1) 建立健全职业健康培训管理制度。煤矿企业要建立健全职业病防治宣传教育培训制度,明确职业健康培训工作的管理部门和管理人员,制订职业健康培训年度计划,做好职业健康培训保障,规范职业健康培训档案资料管理。职业健康培训档案应包括年度培训计划,主要负责人、职业健康管理人员和劳动者培训相关记录材料等。记录材料应包括培训时间、培训签到表、培训内容、培训合格材料,以及培训照片与视频材料等。

(2) 按时接受职业健康培训。煤矿企业主要负责人、职业健康管理人员和劳动者应按时接受职业健康培训。主要负责人和职业健康管理人员应当在任职后 3 个月内接

受职业健康培训,初次培训不得少于16学时,之后每年接受一次继续教育,继续教育不得少于8学时。劳动者上岗前应接受职业健康培训,上岗前培训不得少于8学时,之后每年接受一次在岗培训,在岗培训不得少于4学时。

(3) 加强职业健康培训组织管理。煤矿企业应当按照本单位的培训制度以及年度培训计划组织开展劳动者上岗前和在岗期间职业健康培训,提高劳动者职业健康素养和技能。因变更工艺、技术、设备、材料,或者岗位调整导致劳动者接触的职业病危害因素发生变化的,煤矿企业应当重新对劳动者进行上岗前职业健康培训。煤矿企业可以自行组织开展劳动者职业健康培训,无培训能力的煤矿企业也可委托职业健康培训机构组织开展。放射工作人员培训内容及学时根据《放射工作人员职业健康管理办法》等相关规定执行。对主要负责人、职业健康管理人员的培训,煤矿企业可以根据本单位情况及卫生健康行政部门的要求,聘请相关专家进行培训,或参加职业健康培训机构开展的培训。煤矿企业应当加强对存在矽尘、石棉粉尘、高毒物品等严重职业病危害因素岗位劳动者的职业健康培训,经培训考核合格后方可安排劳动者上岗作业。

(4) 提高职业健康培训实效。煤矿企业要根据所属行业特点和劳动者接触职业病危害因素情况,合理确定培训内容和培训时间,明确培训方式、培训考核办法和合格标准,满足不同岗位劳动者的培训需求,确保煤矿企业主要负责人和职业健康管理人员具备与所从事的生产经营活动相适应的职业健康知识和管理能力,劳动者具备职业病防护意识,了解职业病防治法律法规,熟悉相关职业健康知识和职业卫生权利义务,掌握岗位操作规程,能够正确使用职业病防护设施和职业病防护用品。

(5) 规范劳务派遣劳动者等人员的职业健康培训工作。使用劳务派遣劳动者的煤矿企业应当将被派遣劳动者纳入本单位职业健康培训对象统一管理。外包单位应当对劳动者进行必要的职业健康教育和培训。接收在校学生实习的煤矿企业应当对实习学生进行上岗前职业健康培训,提供必要的职业病防护用品;对实习期超过一年的实习学生进行在岗期间职业健康培训。

第六节 职业健康监护

职业健康监护是职业卫生领域的一项重要业务,它是"三级预防"的组成部分,也是促进职业卫生管理规范化、系统化和技术化的重要内容,其目的是预防、控制和消除职业病危害,保护劳动者身体健康和企业劳动力资源,提高劳动生产效率,促进社会经济的发展。

一、职业健康监护的概念

职业健康监护是以预防为目的,根据劳动者的职业接触史,通过定期或不定期的医学健康检查和健康相关资料的收集,连续性地监测劳动者的健康状况,分析劳动者健康变化与所接触的职业病危害因素的关系,并及时地将健康检查和资料分析结果报告给企业和劳动者本人,以便及时采取干预措施,保护劳动者健康。

职业健康监护主要包括职业健康检查、离岗后健康检查、应急健康检查和职业健康监护档案管理等内容。职业健康检查是通过医学手段和方法,针对劳动者所接触的职业病危害因素可能产生的健康影响和健康损害进行临床医学检查,了解受检者健康状况,早期发现职业病、职业禁忌证和可能的其他疾病和健康损害的医疗行为。

职业健康检查是职业健康监护的重要内容和主要的资料来源。职业健康检查包括上岗前、在岗期间、离岗时健康检查。

二、煤矿企业应当承担的职业健康监护义务

(1) 煤矿企业应当建立健全职业健康监护制度,从劳资、生产组织安排、经费等方面保证职业健康监护的落实。

(2) 煤矿企业应当组织接触职业病危害因素的劳动者进行健康检查,劳动者接受职业健康检查的时间视同正常出勤。

(3) 煤矿企业应当组织接触职业病危害因素的劳动者进行上岗前职业健康检查,煤矿企业不得安排未经上岗前职业健康检查的劳动者从事接触职业病危害因素的作业;不得安排有职业禁忌的劳动者从事其所禁忌的作业。

(4) 煤矿企业不得安排未成年工从事接触职业病危害的作业。不得安排孕期、哺乳期的女职工从事对本人和胎儿、婴儿有危害的作业。

(5) 煤矿企业应当组织接触职业病危害因素的劳动者进行定期职业健康检查。发现有职业禁忌或者有与所从事职业相关的健康损害的劳动者,应当按照体检机构的要求及时调离原工作岗位,并妥善安置。对需要复查和医学观察的劳动者,应当按照体检机构的要求和时间安排其复查和医学观察。

(6) 煤矿企业应当组织接触职业病危害因素的劳动者进行离岗时的职业健康检查。煤矿企业对未进行离岗职业健康检查的劳动者,不得解除或终止与其订立的劳动合同。煤矿企业发生分立、合并、解散、破产等情形的,应当对从事接触职业病危害作业的劳动者进行健康检查,并按照国家有关规定妥善安置职业病病人。

(7) 煤矿企业对可能遭受急性职业病危害的劳动者,应当及时组织进行健康检查和医学观察。

三、职业健康监护的目的

(1) 早期发现职业病、职业健康损害和职业禁忌证。
(2) 跟踪观察职业病及职业健康损害的发生、发展规律及分布情况。
(3) 评价职业健康损害与作业环境中职业病危害因素的关系及危害程度。
(4) 识别新的职业病危害因素和高危人群。
(5) 进行目标干预,包括改善作业环境条件、改革生产工艺,采用有效的防护设施和个人防护用品,对职业病患者及疑似职业病和有职业禁忌人员的处理与安置等。
(6) 评价预防和干预措施的效果。
(7) 为制定或修订卫生政策和职业病防治对策服务。

四、职业健康监护的目标疾病

为有效开展职业健康监护,每个健康监护项目应根据劳动者所接触(或拟从事接触)的职业病危害因素的种类和所从事的工作性质,规定监护的目标疾病。职业健康监护目标疾病分为职业病和职业禁忌证。在确定职业禁忌证时,应注意以为劳动者提供充分就业机会为原则。从这个意义上讲,应强调有职业禁忌的人员在从事接触特定职业病危害因素作业会更易导致健康损害的必然性。患有致劳动能力永久丧失的疾病不列为职业禁忌证。

1. 确定职业健康监护目标疾病的原则

(1) 目标疾病如果是职业禁忌证,应确定监护的职业病危害因素和所规定的职业禁忌证的必然联系及相关程度;

(2) 目标疾病如果是职业病,应是国家职业病分类和目录中规定的疾病,应和监护的职业病危害因素有明确的因果关系,并要有一定的发病率;

(3) 有确定的监护手段和医学检查方法,能够做到早期发现目标疾病;

(4) 早期发现后采取干预措施能对目标疾病的转归产生有利的影响。

2. 开展职业健康监护的职业病危害因素的界定原则

职业病危害因素是指在职业活动中产生和(或)存在的、可能对职业人群健康、安全和作业能力造成不良影响的因素或条件,包括化学、物理、生物等因素。在岗期间定期职业健康检查分为强制性和推荐性两种,除在各种职业病危害因素相应的项目标明为推荐性健康检查外,其余均为强制性。

国家颁布的职业病危害因素分类目录中的危害因素,符合以下条件者应实行强制性职业健康监护:

(1) 该危害因素有确定的慢性毒性作用,并能引起慢性职业病或慢性健康损害;或有确定的致癌性,在暴露人群中所引起的职业性癌症有一定的发病率;

(2) 该危害因素对人的慢性毒性作用和健康损害或致癌作用尚不能肯定,但有动物实验或流行病学调查的证据,有可靠的技术方法,通过系统的健康监护可以提供进一步明确的证据;

(3) 有一定数量的暴露人群。

国家颁布的职业病危害因素分类目录中的危害因素,只有急性毒性作用的以及对人体只有急性健康损害但有确定的职业禁忌证的,上岗前执行强制性健康监护,在岗期间执行推荐性健康监护。

如需对《职业健康监护技术规范》(GBZ 188—2014)中未包括的其他职业病危害因素开展健康监护,需通过专家评估后确定,评估内容包括:

(1) 这种物质在国内正在使用或准备使用,且有一定量的暴露人群。

(2) 有文献资料,主要是病理学研究资料,确定其是否符合国家规定的有害化学物质的分类标准及其对健康损害的特点和类型。

(3) 查阅流行病学资料及临床资料,有证据表明其存在损害劳动者健康的可能性或有理由怀疑在预期的使用情况下会损害劳动者健康。

(4) 对这种物质可能引起的健康损害,是否有开展健康监护的正确、有效、可信的方法,需要确定其敏感性、特异性和阳性预计值。

(5) 健康监护能够对个体或群体的健康产生有利的结果。对个体可早期发现健康损害并采取有效的预防或治疗措施;对群体健康状况的评价可以预测危害程度和发展趋势,采取有效的干预措施。

(6) 健康检查的方法是劳动者可以接受的,检查结果有明确的解释。

(7) 符合医学伦理道德规范。

(8) 有特殊健康要求的特殊作业人群应实行强制性健康监护。

3. 职业健康监护人群的界定原则

(1) 接触需要开展强制性健康监护的职业危害因素的人群,都应接受职业健康监护。

(2) 在岗期间定期健康检查为接触推荐性的职业病危害因素的人群,原则上可根据煤矿企业的安排接受健康监护。

(3) 虽不是直接从事需要开展职业健康监护的职业病危害因素的作业,但在工作环境中受到与直接接触人员同样的或几乎同样的接触,应视同职业性接触,需与直接接触人员一样接受健康监护。

(4) 根据不同职业病危害因素暴露和发病的特点及剂量-效应关系,主要根据工作场所有害因素的浓度或强度以及个体累计暴露的时间长度和工种,确定需要开展健康监护的人群。

(5) 离岗后健康检查的时间,主要根据有害因素致病的流行病学及临床特点、劳动者从事该作业的时间长短、工作场所有害因素的浓度等因素综合考虑确定。

五、职业健康监护的种类和方法

对接触职业病危害的劳动者,煤矿应当按照国家有关规定组织上岗前、在岗期间和离岗时的职业健康检查,并将检查结果书面告知劳动者。职业健康检查费用由煤矿承担。职业健康检查工作由省级以上人民政府卫生行政部门批准的医疗卫生机构承担。

1. 职业健康检查的种类和周期

职业健康检查分为上岗前职业健康检查、在岗期间职业健康检查和离岗时职业健康检查。

(1) 上岗前职业健康检查

上岗前健康检查的主要目的是发现有无职业禁忌证,建立接触职业病危害因素人员的基础健康档案。上岗前健康检查均为强制性职业健康检查,应在开始从事有害作业前完成。

下列人员应进行上岗前健康检查:

① 拟从事接触职业病危害因素作业的新录用人员,包括转岗到该种作业岗位的人员。

② 拟从事有特殊健康要求作业的人员，如高处作业、电工作业、职业机动车驾驶作业等。

煤矿不得安排未经上岗前职业健康检查的人员从事接触职业病危害的作业；不得安排有职业禁忌的人员从事其所禁忌的作业；不得安排未成年工从事接触职业危害的作业；不得安排孕期、哺乳期的女职工从事对本人和胎儿、婴儿有危害的作业。

(2) 在岗期间职业健康检查

长期从事规定的需要开展健康监护的职业病危害因素作业的劳动者，应进行在岗期间的定期健康检查。定期健康检查的目的主要是早期发现职业病病人或疑似职业病病人或劳动者的其他健康异常改变；及时发现有职业禁忌的劳动者；通过动态观察劳动者群体健康变化，评价工作场所职业病危害因素的控制效果。定期健康检查的周期应根据不同职业病危害因素的性质、工作场所有害因素的浓度或强度、目标疾病的潜伏期和防护措施等因素决定。

(3) 离岗时职业健康检查

劳动者在准备调离或脱离所从事的职业病危害作业或岗位前，应进行离岗时健康检查。主要目的是确定其在停止接触职业病危害因素时的健康状况。如最后一次在岗期间的健康检查是在离岗前的 90 日内，可视为离岗时检查。

(4) 离岗后健康检查

下列情况劳动者需进行离岗后的健康检查：

① 劳动者接触的职业病危害因素具有慢性健康影响，所致职业病或职业肿瘤常有较长的潜伏期，故脱离接触后仍有可能发生职业病；

② 离岗后健康检查时间的长短应根据有害因素致病的流行病学及临床特点、劳动者从事该作业的时间长短、工作场所有害因素的浓度等因素综合考虑确定。

煤矿不得以劳动者上岗前职业健康检查代替在岗期间定期的职业健康检查，也不得以劳动者在岗期间职业健康检查代替离岗时职业健康检查，但最后一次在岗期间的职业健康检查在离岗前的 90 日内的，可以视为离岗时检查。对未进行离岗前职业健康检查的劳动者，煤矿不得解除或者终止与其订立的劳动合同。

(5) 应急健康检查

① 当发生急性职业病危害事故时，根据事故处理的要求，对遭受或者可能遭受急性职业病危害的劳动者，应及时组织健康检查。依据检查结果和现场劳动卫生学调查，确定危害因素，为急救和治疗提供依据，控制职业病危害的继续蔓延和发展。应急健康检查应在事故发生后立即开始。

② 从事可能产生职业性传染病作业的劳动者，在疫情流行期或近期密切接触传染源者，应及时开展应急健康检查，随时监测疫情动态。

(6) 检查周期

劳动者接受职业健康检查应当视同正常出勤，煤矿企业不得以常规健康检查代替职业健康检查。接触职业病危害作业的劳动者的职业健康检查周期按照表 5-3 执行。

表 5-3 接触职业病危害从业人员的职业健康检查周期

接触有害物质	体检对象	检查周期
煤尘(以煤尘为主)	在岗人员	2年1次
	观察对象、Ⅰ期煤工尘肺患者	每年1次
岩尘(以岩尘为主)	在岗人员、观察对象、Ⅰ期矽肺患者	每年1次
噪声	在岗人员	每年1次
高温	在岗人员	每年1次
化学毒物	在岗人员	根据所接触的化学毒物确定检查周期

接触粉尘危害作业退休人员的职业健康检查周期按照有关规定执行

六、职业健康检查结果的报告与评价

职业健康检查机构应根据相关规定和与煤矿企业签订的职业健康检查委托协议书,按时向煤矿企业提交职业健康检查报告。职业健康检查结果报告分为总结报告、个体结论报告和职业健康监护评价报告三种。职业健康检查报告和评价应遵循法律严肃性、科学严谨性和客观公正性。

1. 职业健康检查总结报告

体检总结报告是健康体检机构给委托单位(煤矿企业)的书面报告,是对本次体检的全面总结和一般分析,内容应包括:受检单位、职业健康检查种类、应检人数、受检人数、检查时间和地点、体检工作的实施情况,发现的疑似职业病、职业禁忌证和其他疾病的人数和汇总名单、处理建议等。

2. 职业健康检查个体结论报告

每个受检对象的体检表,应由主检医师审阅后填写体检结论并签名。体检发现有疑似职业病、职业禁忌证、需要复查者和有其他疾病的劳动者要出具体检结论报告,包括受检者姓名、性别、接触有害因素名称、检查异常所见、本次体检结论和建议等。个体体检结论报告应一式两份,一份给劳动者或受检者指定的人员,一份给煤矿企业。

根据职业健康检查结果,对劳动者个体的体检结论可分为以下 5 种:

(1) 目前未见异常:本次职业健康检查各项检查指标均在正常范围内。

(2) 复查:检查时发现与目标疾病相关的单项或多项异常,需要复查确定者,应明确复查的内容和时间。

(3) 疑似职业病:检查发现疑似职业病或可能患有职业病,需要提交职业病诊断机构进一步明确诊断者。

(4) 职业禁忌证:检查发现有职业禁忌的患者,需写明具体疾病名称。

(5) 其他疾病或异常:除目标疾病之外的其他疾病或某些检查指标的异常。

3. 职业健康监护评价报告

职业健康监护评价报告是根据职业健康检查结果和收集到的历年工作场所监测资料及职业健康监护过程中收集到的相关资料,通过分析劳动者健康损害和职业病危害因素的关系,以及导致发生职业危害的原因,预测健康损害的发展趋势,对煤矿企业劳动者的职业健康状况做出总体评价,并提出综合改进建议。职业健康检查机构可根据受检单位职业健康监护资料的实际情况及煤矿企业的委托要求,共同协商决定是否出具职业健康监护评价报告。

职业健康检查机构应按统计年度汇总职业健康检查结果,并应向卫健委行政部门报告,向作业场所职业卫生监督管理部门通报。

4. 煤矿企业针对职业健康检查报告应采取的措施

(1) 对有职业禁忌的劳动者,调离或者暂时脱离原工作岗位;

(2) 对健康损害可能与所从事的职业相关的劳动者,进行妥善安置;

(3) 对需要复查的劳动者,按照职业健康检查机构要求的时间安排复查和医学观察;

(4) 对疑似职业病病人,按照职业健康检查机构的建议安排其进行医学观察或者职业病诊断;

(5) 对存在职业病危害的岗位,改善劳动条件,完善职业病防护设施。

七、职业健康监护档案和管理档案

职业健康监护档案是健康监护全过程的客观记录资料,是系统地观察劳动者健康状况的变化,评价个体和群体健康损害的依据,其特征是资料的完整性、连续性,包括劳动者的职业健康监护档案和煤矿企业的职业健康监护管理档案两个方面。

1. 劳动者职业健康监护档案

(1) 劳动者职业史、既往史和职业病危害接触史。

(2) 职业健康检查结果及处理情况。

(3) 职业病诊疗等健康资料。

2. 煤矿企业职业健康监护档案

(1) 煤矿企业职业卫生管理组织组成、职责。

(2) 职业健康监护制度和年度职业健康监护计划。

(3) 历次职业健康检查的文书包括委托协议书、职业健康检查机构的健康检查总结报告和评价报告。

(4) 工作场所职业病危害因素监测结果。

(5) 职业病诊断证明书和职业病报告卡。

(6) 对职业病患者、患有职业禁忌证者和已出现职业相关健康损害劳动者的处理和安置记录。

(7) 职业健康监护中提供的其他资料和职业健康检查机构记录整理的相关资料。

(8) 卫生行政部门要求的其他资料。

3. 职业健康监护档案的管理

煤矿企业应当依法建立职业健康监护档案,应有专人管理,管理人员应保证档案只能用于保护劳动者健康的目的,并保证档案的保密性。

劳动者或劳动者委托代理人有权查阅劳动者个人的职业健康监护档案,煤矿企业不得拒绝或者提供虚假档案材料。劳动者离开煤矿企业时,有权索取本人职业健康监护档案复印件,煤矿企业应当如实、无偿提供,并在所提供的复印件上签章。

劳动者健康出现损害需要进行职业病诊断、鉴定的,煤矿企业应当如实提供职业病诊断、鉴定所需的劳动者职业史和职业病危害接触史、作业场所职业病危害因素检测结果等资料。

第七节　职业病危害事故应急救援

急性职业病危害事故,是指存在于工作场所的职业病危害因素由于某种意外原因,如违反操作规程、设备失修等,对劳动者造成的突发的职业损伤,如毒气泄漏引起急性中毒等发生急性职业病危害事故等。发生或者可能发生职业病危害事故时,煤矿企业和接到报告的部门应当及时进行处置,否则可能会导致职业病危害事故的实际发生,或者职业病危害事故的危害后果进一步扩大。

一、应急救援措施

应急救援措施一般是指发生职业病危害事故时,对遭受职业病危害的劳动者进行抢救和采取援助措施。

在劳动过程中发生或者可能发生急性职业病危害事故时,煤矿企业应当立即采取措施。

(1) 立即采取应急救援措施和控制措施,控制危害事故的发生,避免这种危害扩散。对于尚未发生,但有可能发生的事故也要积极地采取措施,避免危害事故的发生。

(2) 在采取应急救援和控制措施的同时,煤矿企业还应当及时地向煤矿企业所在地的人民政府安全生产监督管理部门和有关部门报告,以便安全生产监督管理部门和有关部门及时地了解发生事故的情况,指导煤矿企业采取有效的措施。

(3) 接到报告的相关部门,应当及时会同有关部门尽快到达事故现场,调查、分析事故原因,并对事故进行处理,不能拖延。如果有必要,安全生产监督管理部门可以采取临时的控制职业病危害事故的措施。同时,卫生行政部门应当组织做好医疗救治工作。

二、应急健康检查

对遭受职业病危害的劳动者或者可能遭受职业病危害的劳动者,煤矿企业要及时地组织进行救护,及时将受到职业病危害的劳动者送到医疗卫生机构进行治疗,并对劳动者进行健康检查,留在医疗机构进行医学观察。对于以上治疗、健康检查和医学观察所花费的费用,由煤矿企业承担。

三、常见职业病危害的现场急救处置

(一) 金属、类金属及其化合物中毒

1. 铅及其化合物中毒

(1) 理化性质

铅为蓝灰色重金属,密度 11.3 g/cm^3,熔点 327 ℃,加热至 400 ℃以上时即有大量铅蒸气逸出,并迅速在空气中氧化成氧化亚铅,凝集成铅烟。铅化合物在水中有不同的溶解度,醋酸铅(铅糖)、碱式碳酸铅(铅白)、氧化铅、硝酸铅极易溶于水,氧化铅(黄丹、密陀僧)、四氧化三铅(铅丹、红丹)、铬酸铅(铬黄、铅黄)可溶于水,硫化铅、硅酸铅、磷酸铅难溶于水。铅化合物有二价和四价,二价铅比四价铅稳定。

(2) 急救处理

① 急性中毒的处理:

口服大量铅或铅化合物者,可立即洗胃、催吐、导泻。洗胃可用1%硫酸钠溶液或生理盐水,导泻可给予硫酸镁。

尽早使用驱铅药物,如依地酸二钠钙、促排灵、二巯基丁二酸钠。

对症支持疗法,阿托品或钙剂可以缓解腹痛。

保护肝、肾功能。

② 慢性中毒的处理:

铅吸收,应予密切观察,可以继续原工作,进行驱铅治疗,或3~6个月后再复查。

轻度中毒应给予驱铅药物治疗,治疗后无职业禁忌证者可从事原工作。

中度、重度中毒,给予驱铅药物治疗及对症支持治疗,视情况安排休息及休养,调离接触铅作业。

2. 锰及其化合物中毒

(1) 理化性质

锰为浅灰色金属,密度 7.2 g/cm^3,熔点 1 244 ℃,化学活性与铁相似。高温时蒸气在空气中能迅速氧化成一氧化锰和四氧化三锰烟尘。二价锰盐和二氧化锰最为稳定。

(2) 急救处理

① 急性中毒的处理:

立即施救:口服高锰酸钾中毒者应立即用温清水及0.5%活性炭混悬液交替洗胃,然后用牛奶蛋清、氢氧化铝凝胶保护胃黏膜,并用硫酸镁或硫酸钠导泻;喉水肿可用糖皮质激素,引起窒息时应立即切开气管吸氧。

进行对症治疗,注意水、电解质平衡。

② 慢性中毒的处理:

经确诊后立即调离锰作业。

锰吸收观察对象每半年复查一次。

驱锰治疗可使用金属络合剂，如依地酸二钠钙、促排灵、二巯基丁二酸钠和对氨基水杨酸钠等。

使用可使肌张力增高缓解药物，减少震颤麻痹，如左旋多巴、丝肼多巴、安坦等。

治疗神经衰弱和植物神经功能紊乱。

3. 汞及其化合物中毒

（1）理化性质

汞为银白色液态金属，密度 13.59 g/cm³，熔点 －38.9 ℃。汞表面张力很大，常温下即能蒸发。汞不溶于水，可通过表面的水封层蒸发到空气中；汞蒸气能吸附于地板、墙壁，也能附着于工作服、货物而被带到非生产场所，形成二次汞毒源。除金属汞外，汞还有两类化合物，即无机汞化合物和有机汞化合物。

（2）急救处理

① 急性中毒的处理：

立即脱离中毒环境，终止毒物吸收；换去污染衣物，清洗污染皮肤，误服者可催吐洗胃、导泻。

病因治疗：解毒剂首选 Na-DMPS、Na-DMS。

对症治疗：输液纠正失水引起的血容量不足应注意电解质平衡；用 0.1％～0.2％的雷夫奴尔溶液治疗口腔炎；皮肤有斑丘疹或水疱、糜烂者，可用 3％～5％代硫酸钠溶液湿敷。

② 慢性中毒的处理：

驱汞治疗：不论何种临床程度汞中毒，一经诊断，均应进行驱汞治疗，首选驱汞剂 Na-DMPS、Na-DMS。

保护神经系统及肝、肾、心脏：可用镇静安眠、健脑护肝药物，及维生素 B、C 和三磷酸腺苷等。

进行对症治疗。

4. 金属烟热中毒

（1）理化性质

金属烟热，也称铸造热，是由于吸入新生的金属氧化物烟而引起典型性骤起体温升高为主要表现的全身性疾病。常见的这一类氧化物为锌、铜、银、铁、锰、铬、铅、砷等氧化物，其接触机会可来自这些金属、类金属的冶炼、铸造焊接、高温喷涂等。

（2）急救处理

早期热水浴可预防金属烟热发作。

轻者不需特殊治疗，休息、保温、大量饮水或饮用红糖生姜水。

重者可给予输液，使用解热止痛剂、镇咳剂；防止继发感染。

（二）刺激性气体中毒

1. 刺激性气体的种类

刺激性气体是工业生产中经常遇到的一种有害气体，其对机体作用的共同特点是对眼和呼吸道黏膜有刺激作用。刺激性气体种类繁多,某些物质在常态下虽然不是气体,但极易蒸发、挥发、升华变成气态,产生对人体的刺激作用,因此,也把它们合并归入。具有刺激作用的毒物主要有以下类别:

酸:硫酸、盐酸、硝酸、氢氟酸、铬酸、甲酸、乙酸、丙酸、丁酸等。

成酸氧化物:二氧化硫、三氧化硫、二氧化氮。

成酸氢化物:氯化氢、氟化氢、溴化氢。

卤素和卤化物:氯、氟、溴、碘;氟化物、三氯化砷、光气;溴甲烷、氯化苦等。

氨和胺:氨、甲胺、乙胺、乙二胺、环己胺等。

醛类:甲醛、乙醛、丙烯醛等。

酯类:硫酸二甲酯、甲酸甲酯、乙酸甲酯、二异氰酸甲苯酯等。

强氧化剂:臭氧。

金属化合物。

2. 处理原则

积极防治肺水肿是抢救刺激性气体中毒的关键。

(1) 一般处理

首先脱离现场,防止毒物继续进入。脱去污染衣物,彻底清洗污染部位。使用中和剂,如酸性气体可用5‰碳酸氢钠溶液,碱性气体用2‰~4‰硼酸或5‰醋酸冲洗或湿敷。呼吸道可用中和剂3~5 mL雾化吸入。眼部用清水或生理盐水彻底冲洗后,可给予0.5‰可的松眼药水及抗生素眼药水滴眼,同时应注意防止眼球粘连。

给予吸氧,并保持呼吸道畅通。

根据接触情况及毒物种类,患者应观察24~72 h,防止肺水肿发生。防治肺水肿:庆大霉素(8~16)万单位、地塞米松5 mL、氨茶碱0.25 g,分别加入相应的20 mL中和剂中,雾化吸入。及早、合理地使用糖皮质激素。静脉补液以不加重肺水肿为原则。

对症处理:如发生精神紧张、咳嗽、喉头痉挛、水肿时可给予相应对症治疗。金属化合物中毒可用络合剂,光气中毒可静脉注射20%乌洛托品20 mL。

(2) 肺水肿处理原则

吸氧是治疗肺水肿,改善缺氧状态的重要措施之一。

保持呼吸道畅通,使用氨茶碱、喘定解除气道痉挛;喷雾吸入去泡沫剂(如二甲硅油)可增加氧气和肺泡壁的接触面积;有气道黏膜坏死脱落、分泌物阻塞气道,应吸痰,甚至行气管切开术。

雾化吸入同上述一般处理,肺水肿初期,可每2~4 h一次。

早期、足量、短程应用肾上腺糖皮质激素,是防治肺水肿的关键。第一天按病情给药,以后按病情酌减。对危重病人有的主张用大剂量冲击疗法。激素一般使用2~5 d,应注意其带来的副作用及并发症。

其他必须早期、足量联用抗生素防止肺部感染;纠正缺氧的同时,应给予能量合剂等药物保护心肌;肺水肿时常有酸中毒,应注意酸碱平衡;高能量饮食有助于病情早日康复。

（三）窒息性气体中毒

1. 窒息性气体的种类

窒息性气体是指以气态形式侵入机体，直接使氧的供给、摄取、运输和利用出现障碍，从而导致机体缺氧的毒物。根据其毒作用机理，大致可分为以下三类：

（1）单纯窒息性气体。指本身无毒或毒性很低的气体，但由于它们在空气中的大量存在使空气中氧的相对含量降低，导致供给机体的氧缺乏，从而出现缺氧窒息。常压下，自然空气中氧的含量约为20.96%，当氧含量低于16%时，人体即可出现缺氧表现，低于10%时可引起意识丧失，甚至死亡。常见的单纯性窒息性气体有氮气、甲烷、乙烷、乙烯、水蒸气等。

（2）血液窒息性气体。指阻碍血红蛋白对氧气的化学结合能力或阻碍血红蛋白向组织释放携带氧气，从而导致组织供氧障碍而发生窒息的气态毒物，这类毒物也称化学窒息性气体。常见的有一氧化碳、二氧化碳以及苯的氨基或硝基化合物蒸气等。

（3）细胞窒息性气体。这类毒物主要作用于细胞内的呼吸酶，使之失去活性，从而阻碍细胞对氧的利用，使生物氧化过程中断，造成机体发生细胞内"窒息"。常见的细胞窒息性气体有氰化氢、硫化氢。

2. 处理

窒息性气体中毒的处理，首先强调及时解除毒物的继续作用。脑水肿及其他缺氧性损伤的防治是治疗的关键，其基本点为：

（1）防治脑水肿。如利尿脱水，使用大剂量糖皮质激素；冬眠疗法，使用促进脑细胞代谢药物等。

（2）氧疗法。尽早使用高压氧疗法，或其他方式的给氧，目的在于尽快提高血氧张力改善缺氧状态。

（3）克服脑内微循环障碍，改善脑血管灌注；使用钙通道阻滞剂，如异博定、尼莫地平等。

（4）清除氧自由基：服用维生素C、维生素E等。

（四）有机化合物中毒

1. 苯中毒

（1）理化性质

苯属于芳香烃化合物，是具有特殊芳香气味的无色油状液体，极易挥发，微溶于水，可以任何比例溶于许多有机溶剂。

生产环境中的苯主要通过呼吸道进入人体，皮肤直接接触溶剂，吸收量也很大。苯进入人体内后，约50%以原形从呼吸道排出，其余在肝内代谢，以尿酚及硫酸根、葡萄糖醛酸结合物从尿中排出。苯对人体损害为多器官性，主要靶器官为中枢神经系统、造血系统。

（2）急救处理

① 急性中毒者的处理：

应立即脱离中毒现场,移至空气新鲜处。

绝对卧床休息,防止引发心室颤动。

保持呼吸道通畅,重者给氧气吸入。苯中毒无特殊解毒剂,维生素有部分解毒作用,葡萄糖醛酸内酯(肝泰乐)可加速与苯的代谢产物酚类的结合和排出;如无心搏骤停,忌用肾上腺素,以免诱发心室颤动。

② 慢性苯中毒治疗。重点为恢复已经受损的造血功能,调节中枢神经系统功能,多利用维生素、核苷酸类药物、皮质激素、丙酸睾酮等有助于造血功能的恢复。

苯中毒引起的再生障碍性贫血、白血病的治疗原则同内科。

2. 汽油中毒

(1) 理化性质

汽油属 $C_4 \sim C_{12}$ 的混合烃类,按其用途可分为燃料汽油和溶剂汽油。燃料汽油为防爆及节能,有的加有一定量的四乙基铅或甲醇。溶剂汽油又称白节油,橡胶制鞋、印刷、油漆、五金器件清洗等行业、工种常常使用溶剂汽油。

生产环境中,汽油主要以蒸气形式由呼吸道吸入,皮肤吸收很少。

(2) 急救处理

急性吸入中毒者应立即脱离现场,移至空气新鲜处。

呼吸困难者可给予含 5%~7%二氧化碳的氧气吸入。

对症治疗,注意防止脑水肿。

忌用肾上腺素,以免诱发心室颤动。

吸入性中毒者可给以饮牛奶或植物油小心洗胃,应防止反胃而增强吸收或误吸入肺内;可用药用炭混悬液口服吸附,再用硫酸钠或硫酸镁导泻;注意保护肝、肾。

慢性汽油中毒应根据病情进行综合对症治疗。

皮肤损害按职业性接触性皮肤病处理。

3. 甲醇中毒

(1) 理化性质

甲醇又称木醇,为无色、易燃、高度挥发的液体,略具酒精气味,可与水、乙醇、酮、醚、卤代烃混溶,与苯部分混溶。甲醇可经呼吸道、胃肠道和皮肤吸收。急性甲醇中毒主要导致中枢神经损害、眼部损害,以及代谢性酸中毒。

(2) 急救处理

吸入中毒者应立即移离现场,去除污染衣服。误服中毒者,视病情采用催吐或洗胃,洗胃可用 1%碳酸氢钠溶液。

及时进行血液或腹膜透析,以清除已被吸收的甲醇及其代谢产物。

纠正酸中毒,防治肺水肿。

支持和对症治疗。

慢性中毒者,可给予对症治疗,并注意眼部症状和病变。

4. 甲醛中毒

(1) 理化性质

甲醛又名蚁醛,为无色、有辛辣刺鼻气味的气体,易溶于水、醇和醚。40%甲醛水溶液又称"福尔马林"。

甲醛的化学性质和生物活性很活泼,经呼吸道吸入后,有60%～100%由肺部吸收,部分以原形从呼吸道排出;大部分在体内迅速代谢,转变成甲醇,随后氧化成甲酸,以甲酸盐形式从尿排出,或氧化成二氧化碳和水。

甲醛能凝固蛋白质,接触后即发生皮肤和黏膜强烈刺激作用。由于甲醛在体内可分解为甲醇,因此,吸入一定量可引起较弱的麻醉作用。甲醛对中枢神经系统,尤其是对视丘有强烈的作用。甲醛的诱变、致癌和致畸毒理作用,动物实验也有很多报道。

(2) 急救处理

早期足量应用糖皮质激素,以防肺水肿。肺水肿发生时,还需配以利尿脱水剂及二甲基油气雾剂治疗。

对症治疗:烦躁不安者给予非那根肌肉注射,施以亚冬眠疗法,以减少耗氧量。

甲醛液溅到皮肤和黏膜:可用肥皂水或碳酸氢钠溶液洗涤,大量清水冲洗。

(五) 化学烧伤

1. 理化性质

化学烧伤是指由于化学物质直接对皮肤刺激、腐蚀及化学反应热而引起的急性皮肤损害,可伴有眼灼伤和呼吸道吸入性损伤;有的病例可出现经皮肤、黏膜吸收中毒,甚至死亡。化学烧伤的病因有"热"和"腐蚀"两方面的因素,其病理生理、临床表现和处理原则,与火焰烧伤很相似。

2. 急救处理

(1) 酸碱烧伤

强调现场处理,用大量流动清水彻底冲洗20～30 min。酸烧伤后可用3%～5%碳酸氢钠溶液中和清洗。金属钠、钾烧伤不可用水冲洗,宜用油类清洗。眼部碱烧伤更加强调冲洗。酸、碱烧伤创面应使用暴露疗法,并早期给予抗感染。大面积烧伤注意抗休克。中毒者按中毒治疗原则治疗。

(2) 酚烧伤

脱去污染衣物,用大量流动清水彻底冲洗,然后用浸过甘油、聚乙二醇,或聚乙二醇与酒精混合液(7:3)的棉花抹洗15 min,再用清水冲洗。早期坏死组织应清除,以减少酚的吸收中毒。肾是酚作用的主要靶器官,因此酚烧伤时预防急性肾功能衰竭是治疗中毒成功的关键。酚中毒尚可直接或间接地作用于中枢神经,导致突然死亡,故大面积酚烧伤病人应严密监护。

(3) 黄磷烧伤

脱去污染衣物,创面用大量流动清水彻底冲洗,再用硝酸银溶液清洗创面,然后再用水或生理盐水冲洗,最后用5%碳酸氢钠溶液湿敷局部,24 h后可行暴露疗法。禁用油质敷料包扎,以免磷溶于油脂被吸收。使用葡萄糖酸钙可以抗磷毒性,加速磷排泄,但使用量应根据血钙、临床表现决定。全身支持疗法,并应注意急性肾功能衰竭。

(4) 柏油烧伤

不必立即清除柏油,可待其自行冷却或冷敷后结成硬块,再连烧损的表皮一起除去。大面积烧伤应先处理休克,等休克稳定后再除去柏油。不宜用大量汽油擦洗创面,防止汽油中毒,可用植物油拭去残余柏油,其他治疗同普通热烧伤。

第八节 职业病危害综合风险评估

一、职业病危害综合风险评估目的

职业病不仅损害职工的身心健康、影响家庭幸福,也给企业造成经济损失,带来不安定因素。广大职工对职业健康的愿望和诉求日益强烈,维权意识日益增强。

通过职业病危害综合风险评估,可使各煤矿企业对自身职业病防治水平、企业的职业病危害风险有清醒认识,进而采取相应整改措施,补齐短板、努力提高企业职业病防治与管理水平,保护劳动者身体健康,促进企业健康持续发展。此外,煤矿企业职业病危害综合风险评估的结果,也是卫生监督部门开展差异化监督执法的依据。

二、煤矿企业的职业病危害综合风险评估

煤矿企业可自行或委托职业卫生技术服务机构完成职业病危害综合风险评估。根据职业病危害风险分级和职业卫生管理状况分级结果综合评估得出其职业病危害综合风险等级,分为甲、乙、丙三级,甲级风险最低,丙级风险最高。其中职业病危害风险是煤矿企业根据劳动者接触职业病危害因素性质、水平、人数等指标进行判定分级。职业卫生管理状况是煤矿企业通过自查确定分级,分为 A、B、C 三级,A 级最高,C 级最低。

三、煤矿企业职业病危害风险分级方法

根据《职业病防治法》等法律、法规、规章制定煤矿企业职业病危害风险分级方法。煤矿企业职业病危害风险分级根据劳动者接触职业病危害因素性质、接触水平、接触人数等指标进行判定。

(一) 指标界定

1. 职业病危害因素性质

职业病危害因素性质分为严重和一般两种。

(1) 严重职业病危害因素主要包括以下内容:

① 《高毒物品目录》所列职业病危害因素;

② 石棉纤维粉尘、游离二氧化硅含量 10% 以上粉尘;

③ 已确认对人致癌的化学有害因素(GBZ 2.1 中标注"G1"的物质);

④ 电离辐射(除外Ⅲ类射线装置、Ⅳ类和Ⅴ类密封源、丙级非密封源工作场所及予以豁免的情形);

⑤ 卫生健康主管部门规定的其他应列入严重职业病危害因素范围的。

（2）上述严重职业病危害因素以外的其他职业病危害因素为一般职业病危害因素。

2. 职业病危害因素接触水平

职业病危害因素接触水平指劳动者在职业活动的特定时间段内实际接触工作场所职业病危害因素的浓度或强度，分符合和不符合。

3. 职业病危害接触人数

职业病危害接触人数分三类，分别为接触人数9人及以下、10~49人和50人及以上。

（二）风险分级方法

用人单位职业病危害风险分Ⅰ级、Ⅱ级、Ⅲ级三个等级，Ⅰ级风险最低，Ⅲ级风险最高，见表5-4。

表5-4　用人单位职业病危害风险分级方法

职业病危害因素性质	接触水平	接触人数/人		
		≤9	10~49	≥50
一般职业病危害因素	符合	Ⅰ级	Ⅰ级	Ⅰ级
	不符合	Ⅱ级	Ⅱ级	Ⅲ级
严重职业病危害因素	符合	Ⅱ级	Ⅱ级	Ⅲ级
	不符合	Ⅲ级	Ⅲ级	Ⅲ级

注：用人单位同时存在一般职业病危害因素和严重职业病危害因素时，依风险高者判定。

（三）风险分级步骤

根据煤矿企业职业病危害现状评价报告或定期检测与评价报告，或国家基本公共卫生服务中职业病和职业病危害因素监测项目煤矿企业工作场所职业病危害因素检测、评价报告和职业健康检查报告，开展职业病危害因素情况调查，填写表5-5。

表5-5　用人单位职业病危害因素接触情况一览表

序号	车间	工种/岗位	定员	职业病危害因素名称	职业病危害因素检测结果					接触水平	职业病危害因素性质
					C_{TWA}	C_{STE}	C_{ME}	C_{PE}	噪声等效声级	其他因素		

注：① 职业病危害因素名称和检测结果根据有效期内的用人单位职业病危害现状评价报告或定期检测与评价报告填写。

② C_{TWA}为时间加权平均接触浓度；C_{STE}为短时间接触浓度；C_{ME}为最高浓度；C_{PE}为峰接触浓度。当同一岗位或地点具有多个检测结果时，应填报最高值。

根据用人单位职业病危害风险分级方法进行风险等级判定,填写表5-6。

表5-6 用人单位职业病危害风险等级判定表

职业病危害因素性质	接触水平	接触人数	风险等级	风险等级判定
一般	符合			
	不符合			
严重	符合			
	不符合			

四、煤矿企业职业病危害综合风险评估方法

煤矿企业根据职业病危害风险分级和职业卫生管理状况分级结果评估职业病危害综合风险类别,分为甲类、乙类和丙类三类风险,其中甲类风险最低,丙类风险最高。具体方法见表5-7。

表5-7 用人单位职业病危害综合风险评估方法

职业卫生管理状况等级	职业病危害风险等级		
	Ⅰ级	Ⅱ级	Ⅲ级
A级	甲类	甲类	乙类
B级	甲类	乙类	丙类
C级	乙类	丙类	丙类

五、煤矿企业职业病危害综合风险评估报告

煤矿企业根据职业病危害综合风险评估情况,完成"用人单位职业病危害综合风险评估报告"(以下简称"评估报告")并将结果进行公示,公示期不少于5个工作日。公示结束后,将"评估报告"及相关材料,在10个工作日内由法定代表人或主要负责人签字后加盖公章,报送属地监督执法行政部门或监督机构存档备查。

煤矿企业职业病危害综合风险评估每三年开展一次。其间职业病危害因素性质、接触水平和接触人数以及职业卫生管理状况等发生重大变化的,煤矿企业应重新进行职业病危害综合风险评估,并报送"评估报告"。新建的煤矿企业应在正式投产2个月内完成职业病危害综合风险评估,并报送"评估报告"。

用人单位职业病危害综合风险评估报告

（模板）

单位名称：_____

单位注册地址：_____

工作场所地址：_____

法定代表人或主要负责人：_____ 联系电话：_____

填表人：_____ 联系电话：_____

填表日期：_____年_____月_____日

单位名称			组织机构代码（或统一社会信用代码）	
单位注册地址				
工作场所地址				
单位规模	大□ 中□ 小□ 微□		行业分类	
上属单位			注册类型	
法定代表人			联系电话	
职业卫生管理机构	有□ 无□	职业卫生管理人数	专职	兼职
职工总人数（含劳务派遣等）		接触职业病危害总人数（含劳务派遣等）	职业病累计人数	目前在岗
				历年累计
职业健康检查人数（含劳务派遣等）	上岗 应检		在岗 应检	离岗 应检
	实检		实检	实检
主要职业病危害因素				
职业病危害接触水平	一般职业病危害因素	不符合人数	符合人数	
	严重职业病危害因素	不符合人数	符合人数	
职业卫生管理状况等级		职业病危害风险等级	职业病危害综合风险类别	

本次评估情况概述（主要包括单位职业病防治工作概况、综合风险评估过程、存在问题及改正措施方案等情况）

自查和评估人员签字：	法定代表人或主要负责人签字：
日期： 年 月 日	日期： 年 月 日

用人单位盖章：

内容真实、准确、有效。如有不实，本单位愿意承担由此产生的一切法律责任。

日期： 年 月 日

六、职业病危害综合风险评估结果应用

对煤矿企业的职业病危害风险评估应实施动态管理,卫生监督部门每三年集中组织辖区内煤矿企业开展一次职业病危害综合风险评估。煤矿企业因工艺改造、管理状况等情况发生变化,要求调整职业病危害风险综合评估的类别时,卫生监督部门应及时进行确认或调整。

第六章 职业健康相关工作

第一节 健康企业建设

2019年11月,全国爱卫办、国家卫生健康委、工业和信息化部等联合下发了《关于推进健康企业建设的通知》(全爱卫办发〔2019〕3号文件),目的是为贯彻党的十九大和十九届二中、三中全会及全国卫生与健康大会精神,落实《职业病防治法》《"健康中国2030"规划纲要》《关于实施健康中国行动的意见》《关于开展健康城市健康村镇建设的指导意见》等法律政策要求,深入开展健康城市健康村镇建设,促进健康"细胞"建设广泛开展,同时制定并下发了《健康企业建设规范(试行)》。

其中《健康企业建设规范(试行)》当中提出,健康企业是健康"细胞"的重要组成之一,通过不断完善企业管理制度,有效改善企业环境,提升健康管理和服务水平,打造企业健康文化,满足企业员工健康需求,实现企业建设与人的健康协调发展。健康企业建设坚持党委政府领导、部门统筹协调、企业负责、专业机构指导、全员共建共享的指导方针,按照属地化管理、自愿参与的原则,在全国各级各类企业中推进健康企业建设广泛开展。

结合健康管理的方式以及相关的理念,可以逐渐帮助劳动者提升身心素质,进一步降低劳动者发生疾病的概率,还可以逐渐降低全社会中出现的亚健康人数,让人们能够在一个健康的生活中工作以及学习。还可以减少医疗费用的支出,对促进企业经济效益和国民健康发展都具有十分重要的意义。

由于实施健康管理工作具有一定的复杂性以及长期性,进一步实施健康管理需要创造一个良好的环境。首先,当前实施推广的"健康中国"就创造了一个十分有利的大环境,为实施健康管理提供最大的支持。其次,实施健康管理过程中还需要做好具体工作安排,促使健康管理可以有步骤、有计划地推进,进而为提升人们的健康水平作出积极贡献。同时,在持续推进健康管理工作中还需要大量的工作人员参与,尤其是实施健康指导以及健康教育的方面,不仅需要掌握丰富的健康知识,而且还需要积极将这些知识通过畅通的渠道有效传递出去,提高人们掌握健康知识的综合能力,进而改善人们不良的生活方式。

实施健康管理的方式方法:第一,在实施健康管理方面,需要体现出多层次以及高水平的管理机制。第二,优化健康管理的内容,相关的工作人员需要从内容、设计等方面安排好工作流程,即能够结合惠及人群的情况而制定出具体的工作方式方案,能够将健康管理的内容切实落实在实践工作中,提升人们掌握健康管理知识的能力。第三,在管理对象以及范围方面也需要加强规划,如结合当前的职业健康管理情况、职业病危害以及健康威胁的因素等,逐渐做出优化管理的工作,针对特殊个体也需要给予高度关注,然后逐渐拓展至更多人群,将健康管理的理念以及知识更好地融入人们的日常生活中,有效提升人们的健康水平。

一、建立健全管理制度

煤矿企业应成立健康企业建设工作领导小组,制定健康企业工作计划,明确部门职能职责并设专兼职人员负责健康企业建设工作。煤矿企业应设置健康企业建设专项工作经费,专款专用。

结合煤矿企业生产性质,开采掘进等工作内容,以及煤矿职工健康需求和健康影响因素等,建立完善与劳动者健康相关的各项规章制度,如劳动用工制度、职业病防治制度、建设项目职业病防护设施"三同时"管理制度、定期职业健康体检制度、健康促进与教育制度等。同时形成科学合理的检查验收考核机制,保障各项法律法规、标准规范的贯彻执行。

规范劳动用工管理,依法签订劳动合同,告知劳动条件、劳动保护和职业病危害防护措施等内容,煤矿企业要按时足额缴纳工伤保险保费,同时为员工投保大病保险。采取多种措施,发动员工积极参与健康企业建设。

二、建设绿色健康的工作环境

完善安全生产基础设施,按照有关标准和要求,营造布局合理、设施完善、整洁卫生、绿色环保、舒适优美和人性化的工作生产环境,确保生产环境无卫生死角。

矿井乏风、废水、固体废物排放和贮存、运输、处理符合国家、地方相关标准和要求。加强水质卫生管理,确保生活饮用水安全。

做好环境卫生管理,开展病媒生物防治,有效控制鼠、蚊、蝇、蟑螂等病媒生物,确保生产环境符合国家卫生标准和要求。厕所设置布局合理、管理规范、干净整洁。

工作及作业环境、设备设施应当符合工效学要求和健康需求。工作场所照明、通风、温控、噪声、污染物控制等方面符合国家、地方相关标准和要求。

井下及地面重点厂房严禁烟火;井上日常办公场所推广无烟健康理念,打造无烟环境。积极推动办公室、学习室、阅览室等室内工作场所及公共场所等全面禁烟,设置显著标识。

食堂应当符合《食品安全法》相关规定要求,达到食品安全管理等级 B 级以上;就餐场所不能与存在职业性有害因素的工作场所相毗邻,并应当设置足够数量的洗手、洗浴等清洁消毒设施。

落实建设项目职业病防护设施"三同时"(同时设计、同时施工、同时投入生产和使用)制度,做好职业病危害预评价、职业病危害控制效果评价、职业病防护设施设计及竣工验收。

三、企业提供健康管理与服务

依据有关标准设立医务室、紧急救援站等,配备急救箱等设备。要为员工提供免费测量血压、体重、腰围等健康指标的场所和设施。

建立全员健康管理服务体系,建立健康检查制度,制定员工年度健康检查计划,建立员工健康档案。设立健康指导人员或委托属地医疗卫生机构开展员工健康评估或体检。

根据健康评估或体检结果,实施人群分类健康管理和指导,降低职业病及肥胖、高血压、糖尿病、高脂血症等慢性病患病风险。

制订防控传染病、食源性疾病等健康危害事件的应急预案,采取切实可行措施,防止疾病传播流行。

可结合企业自身实际情况设立心理健康辅导室,制订并实施员工心理援助计划,提供心理评估、心理咨询、教育培训等服务,也可将心理健康知识课程作为职业健康培训的重要内容。

根据实际情况组织开展适合不同工作场所或工作方式特点的健身活动。完善员工健身场地及设施,开展工间操、眼保健操等工作期间劳逸结合的健康运动。

落实《女职工劳动保护特别规定》,加强对怀孕和哺乳期女职工的关爱和照顾。积极开展婚前、孕前和孕期保健,避免孕前、孕期、哺乳期妇女接触有毒有害物质和放射线。将妇科和乳腺检查项目纳入女职工健康检查。有需要的按规定建立女职工卫生室、孕妇休息室、哺乳室、母婴室等设施。

企业主要负责人和职业卫生管理人员应当遵守职业病防治法律、法规,依法组织本单位的职业病防治工作。建立健全职业卫生管理制度、操作规程、职业卫生档案和工作场所职业病危害因素监测及评价制度,实施工作场所职业病危害因素日常监测和定期检测、评价。同时,企业主要负责人、职业卫生管理人员要按要求接受职业卫生培训。对劳动者进行上岗前的职业卫生培训和在岗期间的定期职业卫生培训,普及职业卫生知识,增强职业病防范意识和能力。

对存在或者产生职业病危害的工作场所设置警示标识和中文警示说明。对产生严重职业病危害的工作岗位,应当设置职业病危害告知卡。对可能导致急性职业损伤的有毒、有害工作场所,应当设置报警装置,配置现场急救用品、冲洗设备、应急撤离通道和必要的泄险区。建立、健全职业病危害事故应急救援预案。

建立完善职业健康监护制度,对从事接触职业病危害作业的劳动者进行上岗前、在岗期间和离岗时的职业健康检查。规范建立职业健康监护档案并定期评估,配合做好职业病诊断与鉴定工作。妥善安置有职业禁忌、职业相关健康损害和患有职业病的员工,保护其合法权益。依法依规安排职业病病人进行治疗、康复和定期检查。对从事接触职业病危害作业的劳动者,给予适当岗位津贴。

在生产过程中，优先采用有利于防治职业病和保护劳动者健康的新技术、新工艺、新设备、新材料，逐步替代职业病危害严重的技术、工艺、设备、材料。

四、积极营造健康文化

通过多种传播方式及各类媒体平台，广泛开展健康知识普及，引导员工养成合理膳食、适量运动、戒烟限酒、心理平衡等健康生活习惯。积极传播健康先进理念和文化，鼓励员工率先树立健康形象，组织职工参加"职业健康达人"评选，并结合本单位情况给予适当奖励。

定期组织开展传染病、慢性病和职业病防治及心理健康等内容的健康教育活动，提高员工身体健康和心理健康素养。定期对食堂管理和从业人员开展营养、平衡膳食和食品安全相关培训。

关爱员工身心健康，构建和谐、平等、信任、宽容的人文环境。采取积极有效措施预防和制止工作场所暴力、歧视和性骚扰等。切实履行社会责任，积极参与无偿献血等社会公益活动。

形成深厚的健康文化，养成健康的生活、学习、工作习惯，使健康的行为成为预防职业病、心理健康问题的第一道防线，达到"人人懂健康、人人爱健康、人人都健康"的健康企业建设目标。

第二节 职业病危害专项治理

为巩固和深化尘肺病防治攻坚行动成果，大力推进"十四五"时期职业病防治工作，保障劳动者职业健康权益，根据《国家卫生健康委办公厅关于深入开展职业病危害专项治理工作的通知》（国卫办职健函〔2021〕621号）要求，决定自2022年1月起至2025年12月在全国范围深入开展职业病危害专项治理工作。

一、深入开展职业病危害专项治理的背景及意义

深入开展职业病危害专项治理是贯彻落实习近平总书记关于职业病防治工作重要批示精神的具体举措，是实施《"健康中国2030"规划纲要》和《健康中国行动（2019—2030）》战略和国家职业病防治规划的迫切需要，是巩固和深化尘肺病防治攻坚行动成果的重要措施，是从源头控制和减少职业病危害，保护广大劳动者职业健康的有效途径。"十三五"时期，各地区按照国家统一安排，先后组织开展了陶瓷生产、耐火材料制造、汽车制造、蓄电池生产、水泥生产、矿山、冶金、化工、建材等行业领域尘毒危害专项治理工作，并通过尘肺病防治攻坚行动，动员各方力量，深化尘毒危害专项治理，引导推动企业改进生产工艺、完善防护设施，专项治理工作取得显著成效。但调查统计和监测数据显示，10人以上工业企业工作场所粉尘、化学毒物、噪声和辐射等危害因素超标问题依然严重，职业病危害检测、职业健康检查、个体防护等措施落实不到位的问题依然突出。在"十四五"期间进一步扩大治理范围，加大治理力度，集中力量解决工作场所粉

尘、化学毒物、噪声和辐射等危害治理,强化职业病及危害因素监测评估,实现精准防控。

二、治理范围及目标要求

职业病危害专项治理的范围为存在粉尘、化学毒物、噪声危害因素浓(强)度超标且从业人员10人及以上的工业企业(以下简称"治理企业")。10人以下工业企业以及其他行业的专项治理工作由各省份根据本地区实际情况自行安排部署。

职业病危害专项治理的工作目标为:在全面实施工程治理的基础上,到2025年底,被治理企业工作场所作业环境得到显著改善,粉尘、化学毒物、噪声和辐射检测合格率达到100%,职业病危害项目申报率达到90%以上、工作场所职业病危害因素监测合格率达到85%以上,达到《国家职业病防治规划(2021—2025年)》的要求。

三、治理时间及步骤

本次职业病危害治理工作主要分为安排部署、治理整改、全面总结三个阶段。

(一)安排部署阶段(2022年1~8月)

国家卫生健康委确定治理企业名单,将在"职业病危害项目申报系统"中设立专项治理模块,以职业健康基础数据库为基础,结合调查、申报、监测等数据建立基础台账,地方各级卫生健康行政部门对治理企业名单和台账进行补充完善。省级卫生健康行政部门结合本地区实际和治理企业情况,制定本地区专项治理工作方案。

(二)治理整改阶段(2022年9月~2025年6月)

各地要按照"一企一策"的要求,治理企业针对职业病危害超标岗位制定切实可行的整改方案,优先采用工程技术措施,从源头减少和降低职业病危害,完成专项治理的治理企业应委托有资质的技术服务机构对工作场所职业病危害因素进行检测,由技术服务机构出具相应检测报告。地方各级卫生健康行政部门对治理企业开展督促指导,定期调度本地区专项治理工作进展情况,各相关企业按照本次治理内容、措施和要求、认真进行自查自改,并认真做好年度总结。国家卫生健康委将每年对全国专项治理工作进行总结和通报。

(三)全面总结阶段(2025年7~12月)

各级卫生健康行政部门对专项治理工作进行全面总结,客观评价和总结专项治理工作成效。国家卫生健康委将组织对专项治理工作进行总体评估和全面总结。

四、专项治理工作要点

一是各部门各单位要高度重视专项治理工作,加强组织领导的同时认真组织实施,确保专项治理工作取得实效。

二是要以容易超标的作业岗位为重点,落实工程防护措施,加大对现有设备设施的升级改造力度,积极推进新技术、新工艺、新材料的使用,提高设备机械化、自动化水平,淘汰落后工艺、设备和材料。

三是根据职业病危害程度及防治水平有针对性地进行分类治理，统筹安排专项治理检查工作与工作场所职业病危害因素监测工作，提高监管效率。

四是学习部分煤矿职业健康专项治理的典型经验和先进做法，充分发挥示范引领作用，以点带面，促进专项治理工作深入开展。

第三节　工作场所职业健康促进

我国是世界上劳动人口最多的国家，2021年我国就业人口7.465亿人，占总人口的52.8%，多数劳动者职业生涯超过其生命周期的二分之一。工作场所接触各类危害因素引发的职业健康问题依然严重，职业病防治形势严峻、复杂，新的职业健康危害因素不断出现，疾病和工作压力导致的生理、心理等问题已成为亟待应对的职业健康新挑战。实施职业健康保护行动，强化政府监管职责，督促用人单位落实主体责任，提升职业健康工作水平，有效预防和控制职业病危害，切实保障劳动者职业健康权益，对维护全体劳动者身体健康、促进经济社会持续健康发展至关重要。

《"健康中国2030规划"纲要》当中，提出要强化安全生产和职业健康。加强安全生产，加快构建风险等级管控、隐患排查治理两条防线，切实降低重特大事故发生频次和危害后果。强化行业自律和监督管理职责，推动企业落实主体责任，推进职业病危害源头治理，强化矿山、危险化学品等重点行业领域安全生产监管。开展职业病危害基本情况普查，健全有针对性的健康干预措施。进一步完善职业安全卫生标准体系，建立完善重点职业病监测与职业病危害因素监测、报告和管理网络，遏制尘肺病和职业中毒高发势头。建立分级分类监管机制，对职业病危害高风险企业实施重点监管。开展重点行业领域职业病危害专项治理。强化职业病报告制度，开展用人单位职业健康促进工作，预防和控制工伤事故及职业病发生。

"十四五"国民健康规划当中提出，要加强职业健康保护。强化职业健康危害源头防控和风险管控。建立健全职业病和职业病危害因素监测评估制度，扩大主动监测范围，到2025年，工作场所职业病危害因素监测合格率达到85%以上。开展尘肺病筛查和新兴行业及工作相关疾病等职业健康损害监测。完善用人单位职业健康信息及风险评估基础数据库，构建职业病危害风险分类分级、预测预警和监管机制，对职业病危害高风险企业实施重点监管。强化重点行业职业病危害专项治理。鼓励企业完善职业病防护设施，改善工作场所劳动条件。

完善职业病诊断和救治保障。健全职业病诊断与鉴定制度，优化诊断鉴定程序。强化尘肺病等职业病救治保障，实施分类救治救助，对未参加工伤保险且用人单位不存在或无法确定劳动关系的尘肺病患者，按规定落实基本医疗保障和基本生活救助政策。

加强职业健康促进。推动用人单位开展职工健康管理，加强职业健康管理队伍建设，提升职业健康管理能力。全面提高劳动者职业健康素养，倡导健康工作方式，显著提升工作相关的肌肉骨骼疾病、精神和心理疾病等防治知识普及率。推动健康企业建设,培育一批健康企业特色样板。深入开展争做"职业健康达人"活动。

国内外卫生学家都深刻认识到保护职业人群健康的关键,不在于治疗发病的工人,而在于治理卫生状况不良的工作场所,故职业人群健康促进又称工作场所健康促进。

一、工作场所职业健康促进的概念

国外将职业健康促进称为工作场所职业健康促进。其概念是由健康促进发展而来的,它是健康促进的一个重要的组成部分。目前,普遍认为职业健康促进是指采用多学科、多部门、多种干预手段,通过综合性干预措施,以期改善作业条件、增进健康生活方式、控制健康危险因素、降低病伤及缺勤率,促进职工、家属及其所在社区居民安全和健康,提高生活质量。

二、工作场所职业健康促进的意义

世界卫生组织将工作场所视为21世纪开展健康促进优先考虑的环境,因为它影响到职业人群的身体、心理以及社会幸福,具备开展健康促进的环境和基础设施。社会及卫生领域逐渐认识到职业健康促进在促进职业健康和经济发展方面的作用。经过对1982—2005年的研究数据分析,发现职业健康促进使平均因病缺勤率降低了26.8%,健康费用降低了26.1%,工人的补偿和伤残赔偿费用降低了32%,成本效益比率为5.81。2022年全国报告新发职业病病例数比2017年下降58%,尘肺病等重点职业病高发势头得到初步遏制。由此可见,工作场所职业健康促进对于促进职业人群身心健康和社会经济发展具有重要意义。

三、工作场所职业健康促进的意义及现状

工作场所职业健康促进是一项系统的工作,它是一项需要国家、政府、部门、组织、企业主、职业人群、专家等利益相关者多组织、多部门联合并相互协调配合完成的一项工作。我们应加大对工作场所职业健康促进的宣传和推广力度,挖掘各方面资源开展实践活动,探索研究适合我国的工作场所职业健康促进模式。

早在2005年,卫生部颁布的《全国健康教育与健康促进工作规划纲要(2005—2010年)》就提出建立工作场所职业健康促进体系。从2007年至今,中国疾病预防控制中心职业卫生与中毒控制所在全国主要大省市开展了"健康促进企业试点"项目。如李霜等对某中小型制药企业进行了工作场所健康促进干预,干预后员工对《职业病防治法》、职业病预防措施、高血压定义、艾滋病传播途径和高血压、冠心病预防措施的知晓率分别从干预前的72.4%、13.8%、67.5%、45.8%、51.7%提高到97.8%、19.9%、82.3%、94.7%、53.1%;干预后吸烟改善率为98.5%,饮酒改善率为70.2%,早餐每周4次以上人员较干预前增加30.6%。江苏省疾病预防控制中心的张巧耘、王建锋、张恒东等对某大型电子企业健康促进综合干预,干预前后工作场所中有毒有害因素检测总合格率由干预前的96.3%提高到干预后的100.0%,在合理饮食、健康状况、体育锻炼、控制体重等方面的改善率分别为69.1%、60.3%、59.9%、59.1%;2周就诊率由7.58%下降至

5.76%，体检参检率由92%上升至97%。近几年，我国职业健康促进工作取得了较明显的效果。

四、职业健康促进的行动目标

到2022年和2030年，劳动工时制度得到全面落实；工伤保险参保人数稳步提升，并于2030年实现工伤保险法定人群参保全覆盖；接尘工龄不足5年的劳动者新发尘肺病报告例数占年度报告总例数的比例实现明显下降并持续下降；辖区职业健康检查和职业病诊断服务覆盖率分别达到80%及以上和90%及以上；重点行业的用人单位职业病危害项目申报率达到90%及以上；工作场所职业病危害因素检测率达到85%及以上，接触职业病危害的劳动者在岗期间职业健康检查率达到90%及以上；职业病诊断机构报告率达到95%及以上。

提倡重点行业劳动者对本岗位主要危害及防护知识知晓率达到90%及以上并持续保持；鼓励各用人单位做好员工健康管理、评选"健康达人"，其中国家机关、学校、医疗卫生机构、国有企业等用人单位应支持员工率先树立健康形象，并给予奖励；对从事长时间、高强度重复用力、快速移动等作业方式以及视屏作业的人员，采取推广先进工艺技术、调整作息时间等措施，预防和控制过度疲劳和工作相关肌肉骨骼系统疾病的发生；采取综合措施降低或消除工作压力。

（一）劳动者个人目标

（1）倡导健康工作方式。积极传播职业健康先进理念和文化。国家机关、学校、医疗卫生机构、国有企业等单位的员工率先树立健康形象，争做"健康达人"。

（2）树立健康意识。积极参加职业健康培训，学习和掌握与职业健康相关的各项制度、标准，了解工作场所存在的危害因素，掌握职业病危害防护知识、岗位操作规程、个人防护用品的正确佩戴和使用方法。

（3）强化法律意识，知法、懂法。遵守职业病防治法律、法规、规章。接触职业病危害的劳动者，定期参加职业健康检查；罹患职业病的劳动者，建议及时诊断、治疗，保护自己的合法权益。

（4）加强劳动过程防护。劳动者在生产环境中长期接触粉尘、化学危害因素、放射性危害因素、物理危害因素、生物危害因素等可能引起相关职业病。建议接触职业病危害因素的劳动者注意各类危害的防护，严格按照操作规程进行作业，并自觉、正确地佩戴个人职业病防护用品。

（5）提升应急处置能力。学习掌握现场急救知识和急性危害的应急处置方法，能够做到正确地自救、互救。

（6）加强防暑降温措施。建议高温作业、高温高湿环境作业等劳动者注意预防中暑。可佩戴隔热面罩和穿着隔热、通风性能良好的防热服，注意使用空调等制冷降温设施进行降温。适量补充水、含食盐和水溶性维生素等防暑降温饮品。

（7）长时间伏案低头工作或长期前倾坐姿职业人群的健康保护。应注意通过伸展活动等方式缓解肌肉紧张,避免颈椎病、肩周炎和腰背痛的发生。在伏案工作时,需注意保持正确坐姿,上身挺直;调整椅子的高低,使双脚刚好合适地平踩在地面上。长时间使用电脑的,工作时电脑的仰角应与使用者的视线相对,不宜过分低头或抬头,建议每隔1~2 h休息一段时间,向远处眺望,活动腰部和颈部,做眼保健操和工间操。

(8)以站姿作业为主的操作人员的健康保护。站立时,建议两腿重心交替使用,防止静脉曲张,建议通过适当走动等方式保持腰部、膝盖放松,促进血液循环;长时间用嗓的,注意补充水分,常备润喉片,预防咽喉炎。

(9)长时间固定体位作业职业人群的健康保护。建议合理安排作业时间,做到规律饮食,定时定量;保持正确的作业姿势,将座位调整至适当的位置,确保腰椎受力适度,并注意减少震动,避免颈椎病、肩周炎、骨质增生、坐骨神经痛等疾病的发生;作业期间注意间歇性休息,减少憋尿,严禁疲劳作业。

(二)用人单位目标

(1)鼓励用人单位为劳动者提供整洁卫生、绿色环保、舒适优美和人性化的工作环境,采取综合预防措施,尽可能减少各类危害因素对劳动者健康的影响,切实保护劳动者的健康权益。倡导用人单位评选"健康达人",并给予奖励。

(2)鼓励用人单位在适宜场所设置健康小贴士,为单位职工提供免费测量血压、体重、腰围等健康指标的场所和设施,一般情况下,开会时间超过2 h安排休息10~15 min。鼓励建立保护劳动者健康的相关制度,如工间操制度、健身制度、无烟单位制度等。根据用人单位的职工人数和职业健康风险程度,依据有关标准设置医务室、紧急救援站、有毒气体防护站,配备急救箱等装备。

(3)新建、扩建、改建建设项目和技术改造、技术引进项目可能产生职业病危害的,建设单位应当依法依规履行建设项目职业病防护措施"三同时"(即建设项目的职业病防护设施与主体工程同时设计、同时施工、同时投入生产和使用)制度。鼓励用人单位优先采用有利于防治职业病和保护员工健康的新技术、新工艺、新设备、新材料,不得生产、经营、进口和使用国家明令禁止使用的可能产生职业病危害的设备或材料。对长时间、高强度、重复用力、快速移动等作业方式,采取先进工艺技术、调整作息时间等措施,预防和控制过度疲劳和相关疾病发生。采取综合措施降低或消除工作压力,预防和控制其可能产生的不良健康影响。

(4)产生职业病危害的用人单位应加强职业病危害项目申报、日常监测、定期检测与评价,在醒目位置设置公告栏,公布工作场所职业病危害因素检测结果和职业病危害事故应急救援措施等内容,对产生严重职业病危害的作业岗位,应当在其醒目位置,设置警示标识、告知卡和中文警示说明。

(5)产生职业病危害的用人单位应建立职业病防治管理责任制,健全岗位责任体系,做到责任到位、投入到位、监管到位、防护到位、应急救援到位。用人单位应当根据存在的危害因素,设置或者指定职业卫生管理机构,配备专兼职的职业卫生管理人员,开展职业病防治、职业健康指导和管理工作。

(6) 用人单位应建立完善的职业健康监护制度,依法组织劳动者进行职业健康检查,配合开展职业病诊断与鉴定等工作。对女职工定期进行妇科疾病及乳腺疾病的查治。

(7) 用人单位应规范劳动用工管理,依法与劳动者签订劳动合同,合同中应明确劳动保护、劳动条件和职业病危害防护、女职工劳动保护及女职工禁忌劳动岗位等内容。用人单位应当保证劳动者休息时间,依法安排劳动者休假,落实女职工产假、产前检查及哺乳时间,杜绝违法加班;要依法按时足额缴纳工伤保险费。鼓励用人单位组建健康指导人员队伍,开展职工健康指导和管理工作。

(三) 政府相关部门的目标

(1) 研究修订《职业病防治法》等法律法规,制修订职业病防治部门规章。梳理、分析、评估现有职业健康标准,以防尘、防毒、防噪声、防辐射为重点,以强制性标准为核心,研究制定、修订出台更严格、有效的国家职业健康标准和措施,完善职业病防治法规标准体系。加强对新型职业危害的研究识别、评价与控制,组织开展相关调查,研究制定规范标准,提出防范措施,适时纳入法定管理,以应对产业转型、技术进步可能产生的职业健康新问题。

(2) 研发、推广有利于保护劳动者健康的新技术、新工艺、新设备和新材料。以职业性尘肺病、噪声聋、化学中毒为重点,在矿山、建材、金属冶炼、化工等行业领域开展专项治理。严格源头控制,引导职业病危害严重的用人单位进行技术改造和转型升级。推动各行业协会制订并实施职业健康守则。

(3) 完善职业病防治技术支撑体系,按照区域覆盖、合理配置的原则,加强职业病防治机构建设,做到布局合理、功能健全。设区的市至少有1家医疗卫生机构承担本辖区内职业病诊断工作,县级行政区域原则上至少有1家医疗卫生机构承担本辖区职业健康检查工作。充分发挥各类职业病防治机构在职业健康检查、职业病诊断和治疗康复、职业病危害监测评价、职业健康风险评估等方面的作用,健全分工协作、上下联动的工作机制。加强专业人才队伍建设,鼓励高等院校扩大职业卫生及相关专业招生规模。推动企业职业健康管理队伍建设,提升企业职业健康管理能力。

(4) 加强职业健康监管体系建设,健全职业健康监管执法队伍,重点加强县(区)、乡镇(街道)等基层执法力量,加强执法装备建设。加大用人单位监管力度,督促用人单位切实落实职业病防治主体责任。

(5) 以农民工尘肺病为切入点,进一步加强对劳务派遣用工单位职业病防治工作的监督检查,优化职业病诊断程序和服务流程,提高服务质量。对加入工伤保险的尘肺病患者,加大保障力度;对未参加工伤保险的,按规定通过医疗保险、医疗救助等保障其医疗合法权益。加强部门间信息共享利用,及时交流用人单位职业病危害、劳动者职业健康和工伤保险等信息数据。

(6) 改进职业病危害项目申报工作,建立统一、高效的监督执法信息管理机制。建立完善的工作场所职业病危害因素检测、监测和职业病报告网络。适时开展工作场所职业病危害因素监测和职业病专项调查,系统收集相关信息。开展"互联网+职业健康"信息化建设,建立职业卫生和放射卫生大数据平台,利用信息化提高监管效率。

(7) 将"健康企业"建设作为健康城市建设的重要内容,逐步拓宽丰富职业健康范围,积极研究将工作压力、肌肉骨骼疾病等新职业病危害纳入保护范围。推进企业依法履行职业病防治等相关法定责任和义务,营造企业健康文化,履行企业社会责任,有效保障劳动者的健康和福祉。

五、工作场所职业健康促进的 8 条原则

(1) 创建良好的支持环境。加强政府、企业、组织等多部门的协调配合,制定相关规范和标准,提供支持职业健康促进的社会环境和自然环境,保障相关工作的正常开展。

(2) 各级领导重视,同时在员工中普及职业健康促进的相关知识,做好职业健康培训工作。同时,企业对员工福利的关注和行动对员工的干劲和忠诚度起着很大的影响。

(3) 提供系统的健康评价、及时和有意义的反馈、帮助个人健康目标的制定和监测。积极的反馈和随访是帮助员工建立和保持健康行为的关键。

(4) 根据职业健康需求开展适宜的健康促进活动。由于员工的年龄、性别、民族、种族、文化程度、职业、产业、工作场所、地域等因素的差别,其健康需求也有所不同。因此,应针对性地根据其需求制定适合的健康促进项目,应具备有效性和可持续性以及员工的可参与性。

(5) 完善各项促进机制,提供具有创造性和吸引性的激励机制,鼓励员工广泛参与。合理利用职业健康专项资金,提供例如免费健康检查、健康教育及培训等多种形式的健康促进活动。

(6) 加强职业健康促进的信息化建设。建立以互联网为基础的开放式资源系统,以传播成熟、有效的典型案例,建好用好职业健康档案,推广有效的评估工具,简易的操作工具和计划、方案模型。

(7) 应将健康管理考核同安全、绩效考核联系起来,促进职业健康促进工作的全面推进。遵守操作规程且身心健康的员工工作起来更安全和高效。因此,健康保险或医疗福利、工作场所安全和健康促进是相互协同的,都有助于员工的健康。

(8) 应对职业健康促进工作进行系统性地效果评估。系统地评估员工的健康需求与满足这种需求的健康促进服务和活动的效益,应提供成本效益信息和其他预防成本指标。

下一步,我国将持续完善卫生健康法治体系。贯彻落实基本医疗卫生与健康促进法,加快推动传染病防治法、突发公共卫生事件应对法、职业病防治法、中医药传统知识保护条例等法律法规的制修订工作,构建系统完备的卫生健康法律体系。加快完善医疗卫生技术标准体系,针对"互联网+医疗健康"等新业态加快标准制修订。加强普法宣传。持续深化卫生健康领域"放管服"改革。同时,全方位推进卫生健康领域国际合作,推动构建人类卫生健康共同体。完善政策对话与协作机制,深入参与相关国际标准、规范、指南等的研究、谈判与制定。完善我国参与国际重特大突发公共卫生事件应对机制。深化中医药领域国际交流合作。促进"一带一路"卫生健康合作,推进健康丝绸之路建设。创新卫生发展援助与合作模式。深化与港澳台地区卫生健康交流合作。

第四节 相关疾病预防控制措施

煤矿企业生产过程中,职工在工作场所受环境、设备等影响因素而造成的相关疾病主要有以下几个方面。一是因身体过度负荷有关的作业方式引起的疾病,包括:因紧张、繁重的工作而引发的肌肉、肌腱、骨或关节的疾病;因搬运重物或不自然的工作姿势,或因其他原因造成腰部过度负荷引起的腰痛;由于上肢过度负荷,造成手指痉挛、手指或前臂等腱鞘炎或颈肩腕综合征;由于在振动环境中作业造成的振动病;由于滑囊组织在作业中受创导致的滑囊炎;以及其他由于身体过度负荷引起的躯体疾病。二是因生产环境温度过高引发的中暑、热射病等疾病,三是因心理压力与应激等因素引起的身心亚健康或身心疾病。

在《职业病分类和目录》中,煤矿常见的职业性尘肺病及其他呼吸系统疾病有矽肺病、煤工尘肺病(具体见第二章第二节);煤矿常见的职业性耳鼻喉口腔疾病有噪声聋;煤矿常见的物理因素所致职业病有中暑和手臂振动病;其他职业病类型当中,滑囊炎(限于井下工人)是煤矿常见的职业病种之一。

一、职业性手臂振动病的诊断与治疗

振动危害及预防控制措施在本书第二章第四节当中有详细的介绍,在此不再重复说明。

手臂振动病主要是由于局部肢体(主要是手)长期接受强烈振动而引起的。长期接触低频、大振幅的振动,可使植物神经功能紊乱,长期可引起皮肤与外周血管循环机能改变,形成一系列病理改变。早期可出现肢端感觉异常、振动感减退。主要症状为手麻、手疼、手胀、手凉、手掌多汗,夜间多发生手疼症状;其次为手僵手颤,手指遇冷现白,重时血管痉挛明显;可见骨及关节 X 片病理性改变。如果下肢接触振动较多,以上症状出现在下肢。

(一)职业性手臂振动病的诊断与治疗

职业性手臂振动病诊断根据明确的接触振动职业史,结合临床表现及实验室检查,排除其他疾病,根据《职业性手臂振动病的诊断》(GBZ 7—2014),即可确立诊断。

预防振动职业危害要采取综合措施,首先要革新工艺,消除或减弱机器和工具的振动,限制接振时间,改善潮湿、寒冷的不良作业环境。同时,加强个人防护与职业健康监护工作,也是防止或减轻振动危害的重要措施。

职业性手臂振动病要注意手部保暖,轻度的一般不予特殊治疗。对病情严重者可试用药物治疗。

1. 诊断标准

根据职业性手臂振动病诊断标准 GBZ 7—2014 对此项职业病进行诊断。主要用于职业活动中长期从事手传振动作业而发生的疑似手臂振动病的诊断及处理。

2. 诊断原则

根据一年以上连续从事手传振动作业的职业史,以手部末梢循环障碍、手臂神经功能障碍和(或)骨关节肌肉损伤为主的临床表现,结合末梢循环功能、神经-肌电图检查结果,参考作业环境的职业卫生学资料,综合分析,排除其他病因所致类似疾病,方可诊断。

3. 诊断分级

(1) 轻度手臂振动病

出现手麻、手胀、手痛、手掌多汗、手臂无力、手指关节疼痛,可有手指关节肿胀、变形,痛觉、振动觉减退等症状体征,可有手部指端冷水复温试验复温时间延长或复温率降低,并具有下列表现之一者:

① 白指发作未超出远端指节的范围;

② 手部神经-肌电图检查提示神经传导速度减慢或远端潜伏期延长。

(2) 中度手臂振动病

在轻度的基础上,具有下列表现之一者:

① 白指发作累及手指的远端指节和中间指节;

② 手部肌肉轻度萎缩,神经-肌电图检查提示周围神经源性损害。

(3) 重度手臂振动病

在中度的基础上,具有下列表现之一者:

① 白指发作累及多数手指的所有指节,甚至累及全手,严重者可出现指端坏疽;

② 出现手部肌肉明显萎缩或手部出现"鹰爪样"畸形,并严重影响手部功能。

4. 治疗与防护

对手臂振动病,治疗原则是根据病情进行综合性治疗。应用扩张血管及营养神经的中西医药物治疗,并可结合采用物理疗法、运动康复疗法等。必要时进行外科治疗。

可以从改善作业环境,加强个人防护,合理配备和使用个人防护用品入手,如使用防振手套、减振座椅等,能够减轻振动危害。同时,加强健康监护和日常卫生保健,依法对从事振动作业的煤矿职工进行就业前和定期健康体检,早期发现,及时治疗。

加强健康管理和宣传教育,提高劳动者保健意识。定期监测振动工具的振动强度,结合卫生标准,科学地安排作业时间。长期从事振动作业的工人,尤其是手臂振动病患者应加强日常卫生保健,日常生活应有规律,坚持适度的体育锻炼。吸烟者血液中一氧化碳浓度增高,可影响组织中氧的供应和利用诱发疾病,因此手臂振动病患者应戒烟。

如需劳动能力鉴定,可根据 GB/T 16180 进行处理。

5. 注意事项

(1) 手臂振动病是长期从事手传振动作业而引起的以手部末梢循环障碍、手臂神经功能障碍为主的疾病,可引起手臂骨关节-肌肉的损伤,其典型表现为振动性白指。手臂振动病,主要是由使用振动性工具引起。从事手传振动的作业,主要有凿岩工、固定砂轮和手持砂轮磨工、铆钉工、风铲工、捣固工、油锯工、电锯工、锻工、铣工、押拔工等。

（2）关于"根据一年以上连续从事手传振动作业的职业史",是指密切接触手传振动连续作业工龄在一年以上;且接触手传振动加速度超过 GBZ 2.2 规定的职业接触限值,或有手臂振动病的职业流行病学资料支持。

（3）振动性白指或称职业性雷诺现象,其发作具有一过性和时相性特点,一般是在受冷后出现患指麻、胀、痛,并由灰白变苍白,由远端向近端发展,界限分明,可持续数分钟至数十分钟,再逐渐由苍白、灰白变为潮红,恢复至常色。其判定依据应以专业医务人员检查所见为主;主诉白指,同时又有同工作场所有关人员的旁证,也可作为参考,如有必要,可以进行白指诱发试验。

（4）白指诱发试验一般适用于作业环境温度较高时,患者如已在自然情况下出现白指,并经专业医务人员检查证实为振动性白指者不需要再进行白指诱发试验。

（5）振动性白指发作累及范围,应以单侧手分别判断。"多数"手指系指三个及三个以上手指。以白指诊断分级时,如左手、右手不一致,应以较重侧的诊断分级为准,但应分别描述。

（6）神经-肌电图检查包括常规同心圆针电极肌电图和神经传导检测。神经传导检测包括感觉神经传导测定和运动神经传导测定,测定参数包括运动神经传导速度（MCV）、末端运动潜伏期（DML）、复合肌肉动作电位（CMAP）波幅、面积和时限;感觉神经传导速度（SCV）、波幅、面积和时限。神经-肌电图的检查方法及其神经源性损害的判断基准见 GBZ/T 247。

（7）神经-肌电图检查结果以出现白指或冷水复温异常侧的手部进行判定。

6. 手部皮肤温度测量和冷水复温试验方法

（1）检查室要求:应在室温 20 ℃±2 ℃的室内进行。

（2）检查时间:尽可能在冬季昼间 9:00～18:00 之间进行。

（3）受试前避免手传振动暴露 12 h 以上。

（4）受试者普通衣着,受试前至少 2 h 内不吸烟,24 h 内不服用血管活性药物,非饥饿状态,入室静坐休息 30 min 后进行检查。

（5）测试仪器:应用半导体温度计（或热电偶温度计）。

（6）测试部位:受试者无名指中间指节背面中心的皮肤。

（7）测试方法:首先进行基础皮温测试,随即将双上肢前臂（手腕以上至少 10 cm）浸入 10 ℃±0.5 ℃的冷水中,手指自然分开,勿接触盛水容器,浸泡 10 min,出水后迅速用干毛巾轻轻将水沾干,立即测定上述部位的温度（即刻皮温）。测量时两手自然放松,平心脏高度放在桌上。每 5 min 测量和记录一次。

观察指温恢复至基础皮温的时间（min）。冷试后 30 min 仍未恢复者,视为异常。

（8）复温率计算公式:

$$\text{冷试后 5 min(或 10 min)复温率} = \frac{\text{冷试后 5 min(或 10 min)时皮温} - \text{冷试后即刻皮温}}{\text{冷试前基础皮温} - \text{冷试后即刻皮温}} \times 100\%$$

(9) 5 min 复温率小于 30% 和 10 min 复温率小于 60% 为异常参考值。

7. 白指诱发试验方法

(1) 白指诱发试验应在医生的指导和监督下进行，且以不危害受试者健康为前提，不主张采用冰冻手指、压迫手指等方式诱发。通过诱发试验产生白指，应立即将出现的白指照相保存，同时将白指的发生情况(包括累及的手别、手指、指节等情况)记录于病历中。

(2) 试验前准备：受试者普通衣着，受试前至少 2 h 内不吸烟，24 h 内不服用血管活性药物，非饥饿状态，进入室温为 20 ℃±2 ℃ 的休息室静坐休息 30 min 后进行检查。

(3) 方法：受试者通过冰水浸泡双手等局部受冷方式诱发白指。试验应安排受试者在室温 20 ℃±2 ℃ 的实验室里，采用 10 ℃±0.5 ℃ 的冷水浸泡双手至诱发出白指，但最长不超过 30 min。

(4) 结果判定：白指判定以专业医务人员检查所见为准，一般是在受冷后患指出现麻、胀、痛，并由灰白变苍白，由远端向近端发展，界限分明，持续 3 min 以上，再逐渐由苍白、灰白变为潮红，恢复至常色；而同一手指近端发白严重程度大于远端，或者远端恢复早于近端者不能判定为白指；诱发出现的白指与临床综合表现不相符时，应当重复试验。

(二) 职业性手臂振动病的筛查

职业性手臂振动病的复查主要依靠职业健康例行检查。

1. 上岗前职业健康检查

职业禁忌证主要有：雷诺病(雷诺现象)，周围神经系统器质性疾病等。

可以通过询问确诊症状，重点询问有无手部麻木、疼痛、运动障碍的症状，或引起中枢或周围神经系统疾病，雷诺病的症状和病史，以及振动工作从业经历情况等。

可通过内科常规体格检查确认症状，重点检查手指有无肿胀、变白、变紫，指关节有无变形，指端感觉灵敏度有无减退等。

2. 在岗期间及离职职业健康检查

可以通过职业性手臂振动病诊断标准 GBZ 7—2014 进行诊断与治疗。职业禁忌证主要是周围神经系统器质性疾病等。

或通过症状询问，确认有无手指麻木、疼痛、遇寒冷中指变白、运动障碍等症状，并问清振动工作接触史。

体格检查主要检查手指有无肿胀、变白、变紫，指关节有无变形。

还可通过实验检查血常规，有症状者可通过冷水复温试验进行检查。也可选择指端感觉、肌电图等检查项目。

二、滑囊炎的诊断与防控

煤矿井下工人滑囊炎是煤矿井下工人由于长时间在狭窄的空间进行工作,因躯体滑囊组织急性外伤或长期受压、反复摩擦等机械因素所引起的无菌性炎症。病变好发部位与工人井下作业姿势密切相关,如膝、肘、肩关节等部位伴随长期爬行、蹲、跪、侧卧、肩扛等作业方式,导致髌骨前滑囊炎、肱骨鹰嘴滑囊炎、肩峰下滑囊炎患病率较高。我国于1985年已发布了该职业病的诊断标准。

职业性滑囊炎与职业的类型、工种、职业环境、劳动强度等密切相关。矿井下矿工常因工作环境和劳动姿势等原因,用肘支撑着匍匐爬行,肘部和膝部滑囊长期受到摩擦、压迫和碰撞导致髌前滑囊炎和鹰嘴滑囊炎,故又称为"矿工肘"和"矿工膝"。

滑囊炎患病率与煤矿的工作环境有一定的联系。在煤层薄、倾角大的煤矿,矿工须长期爬行、蹲、跪、侧卧和肩扛等进行作业,滑囊炎多发于膝、肘、肩关节等处于长期机械摩擦和受压部位,患病率较高;而在煤层较厚、劳动条件好的煤矿以及机械化程度高的煤矿,患病率较低。

不同工种之间,滑囊炎患病率也有显著差异,经过调查发现采煤工患病比例最高,掘进工次之,辅助工最低。煤矿井下工人滑囊炎可发生在任何年龄,但因多次慢性摩擦受压损伤为其致病因素,故有随年龄增长、井下工龄延长,其患病率有呈逐渐增高的趋势。

(一)滑囊炎的诊断

1. 煤矿井下工人滑囊炎诊断标准

煤矿井下工人滑囊炎是指煤矿井下工人在特殊的劳动条件下,致使滑囊急性外伤或长期摩擦、受压等机械因素所引起的无菌性炎症改变。煤矿井下工人劳动条件和姿势较为特殊,在跪和爬行时,膝关节较易受累,髌前滑囊炎多见;在侧卧和爬行时,膝、肘关节较易受累,膝外侧滑囊炎和鹰嘴滑囊炎多见;在肩扛时,肩关节较易受累,肩峰下滑囊炎多见。

诊断可依据《煤矿井下工人滑囊炎诊断标准》(GBZ 82—2002)。为减少滑囊炎对职工健康的影响,可在岗前职业健康检查,以及岗中、离岗时进行职业健康筛查,及早发现及早治疗。

2. 诊断原则

根据煤矿井下工人滑囊有急性外伤和长期摩擦或压迫的职业史、典型的临床表现,结合现场劳动卫生学调查,综合分析,并排除其他类似表现的疾病,方可诊断。在对煤矿井下工人滑囊炎诊断时,须注意与骨关节炎、腱鞘囊肿、滑膜瘤、滑膜囊肿、Baker囊肿、纤维瘤、脂肪垫以及化脓性滑囊炎、类风湿性滑囊炎和结核性滑囊炎等疾病相鉴别。有困难时,可施行X射线摄片或滑囊造影术。为明确滑囊炎的诊断分期,可辅做病理组织学活检。

3. 诊断及分期标准

煤矿井下工人滑囊炎分急性、亚急性和慢性3期,分期的确定直接关系到滑囊炎患者的处理和预后,诊断分期主要根据为患者关节外伤和摩擦或压迫的职业史、典型的临床症状和体征以及滑囊穿刺液的性质。病程对于确定滑囊炎的分期亦甚重要,急性滑囊炎病程一般为 10~14 天,亚急性为 1~3 个月,慢性为 3 个月以上。在煤矿井下工人中,以亚急性和慢性滑囊炎最为多见。

(1) 急性滑囊炎

有急性外伤史,或在关节局部受摩擦、压迫的初期,关节周围出现有部位固定、表面光滑、有波动感、界限清楚、压之疼痛的囊性肿物,穿刺液为血性渗出液。

(2) 亚急性滑囊炎

关节局部有受反复摩擦、压迫史,或急性滑囊炎史,局部有不适感,压之疼痛较轻,见有边界清晰的囊肿,常反复发作,穿刺液为淡黄色透明黏液。

(3) 慢性滑囊炎

关节有长期反复摩擦、压迫史,或亚急性滑囊炎经多次穿刺及药物注射后,局部皮肤有瘙痒、皱襞感,粗糙和胼胝样变,穿刺液为少量淡黄色黏液。

(二) 滑囊炎的防控与治疗

1. 防护措施

(1) 加强劳动时的保护防护,养成劳动之后尽量用温水洗手、热水洗浴的良好生活习惯。休息静养是缓解关节疼痛的首选方法和措施。如果出现手部、肘关节、肩关节、膝关节或者是踝关节等部位疼痛酸胀,一定要将不舒服的患处进行制动休息,从而缓解急性期症状。

(2) 不建议穿狭长挤脚的鞋。如果鞋子穿着舒适度不够,长时间站立或劳动后,会使脚面和脚掌受到长期挤压磨损摩擦,容易造成脚趾滑囊炎、足跟后滑囊炎或拇外翻等疾病。

(3) 如果工作任务需要下蹲或者是跪位完成,应当尽量减少这些动作持续的时长,防止髌骨前的滑囊炎。长时间久坐会发生坐骨结节的滑囊炎。滑囊炎大部分都是由于长期保持一种位置或者是姿势导致的,如果出现滑囊炎征兆的话,就需要适当改变位置、姿势,增加休息频次,并按摩轻揉患处部位。

(4) 工作中要避免频繁地弯腰久坐,避免身体过度劳累和疲劳。适当地对身体各个部位进行拉伸动作,有条件的工作之余练习瑜伽或增加拉伸运动。

(5) 平时饮食方面尽量避免吃一些辛辣油腻或者刺激性比较强的食品,主张食谱丰富清淡少盐。发作期避免食用刺激性较强食物(如辣椒、酒类饮品等),对于痛风性滑囊炎注意高嘌呤饮食的控制,同时也要注意营养均衡,健康饮食。

2. 治疗方法

滑囊炎的治疗方法主要包括一般治疗、药物治疗、手术治疗以及物理治疗。注意要加强局部保护,避免盲目使用止痛药物,及早发现及早治疗。由于滑囊炎通常是由于局部反复地活动或受到外伤或由于其他疾病而引起,需要患者前往正规医院的骨科就诊,根据不同的病变原因选择正确的治疗方案,以防局部病变的反复发作甚至加重。

(1) 一般治疗：滑囊炎的急性期需要适当进行局部肢体的休息，避免继续活动，并加强局部保护，还需避免局部受压、受凉，以免反复刺激疼痛部位而导致病变加重。

(2) 药物治疗：急性期可以在医生指导下，适当应用有针对性的抗炎药改善局部的炎症反应。也可以应用活血化瘀、消肿止痛的中药或中成药改善临床症状。

(3) 手术治疗：如果滑囊炎特别严重，经过积极正规的保守治疗效果不理想，可以进行滑囊切除等手术。

(4) 物理疗法：如果是外伤等原因引起的滑囊炎，急性期还可以使用冰袋或其他物品进行冷敷以减少出血、减轻炎症反应。在病情稳定后，配合烤灯等理疗，促进局部血液循环，促进症状的好转。平时可以进行关节伸展和肌肉力量锻炼，帮助患者加快康复速度，也可以根据患者具体情况选择超声波等物理治疗方法消除滑囊炎症。

急性滑囊炎患者受伤后滑囊内有急性炎症变化，一般经1～2周可以自愈，故以休息为主，但患处应防止继续受伤或受摩擦、压迫，尤应防止继发感染；亚急性滑囊炎患者在保守治疗无效时可行滑囊切除术，为制定手术方案可借助于X射线平片检查或滑囊造影术；慢性滑囊炎患者滑囊逐渐萎缩，当皮肤出现胼胝样变时不宜进行手术治疗，以免伤口不易愈合或因术后瘢痕形成而影响关节功能。

3. 注意事项

在治疗期间一定要加强局部的保护，以免因反复刺激，导致局部炎症反应逐渐加重，不仅起不到治疗的效果，甚至有可能使病情加重。此外，在治疗期间也不要盲目服用止疼药改善症状，以免掩盖病情，而不利于疾病的诊断和治疗。

明确疾病原因，滑囊炎是可以通过治疗获得改善或治愈的，一般预后较好。长期反复发作的滑囊炎会影响患者关节活动功能，晚期甚至可见关节部位的肌肉萎缩。

疼痛和肿胀是滑囊炎最主要的症状，患者需要关注关节疼痛、肿胀的变化情况，如有症状加重或出现发热等情况，应及时复查。

服用药物进行治疗的患者，尤其服用非甾体类抗炎药物的患者，应该注意关注药物不良反应如胃肠道不适等，并采取积极有效的预防措施。

三、职业性中暑的诊断与处置

职业性中暑是在高温作业环境下，由于热平衡和（或）水盐代谢紊乱而引起的以中枢神经系统和（或）心血管障碍为主要表现的急性疾病。由于部分煤矿井下工作面存在高温高湿的情况，故煤矿一线职工属于易中暑人群。

凡患有未控制的高血压、慢性肾炎、未控制的甲状腺功能亢进症、未控制的糖尿病、全身瘢痕面积≥20%以上（工伤标准的八级）、癫痫的劳动者不宜从事高温作业。

(一) 职业性中暑的诊断原则

根据高温作业人员的职业史（主要指工作时的气象条件）及体温升高、肌痉挛或晕厥等主要临床表现，排除其他类似的疾病，可诊断为职业性中暑。

中暑先兆是指在高温作业环境下工作一定时间后，出现头晕、头痛乏力、口渴、多汗、心悸、注意力不集中、动作不协调等症状,体温正常或略有升高但低于 38.0 ℃,可伴有面色潮红、皮肤灼热等,短时间休息后症状即可消失。

(二) 职业性中暑的类型

1. 热射病(包括日射病)

在高温作业环境下从事体力劳动或体力活动,出现以体温明显增高及意识障碍为主的临床表现,表现为皮肤干热,无汗,体温高达 40 ℃ 及以上谵妄、昏迷等;可伴有全身性癫痫样发作、横纹肌溶解、多器官功能障碍综合征。

2. 热痉挛

在高温作业环境下从事体力劳动或体力活动,大量出汗后出现短暂、间歇发作的肌痉挛,伴有收缩痛,多见于四肢肌肉、咀嚼肌及腹肌,尤以腓肠肌为著,呈对称性;体温一般正常。时而发作,时而缓解。

3. 热衰竭

在高温作业环境下从事体力劳动或体力活动,出现以血容量不足为特征的一组临床综合征,如多汗、皮肤湿冷、面色苍白、恶心、头晕、心率明显增加、低血压、少尿,体温常升高但不超过 40 ℃,可伴有眩晕、晕厥,部分患者早期仅出现体温升高。实验室检查可见血细胞比容增高、高钠血症、氮质血症。

(三) 职业性中暑的预防

(1) 注意补充水分。在高温天气里,不论运动量大小,都需要增加液体的摄入,不应等到口渴时才喝水。如果需要在高温的环境里进行体力劳动或剧烈运动,至少每小时喝 2~4 杯凉水(500~1 000 mL),水温不宜过高,饮水应少量多次。高温作业后,不要饮用含酒精或大量糖分的饮料,这些饮料会导致失去更多的体液。同时,还应避免饮用过凉的冰冻饮料,以免造成胃部痉挛。

(2) 注意补充盐分和矿物质。大量出汗将会导致体内盐分与矿物质的流失。流失的盐分和矿物质必须得到补充以满足人体正常的需求。淡盐水或运动饮料可以帮助人体在流汗的过程中补充身体所需要的盐分与矿物质。如果因身体原因需要低盐饮食,在喝淡盐水、运动饮料或服用盐片之前,应当咨询医生。

(3) 日常要注意饮食及休息。少食高油高脂食物,饮食尽量清淡,多吃水果蔬菜,摄取足够的热量,补充蛋白质、维生素和钙。保证充足的睡眠。睡觉时避免电风扇或空调直吹。

(4) 煤矿地面作业时,应穿着合适的衣服,尽量避免正午时段户外工作。在户外,应当尽量选择轻薄、宽松及浅色的服装。

(5) 随身携带防暑降温药物,如藿香正气水、人丹、十滴水、风油精等。当已经感觉到自己的心跳加快且胸闷憋气,尤其已经感到头晕、意识模糊、虚弱,甚至晕倒的时候,要立即停止一切活动,迅速找到凉爽通风的地方休息。

(四) 职业性中暑的处置流程及原则

职业性中暑的处置流程及原则如图 6-1 所示。

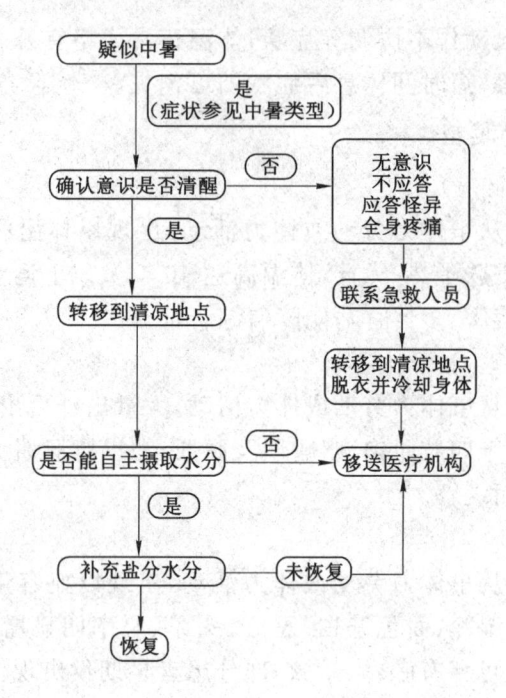

图 6-1 职业性中暑的处置流程及原则

中暑先兆:暂时脱离高温现场,并予以密切观察。
轻症中暑:迅速脱离高温现场,到通风阴凉处休息;给予含盐清凉饮料及对症处理。
重症中暑:迅速予以物理降温和(或)药物降温;纠正水与电解质紊乱,对症治疗。

四、灾害心理应激与职业心理健康管理

一般来说,在煤矿发生事故时,对灾害的感触越直接印象越深刻,发生心理应激反应的概率就越高。应激反应造成的心理创伤主要有三种情况:第一类为亲身经历了事故灾害,同时有患身体和精神疾病的情况;第二类是未受伤的救援人员,心理应激逐步显现并可能长期存在;第三类是无身体疾患的受灾者或灾害目击者,在经历事故灾害后产生心理异常的情况。

(一)心理应激的基本概念

心理应激俗称心理压力。个体的生活事件、认知评价、应对方式、社会支持、人格特征和身心反应等生物、心理、社会多因素构成相互作用的动态平衡"系统",当由于某种原因导致系统失衡,就是心理应激。或根据应激的过程模型,可以定义为个体在应激作用下,通过认知、应对、社会支持和个性特征等中间因素的影响或中介,最终以心理生理反应表现出来的作用"过程"。

应激是个体面临或察觉到环境变化对机体有威胁或挑战时做出的适应性和应对性反应的过程。外界刺激可导致机体稳态的失衡与调节,应激刺激导致机体出现损伤和抗损伤反应,损伤和抗损伤因素均可导致疾病的发生。

煤矿灾害心理应激主要是指劳动者在经历灾害事故发生,或者在事故救援、处置过

程中产生的心理应激反应。

（二）应激理论模型

应激的概念模型是对应激现象本质的理论概括。

1. 系统模型

基本特征：应激是多因素的系统，各因素互相影响互为因果，各因素之间动态的平衡或失衡决定个体的健康或疾病，认知因素在平衡和失衡中起到关键作用，人格因素起核心作用。如图 6-2 所示。

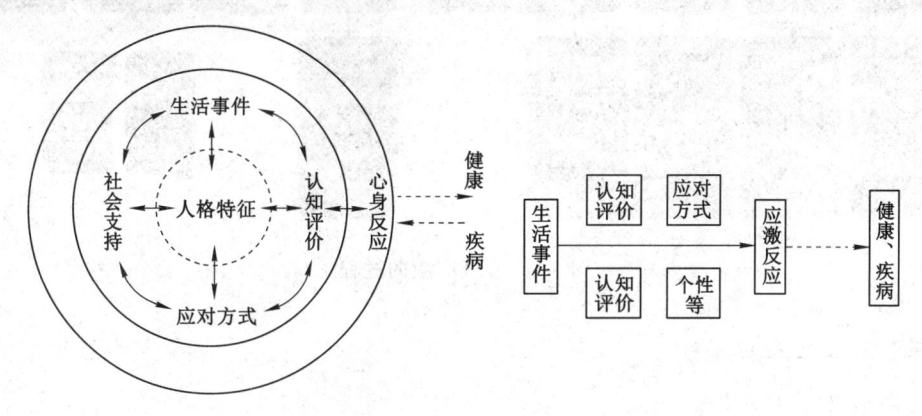

图 6-2 应激系统模型

2. 过程模型

强调应激是个体对环境威胁和挑战的一种适应过程；应激的原因是生活事件，应激的结果是适应的和不适应的身心反应；从生活事件到应激反应的过程受个体的认知等多种内外因素的制约。这一定义符合人们通常的因果逻辑思维习惯，易于理解也便于对某些疾病发生的病因作出解释。

（三）一般性适应综合征

（1）警觉期。表现为体重减轻、肾上腺皮质增大。外周反应为肾上腺素分泌增加，血压升高，脉搏与呼吸加快，心脑血管血流量增加，血糖升高等。这些反应唤起体内防御能力，使机体处在最好的态势，以增加力量，准备做出"战斗或逃跑"反应。如果应激源非常严重，可直接引起死亡。若机体处于持续的有害刺激，又能度过第一阶段，则会转入下一阶段。

（2）抵抗期或耐受期。表现为体重恢复正常，肾上腺皮质变小，淋巴腺恢复正常，激素水平恒定。此时机体对应激源表现出一定的适应，对其抵抗能力增强。若机体继续处在有害刺激下或刺激过于严重，则会丧失所获得的抵抗力而进入下一阶段。

（3）衰竭期。表现为肾上腺增大，最终耗竭，体重再次减轻，淋巴系统功能紊乱，激素水平再次升高后降低。当个体抵抗应激的能力枯竭时，副交感神经系统异常兴奋，常出现抑郁、疾病甚至死亡。

(四) 应激反应过程

心理应激的过程如图 6-3 所示。

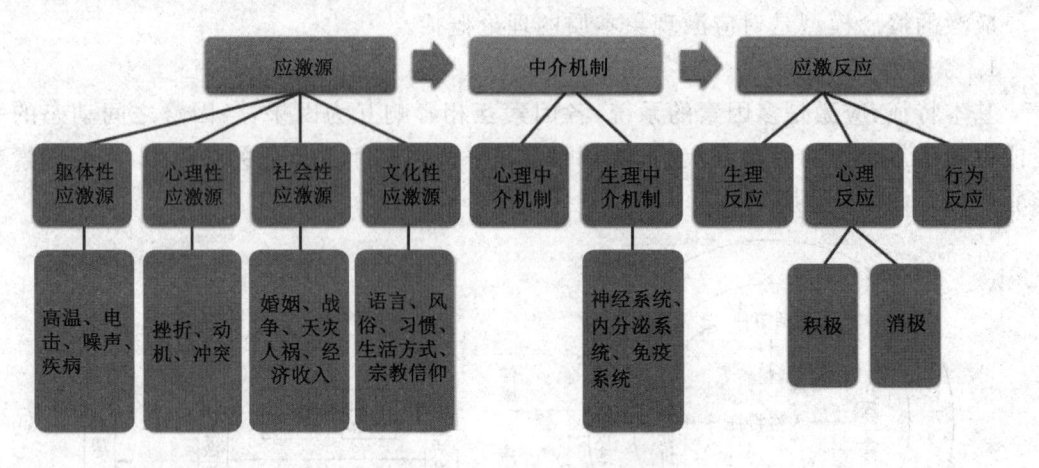

图 6-3 心理应激的过程

(五) 应激反应的应对

1. 简单自测方法

如果劳动者在经历事故灾难后,出现抑郁、焦虑、失眠、没有胃口、坐立难安、惊悸、恐惧等情况,可到医院进一步确诊。

心理创伤后应激障碍使患者产生巨大的精神压力,情况严重的会影响患者的生活和健康。解决心理创伤后应激障碍的方式主要有心理治疗、药物治疗、心理治疗合并药物治疗以及 EMDR 快速眼球转动脱敏法,若是患上心理创伤后应激障碍必须及时去看心理医生。

心理创伤后应激障碍大多数是出现天灾人祸等重大事件,导致人们产生情绪、思维、行为紊乱等症状。煤矿发生灾害事故或安全事故后,受灾职工或救援人员大部分都会产生应激反应,如不能及时缓解或科学应对,将造成严重的心理问题及心理疾病。

2. 加强职业心理健康管理

《安全生产法》第四十四条第二款规定:生产经营单位应当关注从业人员的身体、心理状况和行为习惯,加强对从业人员的心理疏导、精神慰藉,严格落实岗位安全生产责任,防范从业人员行为异常导致事故发生。

2018 年国务院十部委联合下文,指导社会心理服务体系建设,要求在厂矿、企业人员比较集中的工作场所,开设心理健康及人际关系等心理学课程,并普及员工心理援助 (EAP) 服务。

3. 心理创伤应激障碍的治疗方法

(1) 心理治疗。这种治疗方法主要采用危机干预的原则和技术,通过让患者宣泄自己的感情从而帮助患者提高心理应对技能。一种是暴露疗法,通过反复地暴露于与创伤事件有关的、产生恐怖的过程当中,使个体的焦虑可以成为一种习惯,从而导致焦虑的触发因素可能丧失作用。另一种是认知疗法,这种方式可以提高患者适应能力,治疗时,要注意改造病人不良的个性特征。

(2) 药物治疗

服用针对性药物是治疗各个时期心理创伤后应激障碍最常见的选择,并且能够取得非常好的效果(一定要在医生指导下进行)。

(3) 心理治疗合并药物治疗

心理治疗结合药物治疗的方法比两种方法单用的效果更佳。前期采用心理治疗,使患者对医生产生信任,建立良好的医患关系,让患者主动服用药物。在通过药物治疗有一定的作用时再进行认知心理治疗,会取得更好的效果。

(4) EMDR 快速眼球转动脱敏法

EMDR 快速眼球转动脱敏法是一种整合的心理疗法,可以迅速降低焦虑,并且诱导积极情感、唤起患者对内的洞察、观念转变和行为改变以及加强内部资源,能够达到理想的行为及人际关系的改变,主要用于减轻由于痛苦、创伤性经验产生的不良情绪和帮助危机事件受害者心理康复。这一心理治疗的对象主要是那些创伤性事件的受害者,诸如:受交通事故、亲人死亡、暴力攻击、性攻击、自然灾难、人为灾难、生产事故、冲突或战争创伤等影响的受害者。因为这些创伤性事件通常都会使受害者(当事者和目击者)产生诸如恐怖症、惊恐发作、梦魇、失眠、注意力不集中、警觉性增高、创伤性记忆闪回、回避、尿床、对抗行为、睡眠紊乱等。

(5) 阅读调节

适度的阅读对应激障碍具有预防与促进治疗的作用。看书、听音乐、唱歌、写作、画画,全身心投入学习一项新技能并享受这个过程,是对抗焦虑、抑郁等不良情绪的一种操作性很强的方法。

(6) 运动康复

有氧运动对于抑郁、焦虑情绪有一定的治疗效果。

慢跑可以锻炼人坚持不懈的能力,而且慢跑比较直接,是最简单的有氧运动。跑步可以缓解人体疲劳,提高睡眠质量,舒缓人的精神压力。

游泳、打太极拳、跳健身舞、竞走、滑冰等都是比较好的有氧健身运动。毫无疑问,有氧运动可以显著减轻焦虑感,能使人感到放松和快乐。

(7) 社会支持

跟家人一起做家务、聊天,感受来自家人的陪伴。通过电话、视频等方式跟朋友保持联系。当恐怖、紧张、焦虑情绪难以承受并感到痛苦和孤独,无法解决时,请找心理从业人员寻求帮助。

(六) 职业心理健康管理

职业心理健康管理是应激伤害的主要预防方法。安全心理应急的管理原则是"预防为主,平急结合",做好日常心理防护可以有效预防应激反应造成的心理创伤。保持良好的心理状态,是做好安全生产工作的基础。

可以结合煤矿企业实际情况设立心理健康辅导室。制订并实施员工心理援助计划，提供心理评估、心理咨询、教育培训等服务。也可将心理健康知识课程作为职业健康培训的重要内容。

一是在煤矿职工日常培训中开设职业心理健康的课程，普及职业心理健康知识，掌握心理健康管理方法，提升职工心理健康能力和水平。二是推进"EAP服务进班组"活动，确保每一位职工随时都可以得到心理援助。

职工心理健康管理措施：

1. 养成良好的生活习惯

预防亚健康从良好的生活习惯开始，适量运动、合理膳食、保证睡眠、适度医疗，注意生活中的健康小细节；结合传统中医的养生法，养成健康的生活习惯。健康文明的生活方式是职业心理健康的重要一环。

2. 养护大脑

大脑是心理的器官，心理是大脑的实质，大脑养护是心理养护的基础。了解大脑的基本构造、情绪中枢，以及大脑的发展规律，在日常工作生活中注重大脑的养护，科学、健康地用好大脑。可以通过练习北京协和医院研发的"健脑操"养护大脑。

健脑操四个步骤：

（1）双手五指对应轻轻碰击；

（2）左右手大拇指依次和左右手其余四指对碰；

（3）双手十指交叉抱拳；

（4）左右手握拳，从大拇指、食指、中指、无名指到小指依次伸出，再由小指、无名指、中指、食指、大拇指依次收回。

如场地允许，可在练习的同时加上高抬腿的动作，增加全身的联动性。

3. 及时觉察自我压力情绪状态

日常工作生活中心理困惑产生的主要原因：职场人际关系、职业生涯规划、工作压力大、工作家庭的难以平稳。

时时觉察自己的心理状态，对个体全方位的、客观的认识，从更高层次俯视自己，可以看到并觉知自己的躯体反应和心理情绪变化。自我觉察意味着一个人开始超越自身情绪的控制，让觉察的自我从心智中分化出来，把自己的心理作为一个对象来认识。

可以从身体和情绪两个方面进行觉察，强调情绪压力觉察的重要性。觉察自己的心理状态并打分，引出积极情绪的养成方法。

4. 科学的时间管理方法

时间四象限管理法，按重要程度与紧急程度两个维度，将事件归类为四个象限：紧急重要、重要不紧急、不紧急不重要、紧急不重要。根据事情的所在象限进行工作计划的时间分配，科学合理的调配时间。

5. 睡眠调节

睡眠的作用有补充人体的能量，增强自身抵抗力，促进人体的正常生长发育，使人体得到充分的休息等。睡眠对于保护人的心理健康与维护人的正常心理活动极其重要。

常用睡眠调节的流程：

放松→感受呼吸→腹式呼吸→渐进式放松

6. 情绪 ABC 理论

情绪 ABC 理论是由美国心理学家埃利斯创建的,是认为激发事件 A 只是引发情绪和行为后果 C 的间接原因,而引起 C 的直接原因则是个体对激发事件 A 的认知和评价而产生的信念 B,即人的消极情绪和行为障碍结果,不是由于某一激发事件(A)直接引发的,而是由于经受这一事件的个体对它不正确的认知和评价所产生的错误信念(B)所直接引起。错误信念也称为非理性信念。如图 6-4 所示。

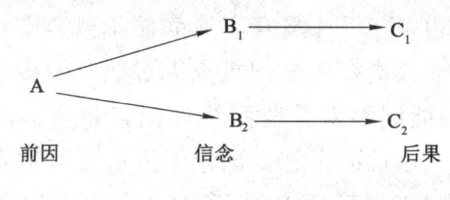

$$A \diagup \begin{matrix} B_1 \longrightarrow C_1 \\ B_2 \longrightarrow C_2 \end{matrix}$$

前因　　　　　信念　　　　　后果

图 6-4　情绪 ABC 理论

情绪 ABC 理论:事物本身并不影响人,人们只受对事物看法的影响。

A 指事情的前因,C 指事情的后果,有前因必有后果,但是有同样的前因 A,产生了不一样的后果 C_1 和 C_2。这是因为从前因到后果之间,一定会透过一座桥梁 B,这座桥梁就是信念和我们对情境的评价与解释。又因为,同一情境之下(A),不同的人的理念以及评价与解释不同(B_1 和 B_2),所以会得到不同结果(C_1 和 C_2)。因此,事情发生的一切根源缘于信念(信念是指人们对事件的想法、解释和评价等)。

理性情绪行为疗法就是根据情绪 ABC 理论中前因、信念与结果的关系,通过调整信念进行情绪调节,辩证地看待事物。

7. 打造快乐清单

列出所有可以让你开心的事情,从中分选出每天可以实现的,以及每周可以实现的事情,形成自己的每天快乐清单和每周快乐清单,并坚持去做这些事情,如图 6-5 所示。

此方法可用于自我情绪调节,也可用于集体心理健康促进活动。

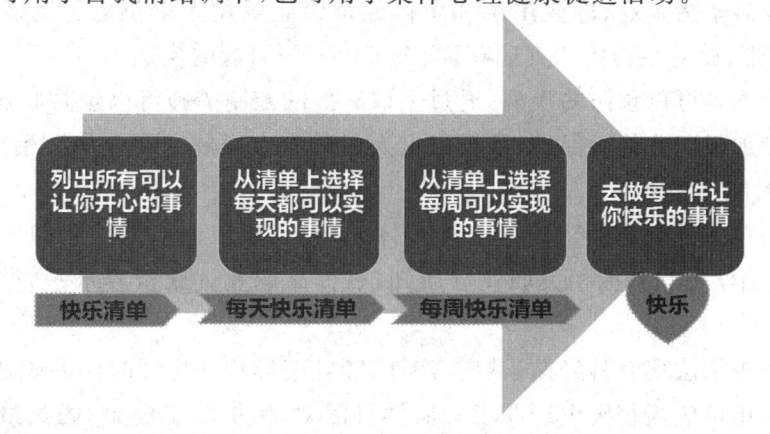

图 6-5　打造快乐清单

第五节 劳动者职业健康素养、"职业健康达人"基本标准与评选

一、劳动者职业健康素养

职业健康素养是指劳动者获得职业健康基本知识,践行健康工作方式和生活方式,防范职业病和工作相关疾病发生风险,维护和促进自身健康的意识和能力。提升职业健康素养水平,对于保护劳动者全面健康乃至维护全人群全生命周期的健康至关重要。《健康中国行动(2019—2030年)》和《国家职业病防治规划(2021—2025年)》均将职业健康知识知晓率列为重要考核指标。全国重点人群职业健康素养监测统计调查工作已被纳入《中国居民及重点人群健康素养监测统计调查制度》,该制度由国家卫生健康委制定,国家统计局2022年1月批准实施。国家卫生健康委职业健康司组织开展全国层面重点人群职业健康素养监测与干预工作,了解重点人群职业健康素养水平和变化趋势,分析影响因素,确定优先工作领域,评价职业健康政策、职业健康教育工作效果,为制定职业健康相关政策提供科学依据。

科学权威的职业健康素养核心信息是开展职业健康素养监测统计调查和实施健康促进干预措施的工作基础,对于普及职业健康知识、提高职业健康素养水平至关重要。受国家卫生健康委职业健康司委托,中国疾控中心职业卫生所组织本领域专家编制了《中国劳动者职业健康素养——基本知识和技能释义(2022年版)》,以大卫生大健康为切入点,从新的视角拓展了既往以传统职业病防治知识为重点的传播模式,界定了职业健康素养的基本内容,明确了职业健康促进和宣传教育的工作重点。其总体框架包括"职业健康法律知识""职业健康保护基本知识""职业健康保护基本技能""健康工作方式和行为"等4个方面。

(一)劳动者需要掌握的职业健康法律知识

(1)《职业病防治法》是保护劳动者健康及其相关权益的基本法律。

(2)职业病是指企业、事业单位和个体经济组织等用人单位的劳动者在职业活动中,因接触粉尘、放射性物质和其他有毒、有害因素而引起的疾病。

(3)职业病是可以预防的疾病,通过采取有效的控制措施可以预防职业病的发生。

(4)国家加强职业健康保护,县级以上人民政府应当制定职业病防治规划,提高职业病综合防治能力和水平。

(5)用人单位是职业病防治的责任主体,应当为职工创造有益于健康的环境和条件;劳动者应当学习和掌握相关职业健康知识,提高职业健康素养水平,保持和促进自身健康。

(6)女职工依法享有月经期、孕期、产期、哺乳期等特殊生理时期的职业健康保护。

(7)用人单位应当积极组织职工开展健身活动,保护职工健康;国家鼓励用人单位开展职工健康指导工作,提倡用人单位为职工定期开展健康检查。

(8) 劳动合同应写明工作过程中可能产生的职业病危害及其后果、职业病防护措施和待遇等。

(9) 工作场所职业病危害因素的强度或浓度应符合国家职业卫生标准和卫生要求。

(10) 劳动者有权拒绝违章指挥和强令冒险作业,女职工有权拒绝矿山井下、高强度体力劳动等禁忌作业。

(11) 职业健康检查是早期发现劳动者健康损害与职业禁忌证,减轻职业病危害后果的重要措施,职业健康检查费用由用人单位承担。

(12) 职业健康检查不能由一般健康体检替代。

(13) 对遭受或者可能遭受急性职业病危害的劳动者,应及时进行应急健康检查和医学观察。

(14) 劳动者离开用人单位时,有权索取本人职业健康监护档案复印件。

(15) 疑似职业病应依法进入职业病诊断程序,所需费用由用人单位承担。

(16) 职业病诊断可以在单位所在地、本人户籍所在地或经常居住地的职业病诊断机构进行。

(17) 当事人对职业病诊断有异议的,可以向作出诊断的医疗卫生机构所在地设区的市级以上地方卫生健康主管部门申请鉴定。

(18) 职业病诊断鉴定实行两级鉴定制,设区的市级职业病诊断鉴定委员会负责职业病诊断争议的首次鉴定,省级鉴定为最终鉴定。

(19) 国家对职业病实行分类管理,制定并发布《职业病分类和目录》。

(20) 职业病病人依法享受国家规定的职业病待遇。确诊为职业病后,应及时申请工伤认定以便享受工伤待遇。

(21) 职工应当参加工伤保险,由用人单位缴纳工伤保险费,用人单位未缴纳工伤保险的,职业病相关的医疗和生活保障由该用人单位承担。

(22) 职业病病人除依法享有工伤保险外,依照有关民事法律,尚有获得赔偿权利的,有权向用人单位提出赔偿要求。用人单位不存在或无法确定劳动关系的职业病病人,可以向地方人民政府部门申请医疗和生活方面的救助。

(二) 职业健康保护基本知识

(1) 职业病危害因素导致不良健康效应的严重程度与接触危害因素的水平有关。

(2) 长期吸入矿物性粉尘导致的尘肺病是不可逆的疾病。生产性粉尘的控制应采取综合防控措施,遵循"革、水、密、风、护、管、教、查"八字方针。不能用棉纱口罩和医用口罩代替防尘口罩。

(3) 工作中接触化学有害因素应注意预防化学中毒,严格执行操作规程,加强工作场所通风,规范佩戴个体防护用品,定期参加职业健康检查。

(4) 工作中接触硫化氢、一氧化碳等有害气体应注意预防窒息和刺激性气体中毒,严格执行操作规程,定期检修设备,防止生产过程中的"跑、冒、滴、漏",加强通风和日常监测,作业场所设置警示标识,装设自动报警设备,正确佩戴供氧式防毒面具。

(5) 工作场所长期接触高强度噪声可导致听力损伤甚至耳聋,应做好噪声源和噪声传播的控制,规范佩戴防噪声耳塞或耳罩,并定期进行职业健康检查。

(6) 长时间在高温高湿环境中工作要注意预防中暑,严重中暑可致死亡,应合理设计工艺流程,采取通风降温、隔热等技术措施,供给含盐清凉饮料、补充营养,特殊高温作业劳动者须佩戴隔热面罩和穿着隔热、阻燃、通风防热服。

(7) 工作中接触放射线可能导致急、慢性放射性疾病、癌症或遗传疾患。进行放射工作作业时,应正确使用放射防护用品,正确佩戴个人剂量计。进入可能存在大剂量的放射工作场所时,需携带报警式剂量仪。

(8) 长期伏案低头作业、固定体位作业或前倾坐姿工作要通过伸展活动、间歇性休息等方式,避免颈椎病、肩周炎和腰背痛的发生。

(9) 长期站姿作业要通过适当走动等方式保持腰部、膝盖放松,防止静脉曲张。

(10) 工作压力过大或暴露于极端场景可能会损害身心健康,要积极学习心理健康知识,或寻求专业帮助予以缓解。

(11) 抑郁、焦虑需及早评估,积极治疗。

(12) 合理膳食、适量运动、戒烟限酒、心理平衡,有利于维护和促进身心健康。

(三) 职业健康保护基本技能

(1) 知晓获取职业健康信息和服务的途径。

(2) 知晓本岗位职业病防治规章制度和操作规程。

(3) 理解本岗位职业病危害警示标识和说明。

(4) 理解本岗位有关的职业病危害因素检测结果和建议。

(5) 遇到急性职业伤害时,能够正确自救、互救并及时报告。

(6) 需要紧急医疗救助时,能拨打120或合作医疗机构联系电话。

(7) 体表被放射性核素污染时,能够立即实施去污洗消;放射性核素进入体内时,能够尽快寻医进行阻吸收和促排。

(8) 出现心理问题,懂得向心理健康热线或医疗机构寻求专业帮助。

(9) 发生工作场所暴力或骚扰时,能主动报告或报警。

(四) 健康工作方式和行为

(1) 遵守与职业健康相关的法律法规、规章制度和操作规程。

(2) 积极参与用人单位的职业健康民主管理,对职业病防治工作提出意见和建议。

(3) 积极参加职业健康教育与培训,主动学习和掌握职业健康知识和防护技能。

(4) 正确使用和维护职业病防护设备并能判断其运行状态。

(5) 正确选用和规范佩戴个体防护用品。

(6) 正确识别有机溶剂有毒成分。

(7) 正确使用工作场所冲洗和喷淋设备。

(8) 进入受限空间作业要做到一通风、二检测、三监护。

(9) 发现职业病危害事故隐患应当及时报告。

(10) 从事接触职业病危害作业应积极参加上岗前、在岗期间和离岗时的职业健康检查，关注检查结论，并遵循医学建议，需要复查的要及时复查。

(11) 发现所患疾病可能与工作有关，及时到职业病防治专业机构进行咨询、诊断、治疗和康复。

(12) 避免长时间连续工作或不良姿势作业，合理安排工间休息和锻炼。

(13) 了解身心健康状况，懂得自我健康管理。

(14) 积极学习心理健康知识，增强维护心理健康的能力。

(15) 用科学的方法缓解压力，不逃避，不消极。

(16) 理解和关怀精神心理疾病患者，不歧视，不排斥。

(17) 掌握新冠肺炎和其他传染病防治相关知识和技能，养成良好卫生习惯，加强自我防护意识。

二、"职业健康达人"基本标准

"职业健康达人"应当符合《"职业健康达人"基本标准》提出的基本条件、健康素养、自主健康管理、健康影响力等4个方面14条标准。

(一) 基本条件

(1) 热爱祖国，热爱人民，拥护中国共产党的领导，具有正确的世界观、人生观和价值观。

(2) 遵守国家法律法规，爱岗敬业，遵章守纪，无违法违纪行为。

(3) 身心健康，诚信友善，家庭和睦，人际关系良好。

(二) 健康素养

(1) 掌握相关的职业病危害预防和控制知识，具有较强的健康意识，熟悉职业病防治相关法律法规的主要内容。

(2) 掌握本单位职业健康管理制度和操作规程的基本要求。

(3) 掌握职业病危害事故相关急救知识和应急处置方法，具有正确的自救、互救能力。

(4) 了解工作相关疾病和常见病的防治常识。

(三) 自主健康管理

(1) 践行健康工作方式，严格遵守本单位职业健康管理制度和操作规程；规范佩戴或使用职业病防护用品。

(2) 自觉参加职业健康培训及健康教育活动；按规定参加职业健康检查，及时掌握自身健康状况。

(3) 践行健康生活方式，合理膳食、适量运动、戒烟限酒、心理平衡。

(四) 健康影响力

(1) 主动参与职业健康管理，积极建言献策，在职业健康日常管理工作中作出突出贡献。

（2）拒绝违章作业；发现职业病危害事故隐患及时报告，敢于批评、检举违反职业病防治相关法律法规的行为；提醒身边同事纠正不健康行为方式。

（3）积极宣传职业病防治知识，传播职业健康先进理念和做法，宣传与传播作用显著。

（4）热心职业健康公益事业，能够带动本单位和身边劳动者践行健康工作方式和生活方式。

三、"职业健康达人"评选

为贯彻落实《国务院关于实施健康中国行动的意见》《健康中国行动（2019—2030年）》等相关要求，进一步推动用人单位落实主体责任，加强职业健康管理，切实保护劳动者职业健康，国家卫生健康委、中华全国总工会决定开展争做"职业健康达人"活动。

（一）主要评选目标和基本标准

1. 主要目标

通过开展活动，用人单位职业病防治主体责任进一步落实，工作场所环境和劳动条件持续改善，职业健康管理水平明显提升。到2022年和2030年，重点行业劳动者对本岗位主要危害及防护知识知晓率达到90%及以上；努力实现在岗劳动者职业病发病人数和工作相关疾病发病人数的下降。

2. 基本标准

"职业健康达人"是指用人单位中自觉树立健康意识、主动践行健康行为、积极参与健康管理、善于传播健康理念、具有较好健康影响力的职业健康代表人物。"职业健康达人"应当符合《"职业健康达人"基本标准》提出的基本条件、健康素养、自主健康管理、健康影响力等4个方面14条标准。

（二）评选的组织方式

"职业健康达人"活动面向各类企业、事业单位和个体经济组织等所有用人单位，按照"政府部门组织实施，用人单位自愿参与"的原则开展。地方各级卫生健康部门、工会组织负责辖区内活动的组织实施；参加活动的用人单位在《"职业健康达人"基本标准》的基础上制定细化标准，重点面向一线劳动者组织开展活动。

（三）评选结果运用

地方各级卫生健康部门要将活动作为健康企业建设的重要内容，纳入职业健康保护行动监测和考核范围。地方各级工会组织要注重发挥劳动模范、五一劳动奖章获得者、五一巾帼标兵等先进人物在活动中的示范带动作用；用人单位活动开展情况可作为参评五一劳动奖章、工人先锋号、模范职工之家等荣誉称号时的参考。用人单位要按照《健康中国行动推进委员会关于印发健康中国行动（2019—2030年）的通知》（国健推委发〔2019〕1号）要求，结合本单位实际情况，对本单位的"职业健康达人"给予适当奖励。

（四）企业参评要求

（1）地方及企业各级卫生健康部门、工会组织要将活动作为实施健康中国战略,推进职业健康保护行动的重要举措,加强组织领导,明确工作目标,制定实施方案,广泛动员用人单位和劳动者参与到活动中来。国有企业要发挥引领作用,带头开展争做"职业健康达人"活动。用人单位要以开展活动为载体,着力加强职业健康宣传教育培训,增强劳动者职业健康意识和素养。活动开展的各项费用由各单位负责,不得向劳动者收取任何费用。

（2）要把活动与职业病防治重点工作结合起来,关注接触粉尘、噪声、化学毒物、放射性危害的一线劳动者,推进矿山、冶金、化工、建材等行业企业率先行动。重点突出,统筹推进。同时,要与实施职业健康保护行动结合起来,关注易患工作相关疾病的职业人群,医疗卫生机构、学校、公安、救援、交通运输等单位要优先开展活动。要发挥职业病防治工作协调机制作用,积极争取有关部门支持,形成部门协同、企业支持、全员参与、共建共享的工作机制。

（3）企业各级卫生健康部门、工会要及时总结经验,选树先进典型,注重宣传推广,强化示范带动。强化宣传,营造氛围。要把活动与健康科普、《职业病防治法》宣传周、职业健康知识"进企业、进机构、进学校、进社区、进乡村"、传播作品征集、"安康杯"竞赛等相关工作结合起来,努力营造全社会关心关注劳动者健康的良好氛围。

自 2021 年开始,各省级卫生健康部门、总工会每年年底之前,要将本地区年度活动开展情况分别报送至国家卫生健康委职业健康司、中华全国总工会劳动和经济工作部。

第六节 传染病预防控制措施

传染病的发生是由病原体所引发的,在人和人、动物和动物以及动物和人之间进行传播的疾病。我国法定传染病划分为三类,一共有 39 种传染病,对应的等级分别为甲、乙、丙。传染病的传播途径是多种多样的,一般情况下,传染病可以通过直接接触感染者的身体、物体和体液等进行传播,同时也可以通过空气、水源、食物、飞沫和垂直等传播方式进行传播。传染病由于较高的传染性、较强的传播能力、感染人数多和高死亡率等特点,极容易造成社会恐慌,引发社会公共安全事故。所以加强常见传染病的日常防控工作极其重要,不仅保证职工群众个人的生命安全,同时也能确保社会和国家的安定。

我国是一个自然灾害频发的国家,经过多年的不断努力,公共卫生的应急能力在不断地提升,在应对历次的重大突发公共卫生事件和突发事件的紧急医学救援中都发挥了非常重要的作用,已经初步建立起了具有中国特色的医疗应急体系。今后,我们要按照平急结合、系统高效的原则,进一步推动传染病应急体系和防控能力的高质量发展。我国下发了《突发事件紧急医学救援"十四五"规划》,指导各地进一步强化体系建设和能力提升。

依据《中华人民共和国突发事件应对法》《中华人民共和国传染病防治法》《突发公共

卫生事件应急条例》等法律法规，以及各级各部门不断完善的传染病防控措施与方案，煤矿企业在遇到突发性的传染病影响时，要坚持"预防为主"的工作方针，按照"早发现、早诊断、早隔离、早治疗"的传染病防治原则，提高警惕，加强监测，采取有效的预防与治疗措施，控制传染源，切断传播途径，保护易感者，防止传染病在矿区内传播和蔓延。

遵循"预防为主，常备不懈"的突发应急事件应急工作方针，贯彻统一领导、分析管控、反应及时、措施果断、依靠科学、加强合作的原则，实施属地管理和依法管理的原则。

鼓励职工积极参与到传染病的预防工作中，并且有效调节职工工作的环境以及改善个人卫生等。传染病的预防工作主要包括：日常饮食选择有监督管理、保障的食物；水资源利用要合理；处理好垃圾、粪便、污水。不仅如此，还要加强自身的锻炼，如慢跑、广场舞、快走以及健身等，提高身体免疫力，保证身体健康。通过宣传、培训等各种渠道使人们充分了解并重视传染病的危害，加强预防意识，有效防止传染病的传播。

做好工作场所内的各种消毒措施，比如做好空气、饮用水的消毒，将生活垃圾以及污水进行妥善处理，将一切可能滋生细菌和病毒的传染源、传播途径阻断。

切断传染源才能避免病毒传播，但是患者作为最主要的传染源，在发病高峰期，患者自身会产生并携带许多的病毒、细菌。因此，一旦发现病情就要尽早进行检查，一经确诊，及早隔离治疗。任何携带病原体的人员均为传染源，在早期由于症状不明显，不容易被发现，很容易将病毒、细菌传染给别人。呼吸道传染病发的高峰期在冬季，冬季室内需要定时通风，做好紫外线以及空气的消毒工作，切断传播途径。在室外，配戴口罩、远离密集人群。要勤洗手，保持个人卫生。也可利用口服药物、接种的方法预防传染病。

一、传染病预防措施

对于传染病的预防煤矿企业管理人员应该予以重视，因为煤矿职工的流动性比较大，同时随着就业竞争的日益激烈，也导致了员工心理应激强度变大，特别是井下一线的工作人员，每天消耗的体力比较大，自身的抵抗力也容易下降，那么在这种情况下就要坚持科学的防控，针对自身特点来选择相应的传染病预防措施。按适度、科学的原则，通过开展健康宣传教育活动，增强职工的疾病防护意识。

煤矿企业是一个人员比较集中的场所，而且工作任务多需要协同完成，员工食堂、澡堂、宿舍及办公区域都属于人员比较多的场所，所以很容易造成疾病传染。日常的"两堂一舍"需要按要求定期喷洒消毒水或其他的方法来进行消杀预防传染病，办公区域内的卫生间、垃圾存放点等也要进行严格消杀。

特别是在食堂管理方面，比如烹制肉类食品的时候，一定要高温烹制熟透，这样才能彻底杀死病毒，从而起到预防传染病的作用。同时有条件的企业可以给员工发放一些预防传染病的药物，或是一些消毒器具，这样保证了员工健康的同时，也保证了企业的正常运行，减少了因员工染病而无法工作这样的情况。同时，严格要求食堂工作人员持证上岗，并且要定期进行体检，对灶具和餐具都要进行彻底消毒，这样也能避免食源性疾病的产生，如甲型肝炎、菌痢等。

由于煤矿企业的人员流动较大，类似呼吸系统的传染病预防难度则更大。落实好各项工作场所卫生管理,同样也是我们应该重视的问题。例如垃圾要及时清理,特别是在夏季,由于天气炎热很容易滋生细菌,可以一天分多次对垃圾进行统一处理,避免因垃圾过多而滋生有害细菌。另外,一定要加强饮用水源的管理,如果水源出现问题,那么将会对矿区内所有人造成很严重的影响,所以要对水质进行消毒处理,对供水管路与供水设施进行严格管理,保证好供水的安全。

在传染病日益增多的今天,我们在做好预防措施的同时,一定要关注重点场所,例如煤矿企业"两堂一舍"人员密集的地点。注重日常卫生的同时,增强人们的预防意识,是有效预防传染病蔓延和暴发的基本预防措施。

二、及时发现传染病

及时发现病情对于传染病防控来说意义重大。发现疑似病情要及时上报和隔离,这样做可以很大程度上阻止病情的传播。及时发现传染病,也是尽早诊断以及进行一下步隔离的前提,因此需要管理人员提高警惕,准确判断,尽早发现疑似病例。

对于请病假的员工,基层管理人员要做好相应的记录,完善好请消假登记制度,要准确判断并及时发现病情,且要第一时间进行上报。例如:出现员工病假人数突然增多的情况,管理人员必须在第一时间对其病假原因进行调查,确认情况后立即报告矿应急指挥部办公室,同时引导其他员工做好预防措施。按照传染病防治属地化管理原则,煤矿企业对传染病突发预警级别按其属地传染病防控指挥部发布的预警级别执行。

三、传染病的控制措施

在传染性疾病发生时,首先要确保煤矿生产区域的水电气暖供应、设施设备维保、"两堂一舍"管理、环境卫生、秩序维护等正常可靠,在保障生产正常进行的基础上,加强员工的安全与防控意识。针对病情特点,在煤矿生产经营管理的各层面、各环节,全面执行落实政府有关部门传染病防控指令,结合矿区生产、布局与管理特点有针对性地防控传染病,最大限度地减少矿区传染病事件和交叉感染人数。

矿区传染病控制的重点和难点主要体现在:存在办公用房、生产用房、仓储用房、宿舍、食堂、澡堂等多种用途的建筑物,防控重点多;上下班、就餐时段公共区域人员密集流动,人员及车辆进出频次较高,管控压力大;在生产活动中,必要的接待、会议、访客等人员较多,且来源地多样,内部交叉感染概率大;重大节日后返工人员集中,传染病防控配合性工作复杂。

针对这些特点,煤矿生产管理区域传染病防控的主要内容在于出入管理、人员密集流动时段管理、人员密集场所管理、通风管理、保洁消毒管理、垃圾管理,以及做好政策宣传和思想引导工作等。

(一)组织保障

1. 成立领导小组

煤矿企业成立以主要负责人为组长的传染病防控指挥部。指挥部由组长、副组长及有关部门负责人组成。各项目成立现场指挥部,结合分工成立要求确定负责人,双方相关人员共同参与及配合。煤矿企业所属的集团成立传染病防控总指挥部,确保协调沟通顺畅。

2. 指挥部职责

指挥部职责包括:按照应急预案的要求,研究制定、修订应对传染病防控事件的政策措施和指导意见;负责指导检查各部门和各项目场所传染病防控工作的开展情况,并指挥各项目针对传染病防控和防控突发事件的应对;设立传染病防控应急专项资金,监督管理各项目的物资采购、配送、员工安全防护等;配合政府主管部门、街道办事处等做好传染病防控工作。

3. 现场指挥部职责

现场指挥部职责包括:做好分工、协调,增加传染病防控宣传、解释、培训、保障、人员防护、现场管控、异常处置、舆论管控等工作;制定并实施防控方案及应急预案;及时定期通报单位管理区域传染病防控情况,并与上级部门防控中心建立紧密联系。保持与政府主管部门、街道办事处等单位信息沟通渠道的畅通。

(二) 物资保障

(1) 防控物资方面,须配备基本消毒药品(包括消毒液、消毒剂、75%酒精、免洗消毒洗手液等)、防护器具(包括一次性医用外科口罩、N95/KN95口罩、手套)、传染病预防及治疗药物,并按至少5~7天的用量提前储备,储备量多预留10%;还应配备防控器具(包括测温设备、喷壶等),必要时配置消毒设备、防护服、护目镜、防护胶鞋等。

(2) 防控物资须指定专人管理,同时应建立传染病防控物资台账,制定防控物资岗位配置标准,每日统计管理区域内防控物资库存数量并按需定期补充,确保满足管理区域内传染病防控需要。

(3) 生活物资方面,须储备一定量的食用水和速食,供应急时使用。如受道路管制或场所封闭的影响,煤矿企业可视情况考虑员工值班取暖设备、被褥、员工衣物清洗的设备(如洗衣机)等的配备。

(三) 人员保障

(1) 确保一线工作岗位人员充足,关心和保护好一线工作职工,保障职工用餐、洗浴、住宿等的安全及服务工作到位。

(2) 依据传染病情况调整各岗位人员上下班时间,实行24 h轮流值班制度。

(3) 应建立由各相关专业人员构成的机动保障队伍,以备项目应急调配。

(4) 应保持办公区环境清洁,定期消毒;保持通风良好,以及注意保暖。公共区域人与人之间保持1 m以上距离,办公时佩戴口罩等防护用品;应做好员工的健康监测和记录工作。

(5) 因传染病防控不能休假的员工,根据国家规定安排补休,不能安排补休的,根据实际情况予以支付加班费。

(6) 进行员工情绪管理。如存在密切接触人员,应正确引导员工进行生理、心理预防;如员工内出现疑似症状,应及时研判,隔离疑似员工,落实各项防控措施。

(7)进行员工激励管理,设置激励机制,制度可行;对假期值守人员发放慰问品;对优秀员工事迹及时上报宣传;对传染病防控工作做出特殊贡献的员工给予奖励。

(8)加强员工宿舍管理,每日消毒;对于需要隔离而不能自行隔离的员工,依单位情况设立隔离观察区。隔离观察区宜设置在适当位置,并有独立出入口;隔离观察区应配置备用防护、消毒用品 2 套以上;隔离观察区工作人员按照特殊岗位人员进行个人防护;隔离观察区垃圾统一收集,并按有害垃圾处理;应及时通报被隔离观察人员的情况,但不得泄露其个人信息;隔离观察区按重点区域消毒作业。

(9)指定防控指导工作专员,及时准确为一线提供传染病防控作业标准和规范支持。

(四)沟通保障

(1)煤矿企业总部应建立传染病应急沟通机制,开通 24 h 传染病上报通道,并确保传染病相关信息能直达总指挥部的各个主要负责人。

(2)煤矿企业应建立日报机制,每日向集团总部汇报现场防控人员状况、现场消毒消杀情况等,如遇突发事件应立即汇报。

(3)煤矿企业应及时统计、分析、研判员工体温及健康情况,如有异常立刻上报。同时,须密切关注员工动态,对疑似感染病例必须严格按流程及时上报。

(五)经费保障

(1)落实所辖区域防控经费以及企业专项经费。

(2)按照特事特办、急事急办的原则,加快资金拨付使用,确保传染病防控相关经费专款专用并建立资金使用台账。

(六)专业知识保障

(1)密切关注国家下发的各项政策和科普资料。

(2)收集国家卫健委、中国疾病防控中心发布的权威信息,整理传染病防控相关知识。

(3)关注各级管理部门针对传染病防控制定的相关制度和规定。

(4)可采用海报、长图文、短视频、动画等形式,并通过新媒体、网站等方式进行传染病防控知识的推送。

(5)加强员工传染病防控相关知识和作业规范的培训工作。

四、传染病防控应知应会

在传染病防控期内,煤矿企业管辖区域内员工应符合以下上岗要求。

(一)基本要求

(1)身体状况良好、体温正常(低于 37.3 ℃),无咳嗽、流涕等呼吸道症状,无腹泻、皮疹等病理特征。15 日内无传染病管控区域逗留、无接触确诊人员经历。

(2) 已接受过传染病及相关防控知识培训，掌握传染病的个人防护知识、卫生健康习惯及传染病应急处置方法。

(3) 员工每日上班前测量体温，发现异常者立即联系疾控管理部门并按要求进行处置。

(4) 对传染病发生地的员工、在传染病发生地停留过的员工、与传染病发生地人员有密切接触的员工的信息应进行报备，煤矿企业汇总后按规定向政府相关部门上报，并须隔离观察14日，同时做好登记、追踪、观察等工作，确认无异常后方可上岗。

（二）员工防护方法

1. 勤洗手

适用于呼吸系统、消化系统等接触传染类型的传染病。

(1) 工作人员应随时进行手部清洁。采用流动水源洗手或使用速干消毒剂，有肉眼可见污染物时，应使用洗手液在流动水下洗手。作业前、作业后及污染时均需使用消毒洗手液。

(2) 采用正确的洗手方法。

2. 正确佩戴口罩

适用于呼吸系统等通过飞沫传染的传染病。

(1) 员工上岗前应正确佩戴符合卫生要求的口罩。

(2) 口罩原则上一次性使用，按要求进行更换。普通口罩4 h更换一次，医用口罩6~8 h更换一次，如果口罩有污染、打湿或破损需立即更换。物资紧缺情况下，普通岗位可视清洁程度适当延长使用时间。

（三）特殊岗位防护要求

(1) 高频次接触人流的岗位必须佩戴口罩和一次性橡胶手套，并尽量与人保持2 m以上的安全距离，摘手套后及时洗手消毒；有条件的应佩戴护目镜和防护服。

(2) 煤矿企业可依据具体条件、具体情况适当增加防护措施。

五、其他防控要素

（一）应急预案关键要素

煤矿企业应根据国家、地方、行业等相关应急要求，制定有针对性的传染病应急预案，预案关键要素包括但不限于：

(1) 专门的传染病防控部门/组织、成员、职责及分工。

(2) 防控物资、经费保障方案及机制。

(3) 消毒方案（包括消毒药品、消毒液浓度、消毒方法、配置方法、消毒频次等）。

(4) 出入口人员、车辆管控、排查方案，含工作人员防护管控。

(5) 疑似患者隔离处置方案。

(6) 员工防护方案。

(7) 传染病防控期间信息传递保障机制。

(二) 办公区域防控要素

1. 办公场所防控

(1) 如无特殊情况,员工尽量避免出行、拜访等行为,并劝退外部人员来访。

(2) 在煤矿企业入口、接待区域张贴"传染病防范要求"、各类防护要求等宣传海报和标语。外部来访时,要求其佩戴口罩,在指引其做好健康监测、消毒程序后再进入办公区域。

(3) 保卫及接待人员桌椅摆放位置应离出入口 1 m 以上,并在地面标出安全线,做好温馨提示,如"为了您的安全,请保持一定距离"。

(4) 有条件的单位,可在出入口设置消毒、检测区,并放置免洗消毒洗手液、口罩、酒精等消毒物品,提供给特殊情况下有急需的人员使用。

2. 开启无接触办公模式

(1) 可通过电话、微信或其他 App 等方式进行网络办公,必要时非一线员工可居家办公,尽量避免人员接触。

(2) 非紧急类报事、报修调整到非人员密集时处理。

(3) 利用媒体平台宣传传染病防治知识,同时关注舆论舆情,引导员工掌握正确、科学的防控知识。

3. 矿区文化活动

原则上停止在煤矿企业区域内开展文化活动,取消所有可能会引起人员交叉传染的聚集活动,有关传染病防控会议及活动尽量在线上开展。如确实需要组织开展活动的,须向上级部门提前申请报备,未经同意的一律不得组织开展。

(三) 出入控制

1. 人员防控

(1) 所有进入矿区的人员均须做好防护,佩戴好必要的防护用具。

(2) 做好健康监测(以呼吸系统传染病为例)。

① 在人员、车辆出入口设测温点,并做好人员信息和测温记录;

② 对进入矿区的人员做好测温工作;

③ 对驾车进入矿区的人员及同乘人员做好测温工作,有条件的查验健康证明、行程记录,排查健康状况;

④ 对体温≥37.3 ℃的人员,拒绝进入,并第一时间报告甲方和辖区指定应急部门,做好相关区域消毒工作;

⑤ 对拒不配合测温和登记工作的相关人员,应及时报告甲方或政府相关主管部门。

(3) 大厅、值班台、一楼、电梯厅、食堂、上下班高峰期的矿区出入口等区域,应采取必要的措施,避免人员密集。可以在室外开阔区域设置 1 m 距离提示,确保职工排队有序出入,或安排错峰上下班。

(4) 传染病防控期间在电梯入口处设置提示牌,提醒职工优先使用楼梯,尽量避免乘坐电梯。

(5) 传染病防控期间根据管控要求对外卖、快递人员进行管控。

2. 车辆防控

(1) 原则上禁止外来车辆进入,并在入口显著位置标明"停止外来车辆进入矿区"字样,并对必须进入的车辆进行排查与登记。

(2) 排查矿区内已停放传染病影响区域内牌照车辆,询问核实车主健康情况、是否来自传染病区域及是否与确诊人员有密切接触等信息。

(3) 如确属密切接触者,应立即报告上级部门和政府相关主管部门。

(四) 区域封闭管理

1. 封闭基本要求

(1) 管控期间关闭所有非必行通道,尽量减少人行与车行出入口,可通行出入通道(含车行道)按需设置健康检测及出入登记区。

(2) 管控期间管理区域内所有的装修施工及非生产类活动一律停止。

(3) 封闭区域应锁闭且粘贴封条并在显著位置张贴告示。

2. 关停相关配套

煤矿企业要关闭除生产、办公和生活外的非必须公共场所及有关配套设施。

3. 其他管控

(1) 防控期间宜停用集中式空调系统;如必须开启空调系统,按国家、行业相关规范的规定对空调系统定期进行清洗、消毒,确保维持卫生达标。

(2) 采用其他采暖方式的房间,每天至少开外窗通风换气二次,每次时间不少于 30 min。对于无外窗并无法用新风通风的房间应停止使用。

(3) 当矿区确有传染病发生时,按相关规定及时关停空调设备,并按传染病防控规定进行消毒清洗,达到标准要求后再投入使用。

(4) 确保生活水箱间、开水房等适时通风。

(5) 定期对矿区各类建筑内的各区域(尤其是人员不经常停留区域)进行巡查,及时处理维护结构漏水、室内积水、污物积存、建筑或构件生霉等非正常情况。

(五) 重点区域和部位的清洁与消毒管理

传染病防控期间,在做好日常环境清洁的基础上,应加强以下重点公共区域消毒。

1. 大厅、走廊、楼梯间

(1) 中央空调出风口、大厅设施每日使用浓度为 250～500 mg/L 的含氯消毒液喷洒消毒 3 次。

(2) 出入口门把手、门禁系统面板、各楼层通道门拉手每日使用 75% 医用酒精擦拭消毒 2 次。

(3) 出入口不宜设置地毯,确实需要铺设地毯的,宜采用可每天清洗的地毯,如塑料地垫,并每日使用清水冲洗后用浓度为 250～500 mg/L 的含氯消毒液喷洒消毒。

(4) 宜在楼栋入口处配置免洗的手部消毒液,张贴标识,提醒出入人员及职工积极进行手部消毒。

(5) 走廊、楼梯每日使用浓度为 250~500 mg/L 的含氯消毒液喷洒消毒；楼梯扶手每日用浓度为 250~500 mg/L 的含氯消毒液擦拭消毒。

2. 停车场

(1) 停车场内如有人经常触摸的物体表面如岗亭门把手、弃票箱等，这些部位要保持清洁卫生，每日至少消毒 3 次，用浓度为 400~500 mg/L 的含氯消毒液进行擦拭，每次 30 min。

(2) 地面用浓度为 250 mg/L 的含氯消毒液进行喷洒。

(3) 有排水沟的停车场，排水沟每日消毒 1~2 次，使用浓度为 250~500 mg/L 的含氯消毒液进行喷洒。

3. 公共卫生间

(1) 水龙头、门拉手等手接触区域每日使用浓度为 500 mg/L 的含氯消毒液擦拭消毒。

(2) 地面、洗手盆、大小便池等区域每日使用浓度为 500 mg/L 的含氯消毒液喷洒消毒。

4. 电梯

(1) 电梯厅、电梯内外按键、轿厢扶手等表面，保持清洁卫生，用浓度为 250~500 mg/L 的含氯消毒液进行喷洒或擦拭，也可采用消毒湿巾进行擦拭，每日不少于 3 次，视使用人数可增加频次，并做好消毒记录。

(2) 保持电梯通风系统处于常开状态，并正常使用，采用喷雾消杀方式对轿厢空间进行消毒，并做好消毒记录。

(3) 电梯维保维修后，应先对电梯轿厢内外进行消杀后再投入使用；维修现场有维修材料要处理的，应先消毒再清运；纸质维修维保单的填写与确认不紧急的可后补，必须签字确认的，双方都应佩戴手套填写、交接。

(4) 电梯按钮、轿厢按钮可用保鲜膜(塑料薄膜)贴住并每日更换 2~4 次。

5. 楼层公共区域

(1) 做好物体表面清洁消毒。应当根据楼层人数及人员密集程度每天定期消毒 2~3 次，保持环境整洁卫生，并做好清洁消毒记录。对高频接触的物体表面(如电梯间按钮、扶手、门把手等)，可用浓度为 250~500 mg/L 的含氯消毒液进行喷洒或擦拭，也可采用消毒湿巾进行擦拭。

(2) 当出现人员呕吐时，应当立即用一次性吸水材料加足量消毒剂(如含氯消毒剂)或有效的消毒干巾对呕吐物进行覆盖消毒，清除呕吐物后，再使用季铵盐类消毒剂或含氯消毒剂进行物体表面消毒处理。

(3) 可对已消毒的区域制作"本区域已消毒"临时标识，张贴于客户及员工活动的区域，标识内容包括消毒时间、责任人签字等信息。

(4) 对公共会议场地、家具每日须进行消毒 1 次，会议室使用后立即消毒，茶具用品高温(水温>56 ℃)浸泡 30 min 以上。

6. 设施设备

(1) 各设备用房应确保卫生、无杂物,应重点关注垃圾回收站、污水处理和中水(再生水)机房的卫生情况,并做消毒处理。

(2) 定期检查下水的水封,并做消毒处理。

(3) 在不影响大楼内用水需求的前提下,建议停用中水(再生水)系统。

(4) 对生活水箱间每日进行消毒,特别是排水沟消毒,排水沟每日至少消毒1次,使用有效氯浓度为250~500 mg/L 的含氯消毒液进行喷洒。

(5) 非密闭式的污水泵井周边应每日喷洒过氧乙酸或过氧化氢进行消毒,有条件的附加采用紫外线灯照射。

(6) 户外座椅、雕塑、艺术景观设施、休闲健身设施等人员易接触区域每日至少消毒1次,使用浓度为250~500 mg/L 的含氯消毒液进行擦拭,地面用浓度为250~500 mg/L的含氯消毒液进行喷洒。

7. 室内消毒防控措施

(1) 发放酒精、喷壶等消毒用具,组织职工定期进行室内消毒。

(2) 保持办公区环境清洁,每日通风3次,每次20~30 min。

(3) 设置办公距离,人与人之间保持1 m以上距离。

(4) 工作场所全员佩戴口罩。

(5) 传递纸质文件前后均需洗手。

(6) 对办公区域经常触摸的物体表面如电脑键盘、鼠标、复印机按键等使用75%酒精擦拭消毒,座机电话每日擦拭两次,如果使用频繁可增加至4次。

(7) 对桌椅、门把手等用浓度为250~500 mg/L 的含氯消毒液进行擦拭消毒,每日至少消毒1次。

8. 员工就餐区域

(1) 采用分餐进食,避免人员密集,食堂管理人员提醒职工保持用餐距离。

(2) 餐厅就餐区域就餐前后各消毒1次。

(3) 餐桌椅使用后进行消毒。

(4) 食堂操作间保持清洁干燥,严禁生食和熟食用品混用,餐具用品须进行不少于30 min 的高温(>56 ℃)消毒,严格管理冷冻食品,食品尽量煮熟食用。

(六) 垃圾管理

应实施垃圾分类管理,及时收集并清运。

1. 生活垃圾

每日对生活垃圾桶和生活垃圾桶周边2 m 的地面使用浓度为500 mg/L 的含氯消毒液喷洒消毒2次。

2. 防控用品垃圾

(1) 在醒目位置设置废弃防护用品(口罩、手套等)及特殊有害垃圾专用的定点收集桶,并注明"有害垃圾使用"字样;引导职工将使用过的防护用品统一放在专用垃圾桶内,每日用浓度为 1 000 mg/L 的含氯消毒液喷洒消毒 2 次。

(2) 对废弃防护用品等特殊有害垃圾进行单独收集、单独运输,尽量减少中转环节。收运的废弃口罩、废弃手套等特殊有害垃圾原则上实行日产日清,并统一交当地生态环境主管部门或卫生健康主管部门指定的危险废物处置场所进行专门处置,并做好登记。

3. 垃圾中转站

(1) 每日全面冲洗 1 次。

(2) 每日对墙面、地面、站台、周围环境使用浓度为 500～1 000 mg/L 的含氯消毒液喷洒消毒 2～3 次。

4. 不能及时清运的垃圾

因假期或传染病影响不能及时清运的生活垃圾,应设立临时放置区域,并对放置区域每日使用浓度为 500～1 000 mg/L 的含氯消毒液喷洒消毒 2～3 次,及时通知清运机构进行垃圾转运。

(七) 宣传管理

应实施对内、对外的宣传管理,并丰富沟通形式(应尽量避免面对面沟通)。

1. 对内宣传

(1) 全面培训、演练传染病应急预案和作业指导规范。

(2) 宣传测温规范、正确佩戴口罩、消毒喷洒作业规范等要求。

(3) 宣传传染病防控知识、个人防护知识等。

(4) 工作人员严禁私自转播、散布传染病信息。

(5) 落实政府主管部门、集团、煤矿企业关于防疫宣传的其他要求。

2. 对外宣传

(1) 通过邮件、微信、媒体平台、公众号、宣传栏、海报等媒介宣传传染病防控知识、防控措施、防控信息通报等。

(2) 密切关注传染病防控动态,及时、准确、全面、客观通报防控状况,加强宣传、联络工作,加大安抚解释力度,但不造成恐慌。

(3) 严格落实各级、各方传染病防控要求,定时向上级部门汇报、沟通。

(4) 可将职工关心的问题,如办公消毒、口罩使用后处理措施等,制作成宣传文档进行分享。

(5) 公共区域内可采用电子宣传屏幕、公告栏等多种媒介载体宣传官方信息、防控常识,"不信谣、不传谣、不造谣"等正能量标语。

(6) 提醒职工提高自我防护意识,配合煤矿企业及政府相关部门做好传染病防控工作。

(7) 指定专人负责撰写新闻稿或其他宣传材料,并定期发布,宣传到位。

(8) 落实上级、相关部门的宣传通告其他要求。

第七章　职业健康相关案例及分析

第一节　常见职业病防治违法违规案例分析

一、外委员工的职业健康防护谁来负责

某市某企业将存在粉尘危害的打磨作业以签订打磨修理等承揽合同的形式外委给不具备职业病防护条件的张某等 8 人，未与张某等人签订正式劳动合同。企业认为与张某等 8 名劳动者仅是加工承揽关系，不存在劳动雇佣关系，因此未书面告知张某等人打磨岗位存在的职业病危害因素，未提供符合防护要求的个人防护用品，未组织上岗前、在岗期间和离岗时职业健康检查，未对张某等人开展职业健康相关培训。

张某在该企业打磨岗位工作 2 年后离岗，未进行离岗职业健康检查。随后张某肺部出现异常，遂向当地职业病诊断机构申请职业病诊断。在职业病诊断过程中，企业认为张某未与企业签订正式的劳动合同，对劳动关系不予认可，但张某经劳动仲裁、人民法院判决，认定其与该企业存在劳动关系。诊断机构依据相关诊断标准，对张某作出职业性硅肺Ⅰ期的诊断结论。

后续，企业不仅要依法承担张某的治疗、康复和定期检查费用，还要承担相关法律责任，生产经营也会受到影响。

本案例中，企业违反了《职业病防治法》以下条款：

第二十二条："用人单位必须采用有效的职业病防护设施，并为劳动者提供个人使用的职业病防护用品。用人单位为劳动者个人提供的职业病防护用品必须符合防治职业病的要求；不符合要求的，不得使用。"

第三十一条："任何单位和个人不得将产生职业病危害的作业转移给不具备职业病防护条件的单位和个人……"

第三十三条第一款："用人单位与劳动者订立劳动合同（含聘用合同，下同）时，应当将工作过程中可能产生的职业病危害及其后果、职业病防护措施和待遇等如实告知劳动者，并在劳动合同中写明，不得隐瞒或者欺骗。"

第三十四条第二款："用人单位应当对劳动者进行上岗前的职业卫生培训和在岗期间的定期职业卫生培训，普及职业卫生知识，督促劳动者遵守职业病防治法律、法规、规

章和操作规程,指导劳动者正确使用职业病防护设备和个人使用的职业病防护用品。"

第三十五条第一款:"对从事接触职业病危害的作业的劳动者,用人单位应当按照国务院卫生行政部门的规定组织上岗前、在岗期间和离岗时的职业健康检查,并将检查结果书面告知劳动者。职业健康检查费用由用人单位承担。"

二、发生职业病危害事故怎么办

某市某化工厂间二硝基苯车间因管道和阀门故障,导致间二硝基苯原料泄露,并喷洒到正在从事回料和包装作业的李某身上。事故发生后该企业对李某采取了温水冲洗、给予牛黄解毒片、止疼片治疗的措施,但未及时送医疗机构就诊,且未报告所在地卫生行政部门和有关部门,导致李某未得到及时救治,病情加重,造成难以恢复的周围神经损伤。李某经职业病诊断机构诊断为职业性急性间二硝基苯重度中毒。

企业职业卫生管理工作不到位,不仅伤害了员工的健康,自身也将承担法律责任。

本案例中,企业违反了《职业病防治法》以下条款:

第三十七条:"发生或者可能发生急性职业病危害事故时,用人单位应当立即采取应急救援和控制措施,并及时报告所在地卫生行政部门和有关部门。卫生行政部门接到报告后,应当及时会同有关部门组织调查处理;必要时,可以采取临时控制措施。卫生行政部门应当组织做好医疗救治工作。对遭受或者可能遭受急性职业病危害的劳动者,用人单位应当及时组织救治、进行健康检查和医学观察,所需费用由用人单位承担。"

三、岗前职业健康检查为什么一定要做

某市某职业健康检查机构在对某企业劳动者王某进行在岗期间职业健康检查时,发现王某胸片异常,并诊断为疑似职业病,遂向企业属地的卫生行政部门进行报告,卫生行政部门立即组织进行调查。执法人员调查发现王某有近十年采石场采石职业史,采石场倒闭后,到现就职企业上班。王某现工作车间内同时存在噪声和粉尘危害,企业仅对王某进行了普通检查,未做岗前职业健康检查,未及时发现王某的职业禁忌,导致粉尘类职业病危害因素对王某的健康造成了进一步的损伤。

本案例中,企业违反了《职业病防治法》以下条款:

第三十五条:"对从事接触职业病危害的作业的劳动者,用人单位应当按照国务院卫生行政部门的规定组织上岗前、在岗期间和离岗时的职业健康检查,并将检查结果书面告知劳动者。职业健康检查费用由用人单位承担。用人单位不得安排未经上岗前职业健康检查的劳动者从事接触职业病危害的作业;不得安排有职业禁忌的劳动者从事其所禁忌的作业;对在职业健康检查中发现有与所从事的职业相关的健康损害的劳动者,应当调离原工作岗位,并妥善安置;对未进行离岗前职业健康检查的劳动者不得解除或者终止与其订立的劳动合同。"

四、职业病危害因素定期检测为什么要规范

赵某在某企业从事锅炉作业,工作环境中存在的职业病危害因素为高温。某个夏天下午,赵某工作时出现头疼症状,遂请假回到宿舍休息;第二天因体温升高入院治疗,后出现意识不清、电解质紊乱、酸碱失衡等症状,最终死亡,死亡原因为热射病导致多脏器衰竭。企业并未向所在地卫生行政部门及时报告相关情况。

执法人员查阅该企业提供的"职业病危害因素检测评价报告"发现该企业在进行职业病危害因素检测时,未按照标准要求选择夏季高温季对"高温"危害因素进行检测,而选择了秋冬低温季,检测结果掩盖了赵某所在的炉前工工作岗位的夏季气温超过了职业接触限值的事实。

本案例中,企业违反了《职业病防治法》以下条款:

第二十六条第二款:"用人单位应当按照国务院卫生行政部门的规定,定期对工作场所进行职业病危害因素检测、评价……"

第三十七条:"发生或者可能发生急性职业病危害事故时,用人单位应当立即采取应急救援和控制措施,并及时报告所在地卫生行政部门和有关部门……对遭受或者可能遭受急性职业病危害的劳动者,用人单位应当及时组织救治、进行健康检查和医学观察,所需费用由用人单位承担。"

本案例特别要引起注意的是:

为该企业提供服务的职业卫生技术服务机构同时也违反了《职业卫生技术服务机构管理办法》第二十四条职业卫生技术服务机构应当按照法律法规和《工作场所空气中有害物质监测的采样规范》(GBZ 159)、《电离辐射防护与辐射源安全基本标准》(GB 18871)、《工业企业设计卫生标准》(GBZ 1)、《工作场所有害因素职业接触限值》(GBZ 2.1、GBZ 2.2)等标准规范的要求,开展现场调查、职业病危害因素识别、现场采样、现场检测、样品管理、实验室分析、数据处理及应用、危害程度评价、防护措施及其效果评价、技术报告编制等职业卫生技术服务活动,如实记录技术服务原始信息,确保相关数据信息可溯源、科学、客观、真实地反映技术服务事项,并对出具的职业卫生技术报告承担法律责任。

本案例更要提醒接触高温的劳动者(尤其是在夏季室外温度>35 ℃时),应增强个人防护意识、提高自救能力,工作过程中出现不适症状要及时就医。

第二节 煤矿企业健康建设优秀案例

为进一步推动健康企业建设工作,交流各地开展健康企业建设过程中的好经验、好做法,2021年11月,国家卫生健康委会同全国爱卫办组织开展了健康企业建设优秀案例征集活动,共评选出健康企业建设优秀案例行政推广篇22个、企业篇100个,其中,有两例煤矿企业入选健康企业建设优秀案例。

案例1：山东里能鲁西矿业有限公司健康企业建设优秀案例

一、基本情况

鲁西煤矿隶属于山东能源集团鲁西矿业有限公司,位于山东省济宁市任城区,始建于1999年,2002年正式投产。公司坚持以习近平新时代中国特色社会主义思想为指引,牢固树立"坚持中国特色卫生与健康发展道路"鲜明导向,以打造"小而精、优而美的'健康新鲁西'"为目标,坚持系统化谋划、协同化推进、精准化发力、示范化引领、实效化检验,全面落实企业职业健康主体责任,把大健康理念融入企业管理运行全过程,积极开展职业病危害风险管控和隐患排查治理双重预防体系建设,多措并举、共建共享,严防职业病危害事故发生,促进企业健康可持续发展。公司先后获得"全国绿色矿山"等20余项荣誉称号。

二、主要做法

(1) 高举健康引领的政治"站位",保障体系全面"到位"

鲁西煤矿始终坚持以习近平新时代中国特色社会主义思想为指引,全面强化组织、资金、制度保障体系,以健康引领国有企业的高质量发展。

一是强化组织领导。配齐配足健康企业建设的专职工作人员,创新设立"1+6"管理模式,即1个领导小组统筹引导,6个健康企业建设工作组分工协作。各工作组明确不同工作职责,科学制定工作任务清单,落细工作责任。

二是强化资金支持。列支企业利润的10%作为建设专项工作经费,专款专用。

三是强化制度保障。先后制定《公司健康企业建设工作实施方案》,健全完善了职业病危害防治管理制度等30余项管理制度,促进了各项工作的规范有序开展。

(2) 提升环境体系建设"品位",以人为本的发展理念全面落实"到位"

一是升级健康阵地。打造"职工之家",集健身房、乒乓球室、台球室、棋牌室、图书室、多功能厅等功能于一体。在公寓楼建设"亲情服务中心",集心理健康辅导室、宣泄室、母婴室、女职工休息室、妈咪小屋等功能于一体,阵地升级,为广大职工健康生活提供了条件。

二是共建绿色矿区环境。按照"两合理、两分开"的要求,公司合理分类划分了生产、辅助生产和非生产区域,打造"小而精、优而美"的美好鲁西。投入700万元,加快"3+4工程"(即以"三条"主干道为主的主次干道亮化提升工程,以绿色生产、绿色存贮、绿色运输、绿色环境为主要内容的"四绿"工程)进度,通过"移动式煤仓""封闭式煤场""生活垃圾分类""绿化养护工程"等,实现了环境卫生、绿化覆盖"双达标",截至目前矿区绿化覆盖率高达36.5%。

三是共筑健康工作环境。矿区内全面禁止张贴烟草及相关促销广告,并张贴禁烟标识300余个,发放"室内公共场所和工作场所禁止吸烟倡议书"500余份,主题宣讲活动10余场次,共筑矿区无烟环境。与此同时,严格执行卫生消杀制度,采取设置挡鼠板、防蝇帘、悬挂灭蝇灯等措施,使病媒生物密度得到了有效控制,食堂、宿舍、办公楼等均达到了C级标准。

四是共享美好就餐环境。投入400万元建设职工餐厅,餐厅使用面积1 500余平方米,可同时接待360余人就餐。分区域设置主餐厅、自助餐厅以及荣誉餐厅,配备了智能消毒、健康饮水等健康设备,制定营养膳食"周菜谱",建设"爱心惠员、爱在身边"工程,推出"爱心餐车""爱心点餐""员工微心愿""荣誉餐""午夜半价菜""节日聚餐"等项目,满足了员工的不同需求。组织开展"厨艺比赛""服务人员竞争上岗"等活动,提升了餐饮人员业务水平。

(3) 精准点好医疗保障体系建设的"穴位",服务员工身心健康全面"到位"

一是建设健康管理体系。公司拿出专项资金的25%,建设高质量职工医院,定期组织健康体检,为每一位员工制定"个性健康套餐"。打造健身房、活动广场等健身活动阵地,在广大职工中倡树运动健康新风尚。建设心理咨询室、泄压室等阵地平台,积极开展心理援助,及时为员工进行心理减压。

二是建设专业医疗服务基地。职工医院内配备专业医疗设施,严格贯彻执行医疗卫生管理法律、法规、规章以及医疗护理规范、常规。完善规章制度,加强基础医疗和护理质量管理,开展岗位基本技能比武训练,确保质量和服务"双一流""双过硬"。

三是开展个性化医疗服务。公司建立"3+1+1"的医疗健康检测平台,即数字化、智能化、个性化的企业健康管理中心,数字化员工健康福利平台,更侧重于满足员工个性化的健康需求。同时开展两查一告知,双测双史双档案,开展职业病专项检查,建设慢性健康人群专业体检区,为职工建立健康双档案,管理职工在岗期间职业健康体检率达到了100%。同时,通过职工历年体检数据对比,对团体健康状况进行评估分析,针对评估发现的中高危慢性病健康风险,给予健康管理干预建议,并定期进行复查。

四是加强科技装备支撑。以"新旧动能转换""三减三提"项目建设为抓手,公司年均投入8 000余万元加快"机械化换人、自动化减人"的步伐,通过提升矿井装备水平,改善作业环境,引进了机械化、无尘化混凝土喷射系统工艺和CXR智能干选等先进装备,完善了监测监控、束管检测以及调度工业监控等系统,矿井提升、运输、供电、排水、通风全部实现远程可视化控制,有效减少了接触粉尘、噪声等对人体的危害,实现了"少人则安、无人则安"的目标。

(4) 提升员工关怀体系建设的"要位",引领健康生活全面"到位"

一是积极开展健康教育宣传。采取融媒体等多种方式,宣传普及健康知识,组织开展了传染病、慢性病、职业病防治和心理健康等内容的健康教育活动,聘请专业营养师对食堂管理人员和从业人员开展营养、平衡膳食、食品安全等有关知识培训,提高职工的健康素养。

二是关心关爱职工身心健康。每年组织开展职工健康疗休养活动,对生病住院职工、生育女职工及时进行关爱慰问,坚持"周周有活动,月月有精彩",开展丰富多彩的文体活动,组织"健康达人"评选,倡导职工积极践行健康生活方式,营造"快乐工作、健康生活"的良好氛围。

三、推进成效

(1) 工作推进更有力。公司通过加强体系建设,为公司健康企业建设提供了人财物的全方位保障,进一步解决了有人干事、有钱干事等问题,为工作开展打牢了基础。组织领导有力,各级管理人员各负其责、通力合作。制度规范有力,具体细化的健康企业建设制度机制,使工作科学严谨、有章可循。

(2) 健康环境更优美。公司坚持依法依规生产,不断加大投入,持续改善生产、生活环境,强化现场安全健康环境升级改造,狠抓安全生产标准化整治提升,杜绝了轻伤二级以上事故,保证了全体职工的生命健康,实现了长期安全文明生产,积极打造"安全、绿色、智能、高效"四型矿井。

(3) 职工身心更健康。公司通过健康企业建设,不断提升企业职业健康管理水平,近些年来公司职业病一直保持"零病例"。特别是在2020年初,在企业驻地周边发生严重新冠肺炎疫情的情况下,公司停止生产经营活动,外防输入、内防扩散,实现了"零报告",保障了职工身心健康。通过健康知识的普及、文体活动的促进,持续加强健康文化引领,使健康理念深入人心,公司全体职工的健康素养水平同比提高23.16%,职工幸福指数也随之明显提升。

(4) 企业形象更温暖。近年来,公司积极履行企业社会责任,深入贯彻绿色发展理念,累计投入3亿元,平稳顺利完成2个压煤村庄、4 000余户村民的搬迁;年均投入1亿元,累计完成1 900余亩塌陷地的综合治理,建成了国家级绿色矿山;年均承担迎峰度夏、迎峰供暖煤炭保供任务50万吨;年均向国家上缴利税1.8亿元。

四、经验启示

(1) 健康企业建设必须加强体系建设。任何工作的开展都离不开人、财、物等要素支撑,否则只能流于形式。只有加强组织领导,提供必要保障,才能确保工作深入推进。

(2) 健康企业建设必须加强规划布局。要把健康企业建设当成一盘"大棋"来抓,无论是硬件还是软件都要整体规划、合理布局,既要考虑成本因素,更要注重实际需求,彰显人文关怀。

(3) 健康企业建设必须切实结合实际。实事求是,是马克思主义的基本观点,也是我们一切工作取得胜利的关键。要从实际出发、从职工出发,让大家切实感受到健康企业建设带来的变化和实惠。

(4) 健康企业建设必须加强探索创新。无论是科技装备支撑还是创新职工活动阵地,或是活跃精神文化活动,都需要深入调研,摸清职工所需、大家"口味",确保受到欢迎、创出实效。

(5) 健康企业建设必须持续唤醒职工健康意识。健康企业建设非一夕之功,也非攻坚之战,更不是一劳永逸,需要不断春风化雨,通过持续强化职工健康意识,真正改变了职工的思想认识,提升精神面貌。

案例2：兖矿能源集团股份有限公司鲍店煤矿健康企业建设优秀案例

一、基本情况

山东能源兖州煤业鲍店煤矿位于兖州煤田中部，1986年6月10日建成投产，年核定生产能力600万吨，现有职工4 800多人。企业始终把职工生命健康放在第一位，深入开展健康企业创建，积极构建和美健康文化，实施一系列利当前、惠长远的有效举措，为和美鲍店不断夯实健康之基。企业先后荣获"全国文明单位""全国文明煤矿""全国安全高效矿井""煤炭工业环境保护十佳企业""中华环境友好煤炭单位""山东煤矿安全与职业卫生评估A级矿井""国家安全生产标准化一级矿井"等称号。2021年9月2日，鲍店煤矿以1 027分的成绩成为全省第一家通过现场评估的省级健康企业。

二、主要做法

(1)强化"三个保障"，构筑健康企业创建"硬支撑"

一是强化组织保障。把健康企业创建作为提升职工幸福指数、促进矿井健康发展的重要举措，纳入重要议事日程。成立由矿主要领导任组长、分管领导为副组长的健康企业创建领导小组，设立健康企业创建领导小组办公室，配备4名专职人员，成立6个专业工作组，形成了主要领导把方向、责任单位抓推进、专职人员保落实的创建格局。

二是强化制度保障。建立职业病危害防治管理办法等15项管理制度，创新实施"4+5"运行体系，即学习交流、联系服务、督查通报、信息共享"四个机制"，每周一例会、每旬一调度、每月一总结、一督查、一通报"五项制度"，对措施落实不力的单位和个人严格考核，并与"六好"区队和管理人员绩效考评等挂钩，确保各项工作落到实处。

三是强化文化保障。构建以"健康同行、发展共赢"为理念的和美健康文化，开设"健康鲍店"公众号，定期开展现场义诊、职业卫生科普宣传、救护演示等大健康宣教活动，传播健康知识，营造健康氛围。成立太极拳、门球等协会，推行工间操，开展"健康达人"评选、"和美鲍店杯"系列文体赛事等，促进职工群众养成良好健身习惯，企业被评为"全国煤矿健身先进单位"。

(2)改善"三个环境"，建设矿区美丽宜居"新家园"

一是改善生态环境。践行"绿水青山就是金山银山"理念，实施扬尘治理工程，投资2.48亿元完成储装运系统改造，实现"产煤不见煤、存煤不露煤"。建成焊烟集中收集装置，实现焊接烟气有组织排放。建成智能化车辆冲洗系统，实现运煤车辆全冲洗、全密闭。建成雨污分流及污水处理站，实现排放水动态达标。实时对路面进行洒水清扫，保持路面洁净无尘。2019年7月，企业顺利通过山东省"绿色矿山建设"评估验收。

二是改善工作环境。关注员工职业健康，积极应用职业病防护新工艺、新设备，推广使用大功率除尘器、封闭式除尘装置、自动隔爆装置、干雾抑尘装置，以及储煤场喷淋降尘系统、水射流除尘风机、粉尘浓度超限自动喷雾等设备，有效除尘效率达95%以上。实施热害治理等项目，夏季井下较常温降低6 ℃，相对湿度下降6%。开展"无烟单位"

创建活动,营造了文明健康的绿色办公环境。

三是改善生活环境。开展道路硬化、工厂区绿化改造,高标准建成党建文化主题广场、泰和广场、爱心广场,广泛种植各种花草树木,打造了春有鲜花、夏有绿荫、秋有硕果、冬有常青的宜居环境,绿地覆盖率达45.3%。强化三废排放、储存、运输管理,实施垃圾分类收集清运,保障生活水饮用安全,健全食品采购、储存等制度,企业荣获"食安山东"称号。

(3)抓实"三个环节",撑起职工健康权益"保护伞"

一是加强健康管理服务。建立员工健康指导中心、惠工"服务驿站",在工厂区及作业场所设置医务室、紧急救援站、妈妈小屋健康服务点,配置医护人员和除颤仪等急救设备。严格落实建设项目职业病防护设施"三同时"管理制度,有效预控和消除职业病危害。每年组织职工健康疗养、荣誉疗养,为女职工开展专项查体、发放卫生用品、增加一天特殊假期,为190余个工种购置39类劳动防护用品。设立心理健康辅导室,制定实施员工心理援助计划,筑牢员工"心灵防护墙"。

二是打造智慧健康平台。构建全省首家职业健康大数据平台,全过程记录员工上岗前、在岗中、离岗时,接触职业病危害因素、健康体检、既往病史、职业卫生培训等相关信息,职工职业病危害告知率、防护设施配置使用率、个人健康监护档案建档率均达100%。自主研发员工健康管理系统,实现随时查阅健康查体信息。推广使用智能健康手环,实时采集、上传员工生命体征信息,监测、分析员工健康状况,为员工健康提供全方位服务。

习 题

一、判断题

1. 经诊断的观察对象和尘肺患者,职业健康检查周期为每年2次。(　　)
2. 接触噪声、高温、毒物、放射线的在岗人员,职业健康检查周期为每年1次。(　　)
3. 对检查出有职业禁忌证和职业相关健康损害的从业人员,必须调离接害岗位,无需妥善安置。(　　)
4. 经医疗鉴定,不适于从事粉尘作业的其他疾病,在特殊情况下可以从事接尘作业。(　　)
5. 有严重的皮肤病的从业人员,不得从事井下工作。(　　)
6. 《职业病防治法》立法目的是为了预防、控制和消除职业病危害,防治职业病,保护劳动者健康及其相关权益,促进经济社会发展。(　　)
7. 用人单位制定或者修改有关职业病防治的规章制度,无需听取工会组织的意见。(　　)
8. 县级以上地方人民政府卫生行政部门、劳动保障行政部门依据各自职责,负责本行政区域内职业病防治的监督管理工作。(　　)
9. 对防治职业病成绩显著的单位和个人,不给予奖励。(　　)
10. 建设项目职业病危害分类管理办法由国务院卫生行政部门制定。(　　)
11. 建设项目在竣工验收后,建设单位应当进行职业病危害控制效果评价。(　　)
12. 国家对从事放射性、高毒、高危粉尘等作业实行一般管理。(　　)
13. 建立、健全工作场所职业病危害因素监测及评价制度不属于用人单位应当采取职业病防治管理措施。(　　)
14. 建立、健全职业病危害事故应急救援预案属于用人单位应当采取职业病防治管理措施。(　　)
15. 卫生行政部门应当保障职业病防治所需的资金投入,不得挤占、挪用,并对因资金投入不足导致的后果承担责任。(　　)
16. 用人单位为劳动者个人提供的职业病防护用品必须符合防治职业病的要求。(　　)

17. 对职业病防护设备、应急救援设施和个人使用的职业病防护用品,用人单位应当进行经常性的维护、检修,不定期检测其性能和效果,确保其处于正常状态,不得擅自拆除或者停止使用。(　　)
18. 职业卫生技术服务机构所做检测、评价应当客观、真实。(　　)
19. 发现工作场所职业病危害因素不符合国家职业卫生标准和卫生要求时,用人单位应当立即采取相应治理措施,仍然达不到国家职业卫生标准和卫生要求的,必须停止存在职业病危害因素的作业。(　　)
20. 职业卫生技术服务机构依法从事职业病危害因素检测、评价工作,接受劳动部门的监督检查。(　　)
21. 警示说明应当载明设备性能、可能产生的职业病危害、安全操作和维护注意事项、职业病防护以及应急救治措施等内容。(　　)
22. 任何单位和个人不得将产生职业病危害的作业转移给不具备职业病防护条件的单位和个人。(　　)
23. 不具备职业病防护条件的单位和个人可以短暂地接受产生职业病危害的作业。(　　)
24. 用人单位与劳动者订立劳动合同时,应当将工作过程中可能产生的职业病危害及其后果、职业病防护措施和待遇等如实告知劳动者,并在劳动合同中写明,不得隐瞒或者欺骗。(　　)
25. 用人单位不得安排未经上岗前职业健康检查的劳动者从事接触职业病危害的作业。(　　)
26. 对在职业健康检查中发现有与所从事的职业相关的健康损害的劳动者,根据个人的意愿可以留在原工作岗位。(　　)
27. 职业健康检查应当由取得医疗机构执业许可证的医疗卫生机构承担。(　　)
28. 用人单位应当为劳动者建立职业健康监护档案,并按照规定的期限妥善保存。(　　)
29. 用人单位不得安排未成年工从事接触职业病危害的作业。(　　)
30. 因劳动者依法行使正当权利而降低其工资、福利等待遇或者解除、终止与其订立的劳动合同的,其行为无效。(　　)
31. 用人单位产生严重职业病危害时,工会组织无权要求采取防护措施或者向政府有关部门建议采取强制性措施。(　　)
32. 职业病诊断标准和职业病诊断、鉴定办法由国务院劳动部门制定。(　　)
33. 没有证据否定职业病危害因素与病人临床表现之间的必然联系的,不认定为职业病。(　　)
34. 职业病诊断、鉴定过程中,在确认劳动者职业史、职业病危害接触史时,当事人对劳动关系、工种、工作岗位或者在岗时间有争议的,可以向当地的劳动人事争议仲裁委员会申请仲裁。(　　)
35. 用人单位和医疗卫生机构发现职业病病人或者疑似职业病病人时,无需向所在地

卫生行政部门报告。（　　）

36. 确诊为职业病的,用人单位还应当向所在地劳动保障行政部门报告。（　　）

37. 当事人对职业病诊断有异议的,无权向作出诊断的医疗卫生机构所在地地方人民政府卫生行政部门申请鉴定。（　　）

38. 职业病诊断鉴定委员会由相关专业的专家组成。（　　）

39. 职业病诊断鉴定委员会组成人员应当遵守职业道德,客观、公正地进行诊断鉴定,不承担相应的责任。（　　）

40. 职业病诊断鉴定委员会组成人员不得私下接触当事人,不得收受当事人的财物或者其他好处,与当事人有利害关系的,应当回避。（　　）

41. 医疗卫生机构发现疑似职业病病人时,应当及时通知用人单位,无需告知劳动者本人。（　　）

42. 用人单位应当及时安排对疑似职业病病人进行诊断;在疑似职业病病人诊断或者医学观察期间,不得解除或者终止与其订立的劳动合同。（　　）

43. 用人单位应当保障职业病病人依法享受国家规定的职业病待遇。（　　）

44. 用人单位对从事接触职业病危害的作业的劳动者,无需给予岗位津贴。（　　）

45. 劳动者被诊断患有职业病,但用人单位没有依法参加工伤保险的,其医疗和生活保障由该个人承担。（　　）

46. 职业病病人变动工作单位,其依法享有的待遇不变。（　　）

47. 用人单位已经不存在或者无法确认劳动关系的职业病病人,可以向地方人民政府医疗保障、民政部门申请医疗救助和生活等方面的救助。（　　）

48. 职业卫生监督执法人员依法执行职务时,被检查单位可以不予配合。（　　）

49. 职业卫生监督执法人员应当依法经过资格认定。（　　）

50. 建设单位未按照规定进行职业病危害预评价的,由卫生行政部门给予警告,责令停产整顿。（　　）

51. 工作场所职业病危害因素的强度或者浓度超过国家职业卫生标准的,由卫生行政部门给予警告,责令限期改正,逾期不改正的,处五万元以上二十万元以下的罚款。（　　）

52. 职业病危害,是指对从事职业活动的劳动者可能导致职业病的各种危害。（　　）

53. 职业禁忌,是指劳动者从事特定职业或者接触特定职业病危害因素时,比一般职业人群更易于遭受职业病危害和罹患职业病或者可能导致原有自身疾病病情加重,或者在从事作业过程中诱发可能导致对他人生命健康构成危险的疾病的个人特殊生理或者病理状态。（　　）

54. 生产性粉尘是指生产过程中由于机械破碎和切制形成的微小固体颗粒,不包括有机粉尘、无机粉尘、混合性粉尘等。（　　）

55. 尘肺病是指由于吸入生产性粉尘而引起的以肺组织弥漫性纤维化为主的疾病。（　　）

56. 职业中毒可对人的神经系统、血液系统、呼吸系统和消化系统产生影响,严重时会

导致死亡。（　　）
57. 尘肺病不属于煤矿常见职业病。（　　）
58. 锚喷作业时喷射水泥砂浆或者混凝土时会产生水泥和沙粒粉尘。（　　）
59. 粉尘的化学成分直接决定其着对人体的危害性质和程度。（　　）
60. 粉尘的分散度与粉尘在空气中悬浮时间及其可能进入肺内的含量密切相关。分散度愈高，单位体积总表面积越大，理化活性越低。（　　）
61. 一般煤尘爆炸的下限浓度为 30～100 g/m³，上限浓度为 1 000～2 000 g/m³。（　　）
62. 宣传教育、普及防尘的基本知识属于粉尘作业的劳动防护管理二级预防。（　　）
63. 煤矿作业场所粉尘浓度要求：煤尘中游离 SiO_2 含量小于 10%，总粉尘时间加权平均容许浓度为 3 mg/m³。（　　）
64. 矽尘致病性作用与游离二氧化硅含量密切相关，即游离二氧化硅含量越高，致病性越强。（　　）
65. 叁期尘肺病最为严重。（　　）
66. 当前，尘肺病可以预防、可以治愈。（　　）
67. 大容量全肺灌洗技术能清除已吸入肺内的多种粉尘、吞噬了粉尘的巨噬细胞及肺泡巨噬细胞吞噬粉尘后分泌的致纤维化生长因子，从而改善症状和肺功能，遏制或延缓病变的进展，减轻病人的痛苦，延长患者生命。（　　）
68. 空气压缩机发出的声音属于机械性噪声。（　　）
69. 在间断性噪声中，有一种脉冲性噪声，其声音持续时间≤0.5 s、间隔时间＞1 s、声压有效值变化≥40 dB(A)，对人体的危害较小。（　　）
70. 强度和频谱特性噪声的强度越大、频率越高则危害越大。（　　）
71. 风动工具包括链锯、电钻、电锯、振动破碎机等。（　　）
72. 生产劳动过程中劳动者接触的振动强度大、时间长，可对机体产生不良影响，甚至引起疾病。（　　）
73. 高温作业指有高气温、或有强烈的热辐射、或伴有高气湿相结合的异常气象条件，湿球黑球温度指数超过规定限值的作业。（　　）
74. 警告标识主要是提醒对周围环境需要注意，以避免可能发生危险的图形。（　　）
75. 产生噪声的工作场所设置"注意防尘""戴护耳器"等警示标识。（　　）
76. 告知卡应当标明职业病危害因素名称、理化特性、健康危害、接触限值、防护措施、应急处理及急救电话、职业病危害因素检测结果及检测时间等。（　　）
77. 煤矿企业多处场所都涉及同一职业病危害因素的，应在各工作场所出口处均设置相应的警示标识。（　　）
78. 警示标识设置的位置应具有良好的照明条件。（　　）
79. 井下警示标识应用无反光材料制作。（　　）
80. 呼吸防护用品也称呼吸器，是防御缺氧空气和空气污染物进入呼吸道的防护用品。（　　）
81. 呼吸防护用品按作用原理分为净化式和隔绝式两类。（　　）

82. 防尘口罩不属于煤矿个体防护用品。（　　）
83. 煤矿通风净化系统主要包括呼吸系统、风机、净化设备、气流控制系统、温湿度控制系统等设备和部件。（　　）
84. 易产生爆炸的粉尘粒子：燃烧热值高，粒度小，易氧化，悬浮性能好，湿度低，易带电。（　　）
85. 矿用局部制冷设备是一种用于矿井内的局部制冷的设备，主要用于降低矿工的工作环境温度，提高工作效率和工作安全性。（　　）
86. 对于主要负责人、职业健康管理人员拒不参加或未按规定组织劳动者进行职业健康培训的用人单位，可以不处罚。（　　）
87. 接收在校学生实习的用人单位无需对实习学生进行上岗前职业健康培训，提供必要的职业病防护用品。（　　）
88. 上岗前健康检查的主要目的是发现有无职业禁忌证，建立接触职业病危害因素人员的基础健康档案。（　　）
89. 在劳动过程中发生或者可能发生急性职业病危害事故时，煤矿企业可以立即采取措施。（　　）
90. 当氧含量低于18%时，即可出现缺氧表现。（　　）
91. 用人单位可自行或委托职业卫生技术服务机构完成职业病危害综合风险评估。（　　）
92. 职业卫生管理状况是用人单位通过自查确定分级，分为A、B、C三级，C级最高，A级最低。（　　）
93. 煤矿企业应设置健康企业建设专项工作经费，要专款专用。（　　）
94. 鼓励用人单位为劳动者提供整洁卫生、绿色环保、舒适优美和人性化的工作环境。（　　）
95. 减振是工程上防止振动危害的非主要手段。（　　）
96. 煤矿井下工人滑囊炎是煤矿井下工人由于长时间在狭窄的空间进行工作，躯体滑囊组织急性外伤或长期受压、反复摩擦等机械因素所引起的无菌性炎症。（　　）
97. 高温高湿的环境不会降低机械设备老化，减少电气设备故障率。（　　）
98. 热害对于作业工人心理上的影响，会加剧不安全行为的发生，从而直接影响安全生产。（　　）
99. 冰冷降温对浅井降温效果明显。（　　）
100. 在有热水涌出的矿井里，应根据具体的情况，采取超前疏干、阻堵、疏导等措施，或者采用水沟加盖板的方式排水，杜绝热水在井巷里漫流。（　　）
101. 生产性粉尘的控制应采取综合防控措施，遵循"革、水、密、风、护、管、教、监"八字方针。（　　）
102. 职工因工致残被鉴定为一级至四级伤残的，由用人单位和职工个人以伤残津贴为基数，缴纳基本医疗保险费。（　　）
103. 职业健康是健康中国建设的重要基础和组成部分，事关广大劳动者健康福祉与经

济发展和社会稳定大局。（　　）

104. 运输中的煤炭以及矸石的大量散热，实质上是巷道围岩散热的另一种表现形式，特别是采煤工作面输送机上的煤炭，其散热量最大。（　　）
105. 北方大部分矿井在气温较高的夏季，热害危害程度不明显。（　　）
106. 高温作业环境下，工人通过呼吸、出汗及体表血管的扩张向外散热。（　　）
107. 高温作业时皮肤温度也可缓慢升高。（　　）
108. 滑囊炎患病率同煤层也有一定的联系，煤层薄的煤矿工人容易患此病。（　　）
109. 煤矿常见的物理因素所致职业病有中暑和手臂振动病。（　　）
110. 职业性耳鼻喉口腔疾病中煤矿常见的有噪声聋。（　　）
111. 石棉纤维粉尘、游离二氧化硅含量10%以上粉尘属于严重职业病危害因素。（　　）
112. 电离辐射不属于严重职业病危害因素。（　　）
113. 职业病危害因素接触水平指劳动者在职业活动的特定时间段内实际接触工作场所职业病危害因素的浓度或强度。（　　）
114. 化学烧伤是指由于化学物质直接对皮肤刺激、腐蚀及化学反应热而引起的急性皮肤损害。（　　）
115. "救援电话"标识属于提示标识。（　　）
116. "禁止入内"标识不属于禁止标识。（　　）
117. 职业病危害因素检测是识别职业病危害因素的一个重要手段，是指利用现代检测、检验技术真实、准确地反映作业场所职业病危害因素的种类强度（浓度）及分布情况，为职业病危害定性、定量评价提供科学技术依据。（　　）
118. 粉尘分散度是指空气中不同大小粉尘颗粒的分布程度，用小数表示。（　　）
119. 听力护具是降低噪声保护听力的有效用具。（　　）
120. 防护手套用来保护作业人员的手和臂。（　　）

二、单选题

1. 接触粉尘以煤尘为主的在岗人员，职业健康检查周期每（　　）年1次。
   A. 一　　　　　　　　B. 二　　　　　　　　C. 半

2. 接触粉尘以矽尘为主的在岗人员，职业健康检查周期每年（　　）次。
   A. 1　　　　　　　　B. 2　　　　　　　　C. 3

3. 对已确诊的职业病人，（　　）及时给予治疗、康复和定期检查，并做好职业病报告工作。
   A. 根据需要　　　　　B. 应当　　　　　　　C. 可以

4. 癫痫病和精神分裂症患者（　　）从事煤矿生产工作。
   A. 根据需要　　　　　B. 应当　　　　　　　C. 严禁

5. 经医疗鉴定，不适于从事井下工作的其他疾病，（　　）从事井下工作。
   A. 根据需要　　　　　B. 应当　　　　　　　C. 不得

6. 患有高血压、心脏病、高度近视等病症以及其他不适应高空（2 m 以上）作业者,不得从事（　　）作业。
   A. 高空　　　　　　　B. 危险　　　　　　　C. 登高
7. 从业人员需要进行职业病诊断、鉴定的,煤矿企业应当（　　）提供职业病诊断、鉴定所需的从业人员职业史和职业病危害接触史、工作场所职业病危害因素检测结果等资料。
   A. 如实　　　　　　　B. 适当收费　　　　　　C. 不予
8. 煤矿企业（　　）为从业人员建立职业健康监护档案,并按照规定的期限妥善保存。
   A. 根据需要　　　　　B. 应当　　　　　　　C. 可以
9. 从业人员离开煤矿企业时,（　　）索取本人职业健康监护档案复印件,煤矿企业必须如实、无偿提供,并在所提供的复印件上签章。
   A. 有权　　　　　　　B. 无权　　　　　　　C. 可以
10. 用人单位应当为劳动者创造符合（　　）和卫生要求的工作环境和条件,并采取措施保障劳动者获得职业卫生保护。
    A. 国家职业卫生标准　B. 地方卫生标准　　　C. 国际卫生标准
11. （　　）依法对职业病防治工作进行监督,维护劳动者的合法权益。
    A. 学会组织　　　　　B. 职业病研究院　　　C. 工会组织
12. 用人单位的（　　）对本单位的职业病防治工作全面负责。
    A. 分管技术负责人　　B. 主要负责人　　　　C. 分管安全负责人
13. （　　）应当建立、健全职业病防治责任制,加强对职业病防治的管理,提高职业病防治水平,对本单位产生的职业病危害承担责任。
    A. 职业病研究院　　　B. 政府部门　　　　　C. 用人单位
14. 国家实行职业卫生（　　）制度。
    A. 监督　　　　　　　B. 检查　　　　　　　C. 执法
15. （　　）以上地方人民政府有关部门在各自的职责范围内负责职业病防治的有关监督管理工作。
    A. 司局级　　　　　　B. 部门级　　　　　　C. 县级
16. 国家建立职业病危害项目（　　）制度。
    A. 汇报　　　　　　　B. 报告　　　　　　　C. 申报
17. 用人单位工作场所存在职业病目录所列职业病的危害因素的,应当（　　）、如实向所在地卫生行政部门申报危害项目,接受监督。
    A. 及时　　　　　　　B. 根据实际情况　　　C. 根据时间安排
18. 职业病危害因素分类目录由国务院（　　）制定、调整并公布。
    A. 劳动部门　　　　　B. 卫生行政部门　　　C. 财政部门
19. 新建、扩建、改建建设项目和技术改造、技术引进项目(以下统称建设项目)可能产生职业病危害的,（　　）在可行性论证阶段应当进行职业病危害预评价。
    A. 建设单位　　　　　B. 中介机构　　　　　C. 卫生行政部门

20. 卫生行政部门应当自收到预评价报告之日起（　　）日内,作出审核决定并书面通知建设单位。
   A. 20　　　　　　　B. 25　　　　　　　C. 30
21. （　　）应当加强对建设单位组织的验收活动和验收结果的监督核查。
   A. 劳动部门　　　　B. 卫生行政部门　　C. 财政部门
22. 用人单位必须采用有效的职业病防护设施,并为劳动者提供个人使用的（　　）防护用品。
   A. 安全　　　　　　B. 劳动　　　　　　C. 职业病
23. 对产生严重职业病危害的作业岗位,应当在其醒目位置,设置（　　）标识和中文警示说明。
   A. 警示　　　　　　B. 警告　　　　　　C. 保护
24. 用人单位应当实施由（　　）负责的职业病危害因素日常监测,并确保监测系统处于正常运行状态。
   A. 分管负责人　　　B. 专人　　　　　　C. 主要负责人
25. 检测、评价结果存入用人单位职业卫生档案,（　　）向所在地卫生行政部门报告并向劳动者公布。
   A. 随时　　　　　　B. 不定期　　　　　C. 定期
26. 任何单位和个人（　　）生产、经营、进口和使用国家明令禁止使用的可能产生职业病危害的设备或者材料。
   A. 应当　　　　　　B. 不得　　　　　　C. 可以
27. 用人单位的（　　）和职业卫生管理人员应当接受职业卫生培训,遵守职业病防治法律、法规,依法组织本单位的职业病防治工作。
   A. 主要负责人　　　B. 分管培训负责人　C. 培训科长
28. 职业健康检查费用由（　　）承担。
   A. 用人单位和个人　B. 用人单位　　　　C. 个人
29. 工会组织对用人单位违反职业病防治法律、法规,侵犯劳动者合法权益的行为,（　　）要求纠正。
   A. 有权　　　　　　B. 无权　　　　　　C. 可以
30. 用人单位按照职业病防治要求,用于预防和治理职业病危害、工作场所卫生检测、健康监护和职业卫生培训等费用,按照国家有关规定,在生产（　　）中据实列支。
   A. 利润　　　　　　B. 费用　　　　　　C. 成本
31. 承担职业病诊断的医疗卫生机构（　　）拒绝劳动者进行职业病诊断的要求。
   A. 应当　　　　　　B. 不得　　　　　　C. 可以
32. 职业病诊断、鉴定机构需要了解工作场所职业病危害因素情况时,可以对工作场所进行现场调查,也可以向卫生行政部门提出,卫生行政部门应当在（　　）日内组织现场调查。
   A. 10　　　　　　　B. 15　　　　　　　C. 20

33. 劳动者对仲裁裁决不服的,可以依法向( )提起诉讼。
    A. 公安局　　　　　　B. 人民法院　　　　　C. 检察院
34. ( )以上地方人民政府卫生行政部门负责本行政区域内的职业病统计报告的管理工作,并按照规定上报。
    A. 司局级　　　　　　B. 部门级　　　　　　C. 县级
35. 疑似职业病病人在诊断、医学观察期间的费用,由( )承担。
    A. 用人单位和个人　　B. 用人单位　　　　　C. 个人
36. 职业病病人的诊疗、康复费用,伤残以及丧失劳动能力的职业病病人的社会保障,按照国家有关( )的规定执行。
    A. 意外保险　　　　　B. 医疗保险　　　　　C. 工伤保险
37. 职业病病人除依法享有工伤保险外,依照有关民事法律,尚有获得赔偿的权利的,( )向用人单位提出赔偿要求。
    A. 有权　　　　　　　B. 无权　　　　　　　C. 可以
38. 建设单位的建设项目的职业病防护设施未按照规定与主体工程同时设计、同时施工、同时投入生产和使用的,逾期不改正的,处( )的罚款。
    A. 5万元以上10万元以下　　　　　　B. 10万元以上50万元以下
    C. 5万元以上20万元以下
39. 工作场所职业病危害因素检测、评价结果没有存档、上报、公布的由卫生行政部门给予警告,责令限期改正;逾期不改正的,处( )以下的罚款。
    A. 5万元　　　　　　　B. 10万元　　　　　　C. 20万元
40. 用人单位违反《职业病防治法》规定,造成重大职业病危害事故或者其他严重后果,构成犯罪的,对直接负责的主管人员和其他直接责任人员,依法追究( )。
    A. 刑事责任　　　　　B. 民事责任　　　　　C. 行政责任
41. 卫生行政部门不按照规定报告职业病和职业病危害事故的,由( )行政部门责令改正,通报批评,给予警告。
    A. 各级　　　　　　　B. 本级　　　　　　　C. 上一级
42. ( )目前在我们国家每年报告的新发职业病里面排第一位,是职业病防治的重点。
    A. 尘肺病　　　　　　B. 噪声性耳聋　　　　C. 脊柱病
43. 矽尘是粉碎的岩石颗粒,主要产生于( )掘进工作面。
    A. 冲击地压　　　　　B. 煤巷　　　　　　　C. 岩石或半岩石
44. 无烟煤的挥发分小于( ),煤尘无爆炸性。
    A. 10%　　　　　　　B. 15%　　　　　　　C. 20%
45. 烟煤挥发分大于( ),具有强爆炸性。
    A. 10%　　　　　　　B. 15%　　　　　　　C. 20%
46. 粉尘主要是通过( )进入人体。
    A. 呼吸道　　　　　　B. 眼睛　　　　　　　C. 皮肤

47. 人体对吸入的粉尘具备有效的防御和清除机制,一般认为有(　　)道防线。
    A. 2　　　　　　　　B. 3　　　　　　　　C. 4
48. 粉尘作业的劳动防护管理应采取(　　)级预防原则。
    A. 一　　　　　　　　B. 二　　　　　　　　C. 三
49. 井工矿总粉尘浓度每月测定(　　)次。
    A. 2　　　　　　　　B. 1　　　　　　　　C. 6
50. 井工矿呼吸性粉尘浓度每月测定(　　)次。
    A. 2　　　　　　　　B. 1　　　　　　　　C. 6
51. 井工矿粉尘分散度每(　　)个月测定1次。
    A. 2　　　　　　　　B. 1　　　　　　　　C. 6
52. (　　)是劳动者保证个人生命安全健康的最后一道防线。
    A. 个体防护　　　　　B. 综合防尘　　　　　C. 减尘措施
53. 生产性噪声按其产生的机制可分为(　　)类。
    A. 一　　　　　　　　B. 二　　　　　　　　C. 三
54. 《煤矿安全规程》规定:劳动者每天连续接触噪声时间达到或者超过8 h的,噪声声级限值为(　　)dB(A)。
    A. 85　　　　　　　B. 90　　　　　　　C. 95
55. 煤矿应当配备2台以上噪声测定仪器,并对作业场所噪声每(　　)个月监测1次。
    A. 2　　　　　　　　B. 1　　　　　　　　C. 6
56. 《煤矿安全规程》规定:井工煤矿采掘工作面的空气温度不得超过(　　)℃。
    A. 26　　　　　　　B. 30　　　　　　　C. 34
57. 职业病防治工作坚持(　　)的方针。
    A. 预防为主、防治结合　　　　　　　B. 安全第一、预防为主
    C. 预防为主、消防并重
58. 警示标识应至少每(　　)年检查一次,发现有破损、变形、变色、图形符号脱落、亮度老化等影响使用的问题时应及时修整或更换。
    A. 1　　　　　　　　B. 2　　　　　　　　C. 半
59. 呼吸性粉尘,也叫可吸入粉尘,是指粒径小于(　　)μm的能进入人体肺泡区域的粉尘,这样的粉尘对人体危害性大,是引起尘肺的主要致病源。
    A. 2.5　　　　　　　B. 5　　　　　　　　C. 10
60. (　　)护具是用于保护头部以防撞击、挤压伤害的护具。
    A. 头部　　　　　　　B. 呼吸　　　　　　　C. 听力
61. 主要负责人和职业健康管理人员应当在任职后(　　)个月内接受职业健康培训。
    A. 1　　　　　　　　B. 2　　　　　　　　C. 3
62. 主要负责人和职业健康管理人员初次培训不得少于(　　)学时,之后每年接受一次继续教育,继续教育不得少于8学时。
    A. 16　　　　　　　B. 24　　　　　　　C. 36

63. 劳动者上岗前应接受职业健康培训,上岗前培训不得少于(　　)学时,之后每年接受一次在岗培训,在岗培训不得少于4学时。
   A. 16　　　　　　　　B. 24　　　　　　　　C. 8

64. 按照《用人单位职业病危害风险分级方法》,将用人单位职业病危害风险分Ⅰ级、Ⅱ级、Ⅲ级三个等级,(　　)级风险最低。
   A. Ⅰ　　　　　　　　B. Ⅱ　　　　　　　　C. Ⅲ

65. 对用人单位的职业病危害风险评估应实施动态管理,卫生监督部门每(　　)年集中组织辖区内用人单位开展一次职业病危害综合风险评估。
   A. 1　　　　　　　　B. 2　　　　　　　　C. 3

66. 高温环境下作业,体温往往有不同程度的升高,生产环境气温在(　　)℃以下时,工人体温绝大多数在正常范围。
   A. 25　　　　　　　　B. 30　　　　　　　　C. 35

67. 地面空气温度直接影响井下空气温度,对于(　　)影响就更为显著。
   A. 浅井　　　　　　　B. 深井　　　　　　　C. 中深井

68. 当风流沿井巷向下流动时,空气的压力值(　　)。
   A. 不变　　　　　　　B. 增大　　　　　　　C. 减小

69. 随着(　　)、自动化程度的提高,煤矿生产中六大系统特别是采掘工作面的机电设备装机容量急剧增大。
   A. 智能化　　　　　　B. 机械化　　　　　　C. 信息化

70. 井下工作人员的放热量,主要和人员集中程度、所从事工作的繁重程度、持续工作的时间成(　　)。
   A. 负相关　　　　　　B. 反比　　　　　　　C. 正比

71. 职业病危害严重的用人单位,应当设置或者指定职业卫生管理机构或者组织,配备(　　)职业卫生管理人员。
   A. 专职　　　　　　　B. 兼职　　　　　　　C. 专职或兼职

72. 医疗卫生机构开展职业健康检查,应当在开展之日起(　　)个工作日内向省级卫生健康主管部门备案。
   A. 10　　　　　　　　B. 15　　　　　　　　C. 20

73. 按照劳动者接触的职业病危害因素,职业健康检查分为(　　)类。
   A. 4　　　　　　　　B. 5　　　　　　　　C. 6

74. 劳动功能障碍分为10个伤残等级,最重的为(　　)级。
   A. 一　　　　　　　　B. 十　　　　　　　　C. 五

75. 职工因工作遭受事故伤害或者患职业病需要暂停工作接受工伤医疗的,在停工留薪期内,原工资福利待遇不变,由所在单位按(　　)支付。
   A. 年　　　　　　　　B. 季　　　　　　　　C. 月

76. 停工留薪期一般不超过(　　)个月。
   A. 6　　　　　　　　B. 12　　　　　　　　C. 18

77. 生活不能自理的工伤职工在停工留薪期需要护理的,由( )负责。
    A. 政府部门　　　　　B. 保险公司　　　　　C. 所在单位
78. 用人单位、工伤职工或者其近亲属骗取工伤保险待遇,医疗机构、辅助器具配置机构骗取工伤保险基金支出的,由社会保险行政部门责令退还,处骗取金额( )的罚款。
    A. 1倍以上5倍以下　　B. 2倍以上5倍以下　　C. 10倍以上
79. 空气的压缩会放热,从而使风流温度( )。
    A. 升高　　　　　　　B. 降低　　　　　　　C. 不变
80. 地表大气的温、湿度的季节性变化对井下气候的影响( )。
    A. 不大　　　　　　　B. 不明显　　　　　　C. 非常明显
81. 职业病危害专项治理的工作目标为:到2025年底,被治理企业工作场所作业环境得到显著改善,粉尘、化学毒物、噪声检测合格率达到( )以上。
    A. 80%　　　　　　　B. 85%　　　　　　　C. 90%
82. 放射工作场所设置( )警示标识。
    A. 当心电离辐射　　　B. 戴防尘口罩　　　　C. 注意通风
83. 高温工作场所设置( )警示标识。
    A. 当心电离辐射　　　B. 当心中暑　　　　　C. 注意通风
84. 存在低温作业的工作场所设置( )警示标识。
    A. 当心电离辐射　　　B. 当心中暑　　　　　C. 当心冻伤
85. 密闭空间作业场所出入口设置( )警示标识。
    A. 密闭空间作业危险　B. 当心中暑　　　　　C. 当心冻伤
86. ( )用来保护劳动者裸露的皮肤。
    A. 防护鞋　　　　　　B. 护肤用品　　　　　C. 听力护具
87. ( )呼吸器是依靠过滤元件将空气污染物过滤掉后用于呼吸的呼吸器。
    A. 过滤式　　　　　　B. 化学氧　　　　　　C. 隔离式
88. 供气式呼吸器也称( )呼吸器。
    A. 过滤式　　　　　　B. 供气式　　　　　　C. 隔离式
89. 高温、高湿作业环境可考虑选择带有( )功能的供气式呼吸防护,降低作业人员承受的热应激,选择硅胶材质的面罩还可以耐老化。
    A. 降温　　　　　　　B. 恒温　　　　　　　C. 升温
90. ( )是将普通棉花卷成锥形棉团状,塞入耳内借以隔开部分噪声,保护听觉器官。
    A. 预模式耳塞　　　　B. 棉花耳塞　　　　　C. 泡沫塑料耳塞
91. 用聚乙烯和增塑材料等原料制成的是( )。
    A. 预模式耳塞　　　　B. 棉花耳塞　　　　　C. 泡沫塑料耳塞
92. ( )是把整个耳郭全部密封起来的护耳器,它由耳罩外壳、密封圈、内衬吸声材料和弓架四部分组成。

A. 耳罩 B. 棉花耳塞 C. 泡沫塑料耳塞
93. 当噪声超过（　　）dB,不但对听觉、头部有严重的危害,而且对胸部、腹部各器官也有极为严重的危害,尤其是心脏,因此,在极强噪声的环境下,要考虑人们的胸部防护。
    A. 120 B. 130 C. 140
94. 控制和预防噪声的危害,首先应从（　　）噪声传播途径上入手降低噪声强度。
    A. 控制 B. 预防 C. 消除或控制
95. 无论戴耳塞或耳罩,均应在进入有噪声的作业场所前戴好,工作中（　　）随意摘下,以免伤害鼓膜。
    A. 应该 B. 不得 C. 可以
96. 煤矿企业（　　）采用有效的职业病防护设施,并为劳动者提供个人使用的职业病防护用品。
    A. 不得 B. 必须 C. 可以
97. 非法用工单位对其患职业病的职工（　　）。
    A. 不承担赔偿责任 B. 适当承担赔偿责任 C. 依法承担赔偿责任
98. （　　）一般指粒径在 1 mm 以下的煤炭微粒。
    A. 煤尘 B. 岩尘 C. 矿尘
99. （　　）一般指粒径在 45 μm 以下的岩粉尘粒。
    A. 煤尘 B. 岩尘 C. 矿尘
100. 煤岩内水分低,环境相对湿度低时,由作业产生的粉尘相对（　　）。
    A. 增多 B. 减少 C. 不变
101. 回采面风速（　　）m/s 时,浮尘最小。
    A. 1.2~1.6 B. 1.0~1.5 C. 1.5~2
102. 掘进工作面风速（　　）m/s 时,浮尘最小。
    A. 0.25~0.63 B. 0.3~1.5 C. 1.5~2
103. （　　）是矿井防尘的主要对象。
    A. 煤尘 B. 浮尘 C. 落尘
104. 矿尘中游离 SiO_2 的含量是危害人体的决定因素,其含量越高,危害（　　）。
    A. 越小 B. 不明显 C. 越大
105. （　　）适用于固定尘源喷雾。
    A. 水喷雾器 B. 风水喷雾器 C. 水空气喷雾器
106. 孔隙率为（　　）时,煤层的透水性最高,注水效果最佳。
    A. 10% B. 15% C. 20%
107. 当孔隙率>（　　）时,煤层成为多孔均质体,无需注水。
    A. 20% B. 30% C. 40%
108. 短孔注水是在回采工作面垂直煤壁或与煤壁斜交打钻孔注水,注水孔长度一般为（　　）m。

A. 2～3.5　　　　　B. 1～3.5　　　　　C. 2～5.5

109. 短孔注水的缺点是（　　）。
　　A. 注水设备、工艺、技术均较简单　　　B. 钻孔数量多
　　C. 对地质条件适应性强

110. 深孔注水是从回采工作面垂直煤壁打钻孔注水，钻孔深度要大，钻孔长度为（　　）天的进度。
　　A. 5～6　　　　　B. 1～3　　　　　C. 2～5

111. 深孔注水的缺点是（　　）。
　　A. 围岩湿润均匀
　　B. 适应围岩的吸水膨胀性质
　　C. 因压力要求高，故设备、技术复杂

112. 当工作面长度超过（　　）m而单向孔达不到设计深度或煤层倾角有变化时，可采用上向、下向钻孔联合布置钻孔注水。
　　A. 110　　　　　B. 120　　　　　C. 130

113. 长孔注水的优点是（　　）。
　　A. 打钻技术较复杂　　B. 封孔较复杂　　C. 注水时间长，湿润均匀

114. 人行走时呼吸量约（　　）L/min。
　　A. 17　　　　　B. 30　　　　　C. 50

115. 锚喷作业应采取粉尘综合治理措施，作业人员工作地点总粉尘降尘效率应大于或等于（　　）。
　　A. 75%　　　　　B. 80%　　　　　C. 85%

116. 永久性防尘水池容量不得小于200 m³，且贮水量不得小于井下连续（　　）h的用水量。
　　A. 1　　　　　B. 2　　　　　C. 3

117. 炮采工作面应采取湿式钻眼法，使用（　　）。
　　A. 塑性炮泥　　　B. 煤粉炮泥　　　C. 水炮泥

118. 采煤机内喷雾压力不得小于（　　）MPa。
　　A. 1　　　　　B. 2　　　　　C. 3

119. 爆破时应采用高压喷雾等高效降尘措施，采用高压喷雾降尘措施时，喷雾压力不得小于（　　）MPa。
　　A. 4　　　　　B. 2　　　　　C. 8

120. 转载点防尘要求：转载点落差宜小于或等于（　　）m。
　　A. 0.5　　　　　B. 0.8　　　　　C. 0.3

三、多选题

1. 煤矿企业必须按照国家有关规定，对从业人员（　　）进行职业健康检查，建立职业

健康档案,并将检查结果书面告知从业人员。

  A. 上岗前 B. 在岗期间 C. 离岗时 D. 脱岗时

2. 有下列病症之一的,不得从事接尘作业(　　)。

  A. 活动性肺结核病及肺外结核病

  B. 严重的上呼吸道或者支气管疾病

  C. 显著影响肺功能的肺脏或者胸膜病变

  D. 心、血管器质性疾病

3. 职业病,是指企业、事业单位和个体经济组织等用人单位的劳动者在职业活动中,因接触(　　)而引起的疾病。

  A. 粉尘   B. 放射性物质

  C. 工作场所   D. 其他有毒、有害因素

4. 职业病防治工作坚持(　　)的方针。

  A. 预防为主 B. 安全第一 C. 防治结合 D. 综合治理

5. 职业病防治工作应建立(　　)机制。

  A. 政府负责 B. 行业自律 C. 社会监督 D. 职工参与

6. 国家鼓励和支持研制、开发、推广、应用有利于职业病防治和保护劳动者健康的(　　),加强对职业病的机理和发生规律的基础研究,提高职业病防治科学技术水平。

  A. 新技术 B. 新工艺 C. 新设备 D. 新材料

7. 建设项目的职业病防护设施所需费用应当纳入建设项目工程预算,并与主体工程(　　)。

  A. 同时报废   B. 同时设计

  C. 同时建设   D. 同时投入生产和使用

8. 用人单位应当采取的职业病防治管理措施包括(　　)。

  A. 设置或者指定职业卫生管理机构或者组织,配备专职或者兼职的职业卫生管理人员,负责本单位的职业病防治工作

  B. 制定职业病防治计划和实施方案

  C. 建立、健全职业卫生管理制度和操作规程

  D. 建立、健全职业卫生档案和劳动者健康监护档案

9. 警示说明应当载明产生职业病危害的(　　)等内容。

  A. 种类 B. 后果 C. 预防 D. 应急救治措施

10. 用人单位应当按照国务院卫生行政部门的规定,定期对工作场所进行职业病危害因素(　　)。

  A. 检测 B. 检查 C. 评价 D. 论证

11. 职业健康监护档案应当包括劳动者的(　　)等有关个人健康资料。

  A. 职业史   B. 职业病危害接触史

  C. 职业健康检查结果   D. 职业病诊疗

12. 劳动者享有的职业卫生保护权利包括（　　）。
    A. 获得职业卫生教育、培训
    B. 获得职业健康检查、职业病诊疗、康复等职业病防治服务
    C. 了解工作场所产生或者可能产生的职业病危害因素、危害后果和应当采取的职业病防护措施
    D. 要求用人单位提供符合防治职业病要求的职业病防护设施和个人使用的职业病防护用品，改善工作条件
13. 劳动者可以在（　　）依法承担职业病诊断的医疗卫生机构进行职业病诊断。
    A. 用人单位所在地　　　　　　　B. 本人户籍所在地
    C. 经常居住地　　　　　　　　　D. 所有地方
14. 用人单位应当按照国家有关规定，安排职业病病人进行（　　）。
    A. 治疗　　　B. 工作　　　C. 康复　　　D. 定期检查
15. 用人单位在发生（　　）等情形时，应当对从事接触职业病危害的作业的劳动者进行健康检查，并按照国家有关规定妥善安置职业病病人。
    A. 分立　　　B. 合并　　　C. 解散　　　D. 破产
16. 用人单位不得安排（　　）期的女职工从事对本人和胎儿、婴儿有危害的作业。
    A. 孕期　　　B. 哺乳　　　C. 月经期　　　D. 正常期
17. 卫生行政部门履行监督检查职责时，有权采取的措施包括（　　）。
    A. 进入被检查单位和职业病危害现场，了解情况，调查取证
    B. 查阅或者复制与违反职业病防治法律、法规的行为有关的资料和采集样品
    C. 责令违反职业病防治法律、法规的单位和个人停止违法行为
    D. 责令关闭企业
18. 职业卫生监督执法人员应当（　　）。
    A. 忠于职守　　　　　　　　　　B. 秉公执法
    C. 收取适当费用　　　　　　　　D. 严格遵守执法规范
19. 2018年机构改革整合职业健康监管职责，进一步理顺了监管体制，建立了（　　）四级职业病防治工作协调机制，形成了工作合力。
    A. 国家级　　　B. 省级　　　C. 市级　　　D. 县级
20. 职业病危害因素主要包括（　　）三个方面。
    A. 生产工艺过程　　　　　　　　B. 生产环境
    C. 生态环境　　　　　　　　　　D. 劳动过程
21. 在煤矿生产中，（　　）等生产环节均会产生矿尘，这些矿尘可能引起煤工尘肺病。
    A. 采煤　　　　　　　　　　　　B. 掘进
    C. 支护　　　　　　　　　　　　D. 提升运输、巷道维修
22. 下列属于职业病特点的是（　　）。
    A. 病因具有特异性　　　　　　　B. 病因大多可以检测
    C. 不同接触人群的发病特征不同　D. 早诊断、早治疗，预后效果较好

23. 煤矿粉尘主要分为（　　）。
    A. 粉尘　　　　　B. 煤尘　　　　　C. 矽尘　　　　　D. 水泥尘
24. 下列属于煤矿井下减尘措施的是（　　）。
    A. 使用水炮泥　　B. 喷雾洒水　　　C. 洒水降尘　　　D. 煤层注水
25. 煤矿综合防尘措施包括（　　）。
    A. 减尘措施　　　B. 降尘措施　　　C. 矿井通风排尘　D. 个体防护
26. 影响尘肺病发病的因素有（　　）。
    A. 粉尘的性质　　　　　　　　　　B. 粉尘的浓度
    C. 接尘时间　　　　　　　　　　　D. 个人的身体素质
27. 煤矿噪声特点：（　　）对作业环境污染特别严重。
    A. 强度大　　　　B. 声级高　　　　C. 连续噪声多　　D. 频带宽
28. 根据噪声强度随时间的变化，生产性噪声可分为（　　）噪声。
    A. 连续性　　　　B. 间断性　　　　C. 机械性　　　　D. 电磁性
29. 连续性噪声按其随时间分布过程中声压级波动是否<3 dB，又分为（　　）噪声。
    A. 稳态　　　　　B. 间断性　　　　C. 机械性　　　　D. 非稳态
30. 井工煤矿噪声的监测点应当布置在（　　）等设备使用地点。
    A. 主要通风机、空气压缩机　　　　B. 局部通风机、采煤机、掘进机
    C. 风动凿岩机、破碎机　　　　　　D. 主水泵
31. 在作业场所中产生振动的原因主要包括：（　　）。
    A. 不平物体的转动　　　　　　　　B. 旋转物体的扭动和弯曲
    C. 活塞运动　　　　　　　　　　　D. 物体的冲击
32. 根据振动作用于人体的部位和传导方式，可将生产性振动划分为（　　）。
    A. 风动工具振动　B. 手传振动　　　C. 全身振动　　　D. 电动工具振动
33. 高温作业按其气象条件的特点可分为三个基本类型，具体包括（　　）。
    A. 高温、低湿作业　　　　　　　　B. 高温、强热辐射作业
    C. 高温、高湿作业　　　　　　　　D. 夏季露天作业
34. 高温对人体的危害包括（　　）。
    A. 体温调节困难　　　　　　　　　B. 水盐代谢紊乱
    C. 循环系统　　　　　　　　　　　D. 消化系统疾病
35. 我国通常将中暑分为（　　）三型。
    A. 热痉挛　　　　B. 热衰竭　　　　C. 热射病　　　　D. 普通型
36. 产生粉尘的工作场所应设置（　　）等警示标识。
    A. 注意防尘　　　　　　　　　　　B. 戴防尘口罩
    C. 注意通风　　　　　　　　　　　D. 穿防护服
37. 呼吸护具按防护用途分为（　　）三类。
    A. 防尘　　　　　B. 防紫外光　　　C. 防毒　　　　　D. 供氧
38. 听力护具是降低噪声保护听力的有效用具，下列属于听力护具的是（　　）。

A. 自吸过滤式防尘口罩 B. 耳塞
C. 耳罩 D. 防噪声帽

39. 个体防护用品的选用原则包括( )。
A. 掌握工作场所职业病危害的因素、类别
B. 应选购有生产许可证、产品合格证和安全鉴定证的个体防护用品、装备
C. 必须符合法规标准
D. 劳动防护用品应穿着舒适、便于操作,不影响工作效率,在满足防护功能的条件下,尽量使其外观优美大方

40. 目前,我国常用的防噪声耳塞可划分为( )四种类型。
A. 预模式耳塞 B. 棉花耳塞
C. 泡沫塑料耳塞 D. 新型硅橡胶耳塞

41. 职业健康监护主要包括( )等内容。
A. 职业健康检查 B. 离岗后健康检查
C. 应急健康检查 D. 职业健康监护档案管理

42. 根据职业病危害风险分级和职业卫生管理状况分级结果综合评估得出的职业病危害综合风险等级,分为( )三级,甲级风险最低,丙级风险最高。
A. 甲 B. 乙 C. 丙 D. 丁

43. 职业病危害接触人数分三类,分别为接触人数( )。
A. 5人以下 B. 9人及以下 C. 10~49人 D. 50人及以上

44. 振动控制主要方法有( )。
A. 减少振源的激振强度 B. 切断振动的传播途径
C. 在传播途径上削弱振动
D. 在承受振动的建筑或设备上采取防振措施

45. 滑囊炎的治疗方法主要包括( )。
A. 一般治疗 B. 药物治疗 C. 手术治疗 D. 物理治疗

46. 常见的热害类型有( )。
A. 正常地热增温型 B. 热水地热异常型
C. 岩温地热异常型 D. 碳硫化物氧化热型

47. 目前国内常见的煤矿热害防治预防措施有( )。
A. 合理通风 B. 采用合理的开拓方式降温
C. 采用充填采矿法降温 D. 增加热源法降温

48. 减少热源法降温中为了有效地降低工作面的温度,可以采取减少热源的方法降温,主要包括( )。
A. 岩层热的控制 B. 机械热的控制
C. 热水及管道热的控制 D. 爆破热的控制

49. 人工制冷水降温技术是目前矿井降温的主要手段,其主要有以下几种形式( )。
A. 分布式、地面集中式 B. 井下集中式

C. 地面井下联合集中式 　　　　　D. 分散式
50. 进入受限空间作业要做到（　　）。
    A. 一通风　　　B. 二检测　　　C. 三监督　　　D. 三监护
51. "职业健康达人"应当符合《"职业健康达人"基本标准》提出的（　　）等4个方面。
    A. 基本条件　　B. 健康素养　　C. 自主健康管理　　D. 健康影响力
52. 生活自理障碍分为三个等级（　　）。
    A. 生活能自理　　　　　　　　B. 生活完全不能自理
    C. 生活大部分不能自理　　　　D. 生活部分不能自理
53. 矿井集中空调系统是由（　　）四个环节所组成。
    A. 制冷　　　　B. 输冷　　　　C. 传冷　　　　D. 排热
54. 有毒物品工作场所应设置（　　）警示标识。
    A. 禁止入内　　B. 当心中毒　　C. 注意防尘　　D. 必须洗手
55. 职业病危害因素检测，按检测方法可将其分为（　　）三类。
    A. 定期监查　　　　　　　　　B. 经常性检测
    C. 预防性监督检测　　　　　　D. 事故性检测
56. 按检测内容，职业性有害因素检测又可分为（　　）。
    A. 经常性检测　B. 事故性检测　C. 物理因素检测　D. 化学因素检测
57. 煤尘爆炸可呈现"三高一多"的特点，具体包括（　　）。
    A. 高温　　　　B. 高速　　　　C. 高压　　　　D. 产生大量一氧化碳
58. 影响喷雾洒水降尘效率的主要因素有（　　）。
    A. 雾体的分散度　　　　　　　B. 水滴与尘粒相对速度
    C. 水压　　　　　　　　　　　D. 高温
59. 煤层注水影响因素有（　　）。
    A. 煤的裂隙和孔隙的发育程度　B. 上覆岩层压力及支承压力
    C. 液体性质　　　　　　　　　D. 煤层内的瓦斯压力
60. 煤层注水参数是指（　　）。
    A. 注水压力　　B. 注水速度　　C. 注水量　　　D. 注水时间

四、填空题

1. 采煤机必须安装（　　）喷雾装置。
2. 采煤工作面回风巷应安设至少（　　）道风流净化水幕，并宜采用自动控制风流净化水幕。
3. 采掘工作面（　　）应进行一次全工作班连续粉尘测定。
4. 主要水棚的棚间长度不小于（　　）m。
5. 火灾事故的受害者中的大多数是由于（　　）中毒造成的。
6. 煤矿企业对检查出的（　　）患者，必须按国家规定及时给以治疗、疗养和调离有害作业岗位,并做好健康监护及职业病报告工作。

7. 当采掘工作面的空气温度超过 30 ℃,机电设备硐室的空气温度超过 34 ℃,必须（　　）。

8. 患有高血压、心脏病、高度近视等疾病以及其他不适应高空（2 m 以上）作业者,不得从事（　　）。

9. 疑似职业病病人在诊断、医学观察期间的费用由（　　）承担。

10. 《职业病防治法》规定劳动者依法享有（　　）保护的权力。

五、简答题

1. 煤矿掘进井巷和硐室必须采取哪些综合防尘措施?
2. 煤矿主要职业危害有哪些?
3. 职业病的特点包括哪些?
4. 煤矿常见职业病包括哪些?
5. 生产性粉尘对呼吸系统的影响包括哪些?
6. 尘肺病的临床表现包括哪些?
7. 噪声危害防护措施包括哪些?
8. 高温对人体的危害包括哪些?
9. 井下一氧化碳主要来源有哪些?
10. 劳动者享有哪些职业卫生保护权利?

参 考 答 案

一、判断题

1. ×	2. √	3. ×	4. ×	5. √	6. √	7. ×	8. √	9. ×	10. √
11. ×	12. ×	13. ×	14. √	15. ×	16. √	17. ×	18. √	19. √	20. ×
21. √	22. √	23. ×	24. √	25. √	26. ×	27. √	28. ×	29. ×	30. √
31. ×	32. ×	33. ×	34. √	35. ×	36. √	37. ×	38. ×	39. ×	40. √
41. ×	42. √	43. √	44. ×	45. √	46. √	47. √	48. √	49. √	50. ×
51. √	52. √	53. √	54. √	55. √	56. √	57. ×	58. √	59. √	60. ×
61. ×	62. ×	63. ×	64. √	65. √	66. √	67. ×	68. ×	69. ×	70. √
71. ×	72. √	73. √	74. √	75. √	76. √	77. ×	78. ×	79. √	80. √
81. √	82. ×	83. √	84. √	85. √	86. ×	87. ×	88. √	89. ×	90. ×

91. √	92. ×	93. √	94. √	95. ×	96. √	97. ×	98. √	99. ×	100. √
101. ×	102. √	103. √	104. √	105. ×	106. √	107. ×	108. √	109. √	110. √
111. √	112. ×	113. √	114. √	115. √	116. ×	117. √	118. ×	119. √	120. √

二、单选题

1. B	2. A	3. B	4. C	5. C	6. A	7. A	8. B	9. A	10. A
11. C	12. B	13. C	14. A	15. C	16. C	17. A	18. B	19. A	20. C
21. B	22. C	23. A	24. B	25. C	26. B	27. A	28. B	29. A	30. C
31. B	32. A	33. C	34. A	35. B	36. C	37. A	38. B	39. B	40. A
41. C	42. A	43. C	44. A	45. C	46. A	47. B	48. C	49. A	50. B
51. C	52. A	53. C	54. A	55. C	56. A	57. A	58. C	59. B	60. A
61. C	62. A	63. C	64. A	65. C	66. C	67. A	68. B	69. A	70. C
71. A	72. B	73. C	74. A	75. C	76. B	77. C	78. B	79. A	80. C
81. B	82. A	83. B	84. C	85. A	86. B	87. A	88. C	89. B	90. B
91. C	92. A	93. C	94. C	95. B	96. B	97. C	98. A	99. B	100. A
101. A	102. A	103. B	104. C	105. A	106. B	107. C	108. A	109. B	110. A
111. C	112. B	113. C	114. A	115. C	116. B	117. C	118. B	119. C	120. A

三、多选题

1. ABC	2. ABCD	3. ABD	4. AC	5. BCD	6. ABCD	7. BCD	8. ABCD
9. ABCD	10. AC	11. ABCD	12. ABCD	13. ABC	14. ACD	15. ABCD	16. AB
17. ABC	18. ABD	19. ABCD	20. ABD	21. ABCD	22. ABCD	23. BCD	24. AD
25. ABCD	26. ABCD	27. ABCD	28. AB	29. AD	30. ABCD	31. ABCD	32. BC
33. BCD	34. ABCD	35. ABC	36. ABC	37. ACD	38. BCD	39. ABCD	40. ABCD
41. ABCD	42. ABC	43. BCD	44. ABCD	45. ABCD	46. ABCD	47. ABC	48. ABCD
49. ABC	50. ABD	51. ABCD	52. BCD	53. ABCD	54. ABD	55. BCD	56. CD
57. ABCD	58. ABC	59. ABCD	60. ABCD				

四、填空题

1. 内、外
2. 2
3. 每月
4. 30
5. 一氧化碳
6. 职业病
7. 停止作业
8. 高空作业
9. 用人单位
10. 职业卫生

五、简答题

1. 答:湿式打眼、冲洗煤壁巷帮、水炮泥、装岩(煤)洒水和净化风流等。

2. 答:粉尘、有害气体、噪声和振动、不良气候条件等。

3. 答:(1)病因具有特异性:只有在接触职业性有害因素后才可能患职业病。

(2)病因大多可以检测:发生的健康损害一般与接触水平有关,通过对接触水平进行检测评价,在一定范围内存在接触水平的剂量反应关系。

(3)不同接触人群的发病特征不同:在不同职业性有害因素的接触人群中,常有不同的发病集丛。

(4)早诊断、早治疗,预后效果较好。

(5)大多数职业病目前缺乏特效治疗,应加强保护人群健康的预防措施。

4. 答:(1)尘肺病;(2)职业中毒;(3)噪声性耳聋;(4)振动病;(5)职业性中暑。

5. 答:(1)尘肺;(2)粉尘沉着症;(3)有机粉尘引起的肺部病变;(4)呼吸系统肿瘤;(5)呼吸系统炎症;(6)其他呼吸系统疾病。

6. 答:尘肺病人的临床表现主要是以呼吸系统症状为主的咳嗽、咳痰、胸痛、呼吸困难四大症状,此外尚有喘气、咯血以及某些全身症状。

7. 答:(1)消除、控制噪声源;(2)控制噪声的传播;(3)个体防护。

8. 答:(1)体温调节困难;(2)水盐代谢紊乱;(3)循环系统负荷增加;(4)消化系统疾病增多;(5)泌尿系统负担加重;(6)神经系统兴奋性降低。

9. 答:发生火灾,木料、煤等不完全燃烧;瓦斯与煤尘爆炸;爆破后,炸药、导爆索不完全燃烧;煤的自燃。

10. 答:(1)获得职业卫生教育、培训。

(2)获得职业健康检查、职业病诊疗、康复等职业病防治服务。

(3)了解工作场所产生或者可能产生的职业病危害因素、危害后果和应当采取的职业病防护措施。

（4）要求用人单位提供符合防治职业病要求的职业病防护设施和个人使用的职业病防护用品，改善工作条件。

（5）对违反职业病防治法律、法规以及危及生命健康的行为提出批评、检举和控告。

（6）拒绝违章指挥和强令进行没有职业病防护措施的作业。

（7）参与用人单位职业卫生工作的民主管理，对职业病防治工作提出意见和建议。

参 考 文 献

[1] 毕海侠,王红军,吕虹.关于急性职业中毒的原因与预防措施分析[J].中国医药指南,2017(29):298.

[2] 陈会祥,王卉,黄德寅.工作场所职业健康的促进发展[J].工业卫生与职业病,2015,41(5):394-396.

[3] 陈沅江,刘影,田森.职业卫生与防护[M].2版.北京:机械工业出版社,2018.

[4] 成连华,曹东强.煤矿职业病危害评价体系构建及应用[J].煤矿安全,2020,51(6):260-264.

[5] 董霜,朱元清.环境振动对人体的影响[J].噪声与振动控制,2004,24(3):22-25.

[6] 杜波,张玉华.企业职业健康管理教程[M].徐州:中国矿业大学出版社,2016.

[7] 法律出版社法规中心.中华人民共和国职业病防治法:注释本[M].3版.北京:法律出版社,2021.

[8] 国家煤矿安全监察局.煤矿安全生产标准化管理体系基本要求及评分方法:试行[M].北京:应急管理出版社,2020.

[9] 贾文明,姬建虎,张明雨,等.深部矿井高温热害防治研究与工程应用[J].煤炭技术,2020,39(3):88-91.

[10] 梁友信.劳动卫生与职业病学[M].北京:人民卫生出版社,2000.

[11] 刘尚军,王治国,李方平.煤矿职业卫生与职业病[M].北京:化学工业出版社,2011.

[12] 牛侨.职业卫生与职业医学[M].2版.北京:中国协和医科大学出版社,2007.

[13] 辛嵩.矿井热害防治[M].北京:煤炭工业出版社,2011.

[14] 徐伟伟,康淑云,陈红.矿工职业心理健康管理体系构建与应用研究[J].中国矿业,2020,29(4):20-24.

[15] 尹贻勤.安全心理学[M].北京:中国劳动社会保障出版社,2016.

[16] 中国法制出版社.安全生产法律法规全书[M].北京:中国法制出版社,2022.

[17] 中华人民共和国应急管理部,国家矿山安全监察局.煤矿安全规程[M].北京:应急管理出版社,2022.

[18] 周志阳,杨涛.煤矿职业病危害防治培训教材[M].徐州:中国矿业大学出版社,2018.

附　录

中华人民共和国职业病防治法

（2001年10月27日第九届全国人民代表大会常务委员会第二十四次会议通过　根据2011年12月31日第十一届全国人民代表大会常务委员会第二十四次会议《关于修改〈中华人民共和国职业病防治法〉的决定》第一次修正　根据2016年7月2日第十二届全国人民代表大会常务委员会第二十一次会议《关于修改〈中华人民共和国节约能源法〉等六部法律的决定》第二次修正　根据2017年11月4日第十二届全国人民代表大会常务委员会第三十次会议《关于修改〈中华人民共和国会计法〉等十一部法律的决定》第三次修正　根据2018年12月29日第十三届全国人民代表大会常务委员会第七次会议《关于修改〈中华人民共和国劳动法〉等七部法律的决定》第四次修正）

第一章　总　则

第一条　为了预防、控制和消除职业病危害，防治职业病，保护劳动者健康及其相关权益，促进经济社会发展，根据宪法，制定本法。

第二条　本法适用于中华人民共和国领域内的职业病防治活动。

本法所称职业病，是指企业、事业单位和个体经济组织等用人单位的劳动者在职业活动中，因接触粉尘、放射性物质和其他有毒、有害因素而引起的疾病。

职业病的分类和目录由国务院卫生行政部门会同国务院劳动保障行政部门制定、调整并公布。

第三条　职业病防治工作坚持预防为主、防治结合的方针，建立用人单位负责、行政机关监管、行业自律、职工参与和社会监督的机制，实行分类管理、综合治理。

第四条　劳动者依法享有职业卫生保护的权利。

用人单位应当为劳动者创造符合国家职业卫生标准和卫生要求的工作环境和条件，并采取措施保障劳动者获得职业卫生保护。

工会组织依法对职业病防治工作进行监督，维护劳动者的合法权益。用人单位制定或者修改有关职业病防治的规章制度，应当听取工会组织的意见。

第五条　用人单位应当建立、健全职业病防治责任制，加强对职业病防治的管理，提高职业病防治水平,对本单位产生的职业病危害承担责任。

第六条 用人单位的主要负责人对本单位的职业病防治工作全面负责。

第七条 用人单位必须依法参加工伤保险。

国务院和县级以上地方人民政府劳动保障行政部门应当加强对工伤保险的监督管理,确保劳动者依法享受工伤保险待遇。

第八条 国家鼓励和支持研制、开发、推广、应用有利于职业病防治和保护劳动者健康的新技术、新工艺、新设备、新材料,加强对职业病的机理和发生规律的基础研究,提高职业病防治科学技术水平;积极采用有效的职业病防治技术、工艺、设备、材料;限制使用或者淘汰职业病危害严重的技术、工艺、设备、材料。

国家鼓励和支持职业病医疗康复机构的建设。

第九条 国家实行职业卫生监督制度。

国务院卫生行政部门、劳动保障行政部门依照本法和国务院确定的职责,负责全国职业病防治的监督管理工作。国务院有关部门在各自的职责范围内负责职业病防治的有关监督管理工作。

县级以上地方人民政府卫生行政部门、劳动保障行政部门依据各自职责,负责本行政区域内职业病防治的监督管理工作。县级以上地方人民政府有关部门在各自的职责范围内负责职业病防治的有关监督管理工作。

县级以上人民政府卫生行政部门、劳动保障行政部门(以下统称职业卫生监督管理部门)应当加强沟通,密切配合,按照各自职责分工,依法行使职权,承担责任。

第十条 国务院和县级以上地方人民政府应当制定职业病防治规划,将其纳入国民经济和社会发展计划,并组织实施。

县级以上地方人民政府统一负责、领导、组织、协调本行政区域的职业病防治工作,建立健全职业病防治工作体制、机制,统一领导、指挥职业卫生突发事件应对工作;加强职业病防治能力建设和服务体系建设,完善、落实职业病防治工作责任制。

乡、民族乡、镇的人民政府应当认真执行本法,支持职业卫生监督管理部门依法履行职责。

第十一条 县级以上人民政府职业卫生监督管理部门应当加强对职业病防治的宣传教育,普及职业病防治的知识,增强用人单位的职业病防治观念,提高劳动者的职业健康意识、自我保护意识和行使职业卫生保护权利的能力。

第十二条 有关防治职业病的国家职业卫生标准,由国务院卫生行政部门组织制定并公布。

国务院卫生行政部门应当组织开展重点职业病监测和专项调查,对职业健康风险进行评估,为制定职业卫生标准和职业病防治政策提供科学依据。

县级以上地方人民政府卫生行政部门应当定期对本行政区域的职业病防治情况进行统计和调查分析。

第十三条 任何单位和个人有权对违反本法的行为进行检举和控告。有关部门收到相关的检举和控告后,应当及时处理。

对防治职业病成绩显著的单位和个人,给予奖励。

第二章 前期预防

第十四条 用人单位应当依照法律、法规要求,严格遵守国家职业卫生标准,落实职业病预防措施,从源头上控制和消除职业病危害。

第十五条 产生职业病危害的用人单位的设立除应当符合法律、行政法规规定的设立条件外,其工作场所还应当符合下列职业卫生要求:

(一)职业病危害因素的强度或者浓度符合国家职业卫生标准;

(二)有与职业病危害防护相适应的设施;

(三)生产布局合理,符合有害与无害作业分开的原则;

(四)有配套的更衣间、洗浴间、孕妇休息间等卫生设施;

(五)设备、工具、用具等设施符合保护劳动者生理、心理健康的要求;

(六)法律、行政法规和国务院卫生行政部门关于保护劳动者健康的其他要求。

第十六条 国家建立职业病危害项目申报制度。

用人单位工作场所存在职业病目录所列职业病的危害因素的,应当及时、如实向所在地卫生行政部门申报危害项目,接受监督。

职业病危害因素分类目录由国务院卫生行政部门制定、调整并公布。职业病危害项目申报的具体办法由国务院卫生行政部门制定。

第十七条 新建、扩建、改建建设项目和技术改造、技术引进项目(以下统称建设项目)可能产生职业病危害的,建设单位在可行性论证阶段应当进行职业病危害预评价。

医疗机构建设项目可能产生放射性职业病危害的,建设单位应当向卫生行政部门提交放射性职业病危害预评价报告。卫生行政部门应当自收到预评价报告之日起三十日内,作出审核决定并书面通知建设单位。未提交预评价报告或者预评价报告未经卫生行政部门审核同意的,不得开工建设。

职业病危害预评价报告应当对建设项目可能产生的职业病危害因素及其对工作场所和劳动者健康的影响作出评价,确定危害类别和职业病防护措施。

建设项目职业病危害分类管理办法由国务院卫生行政部门制定。

第十八条 建设项目的职业病防护设施所需费用应当纳入建设项目工程预算,并与主体工程同时设计,同时施工,同时投入生产和使用。

建设项目的职业病防护设施设计应当符合国家职业卫生标准和卫生要求;其中,医疗机构放射性职业病危害严重的建设项目的防护设施设计,应当经卫生行政部门审查同意后,方可施工。

建设项目在竣工验收前,建设单位应当进行职业病危害控制效果评价。

医疗机构可能产生放射性职业病危害的建设项目竣工验收时,其放射性职业病防护设施经卫生行政部门验收合格后,方可投入使用;其他建设项目的职业病防护设施应当由建设单位负责依法组织验收,验收合格后,方可投入生产和使用。卫生行政部门应当加强对建设单位组织的验收活动和验收结果的监督核查。

第十九条 国家对从事放射性、高毒、高危粉尘等作业实行特殊管理。具体管理办法由国务院制定。

第三章 劳动过程中的防护与管理

第二十条 用人单位应当采取下列职业病防治管理措施：

（一）设置或者指定职业卫生管理机构或者组织，配备专职或者兼职的职业卫生管理人员，负责本单位的职业病防治工作；

（二）制定职业病防治计划和实施方案；

（三）建立、健全职业卫生管理制度和操作规程；

（四）建立、健全职业卫生档案和劳动者健康监护档案；

（五）建立、健全工作场所职业病危害因素监测及评价制度；

（六）建立、健全职业病危害事故应急救援预案。

第二十一条 用人单位应当保障职业病防治所需的资金投入，不得挤占、挪用，并对因资金投入不足导致的后果承担责任。

第二十二条 用人单位必须采用有效的职业病防护设施，并为劳动者提供个人使用的职业病防护用品。

用人单位为劳动者个人提供的职业病防护用品必须符合防治职业病的要求；不符合要求的，不得使用。

第二十三条 用人单位应当优先采用有利于防治职业病和保护劳动者健康的新技术、新工艺、新设备、新材料，逐步替代职业病危害严重的技术、工艺、设备、材料。

第二十四条 产生职业病危害的用人单位，应当在醒目位置设置公告栏，公布有关职业病防治的规章制度、操作规程、职业病危害事故应急救援措施和工作场所职业病危害因素检测结果。

对产生严重职业病危害的作业岗位，应当在其醒目位置，设置警示标识和中文警示说明。警示说明应当载明产生职业病危害的种类、后果、预防以及应急救治措施等内容。

第二十五条 对可能发生急性职业损伤的有毒、有害工作场所，用人单位应当设置报警装置，配置现场急救用品、冲洗设备、应急撤离通道和必要的泄险区。

对放射工作场所和放射性同位素的运输、贮存，用人单位必须配置防护设备和报警装置，保证接触放射线的工作人员佩戴个人剂量计。

对职业病防护设备、应急救援设施和个人使用的职业病防护用品，用人单位应当进行经常性的维护、检修，定期检测其性能和效果，确保其处于正常状态，不得擅自拆除或者停止使用。

第二十六条 用人单位应当实施由专人负责的职业病危害因素日常监测，并确保监测系统处于正常运行状态。

用人单位应当按照国务院卫生行政部门的规定，定期对工作场所进行职业病危害因素检测、评价。检测、评价结果存入用人单位职业卫生档案，定期向所在地卫生行政部门报告并向劳动者公布。

职业病危害因素检测、评价由依法设立的取得国务院卫生行政部门或者设区的市级以上地方人民政府卫生行政部门按照职责分工给予资质认可的职业卫生技术服务机构进行。职业卫生技术服务机构所作检测、评价应当客观、真实。

发现工作场所职业病危害因素不符合国家职业卫生标准和卫生要求时,用人单位应当立即采取相应治理措施,仍然达不到国家职业卫生标准和卫生要求的,必须停止存在职业病危害因素的作业;职业病危害因素经治理后,符合国家职业卫生标准和卫生要求的,方可重新作业。

第二十七条　职业卫生技术服务机构依法从事职业病危害因素检测、评价工作,接受卫生行政部门的监督检查。卫生行政部门应当依法履行监督职责。

第二十八条　向用人单位提供可能产生职业病危害的设备的,应当提供中文说明书,并在设备的醒目位置设置警示标识和中文警示说明。警示说明应当载明设备性能、可能产生的职业病危害、安全操作和维护注意事项、职业病防护以及应急救治措施等内容。

第二十九条　向用人单位提供可能产生职业病危害的化学品、放射性同位素和含有放射性物质的材料的,应当提供中文说明书。说明书应当载明产品特性、主要成份、存在的有害因素、可能产生的危害后果、安全使用注意事项、职业病防护以及应急救治措施等内容。产品包装应当有醒目的警示标识和中文警示说明。贮存上述材料的场所应当在规定的部位设置危险物品标识或者放射性警示标识。

国内首次使用或者首次进口与职业病危害有关的化学材料,使用单位或者进口单位按照国家规定经国务院有关部门批准后,应当向国务院卫生行政部门报送该化学材料的毒性鉴定以及经有关部门登记注册或者批准进口的文件等资料。

进口放射性同位素、射线装置和含有放射性物质的物品的,按照国家有关规定办理。

第三十条　任何单位和个人不得生产、经营、进口和使用国家明令禁止使用的可能产生职业病危害的设备或者材料。

第三十一条　任何单位和个人不得将产生职业病危害的作业转移给不具备职业病防护条件的单位和个人。不具备职业病防护条件的单位和个人不得接受产生职业病危害的作业。

第三十二条　用人单位对采用的技术、工艺、设备、材料,应当知悉其产生的职业病危害,对有职业病危害的技术、工艺、设备、材料隐瞒其危害而采用的,对所造成的职业病危害后果承担责任。

第三十三条　用人单位与劳动者订立劳动合同(含聘用合同,下同)时,应当将工作过程中可能产生的职业病危害及其后果、职业病防护措施和待遇等如实告知劳动者,并在劳动合同中写明,不得隐瞒或者欺骗。

劳动者在已订立劳动合同期间因工作岗位或者工作内容变更,从事与所订立劳动合同中未告知的存在职业病危害的作业时,用人单位应当依照前款规定,向劳动者履行如实告知的义务,并协商变更原劳动合同相关条款。

用人单位违反前两款规定的,劳动者有权拒绝从事存在职业病危害的作业,用人单位不得因此解除与劳动者所订立的劳动合同。

第三十四条 用人单位的主要负责人和职业卫生管理人员应当接受职业卫生培训,遵守职业病防治法律、法规,依法组织本单位的职业病防治工作。

用人单位应当对劳动者进行上岗前的职业卫生培训和在岗期间的定期职业卫生培训,普及职业卫生知识,督促劳动者遵守职业病防治法律、法规、规章和操作规程,指导劳动者正确使用职业病防护设备和个人使用的职业病防护用品。

劳动者应当学习和掌握相关的职业卫生知识,增强职业病防范意识,遵守职业病防治法律、法规、规章和操作规程,正确使用、维护职业病防护设备和个人使用的职业病防护用品,发现职业病危害事故隐患应当及时报告。

劳动者不履行前款规定义务的,用人单位应当对其进行教育。

第三十五条 对从事接触职业病危害的作业的劳动者,用人单位应当按照国务院卫生行政部门的规定组织上岗前、在岗期间和离岗时的职业健康检查,并将检查结果书面告知劳动者。职业健康检查费用由用人单位承担。

用人单位不得安排未经上岗前职业健康检查的劳动者从事接触职业病危害的作业;不得安排有职业禁忌的劳动者从事其所禁忌的作业;对在职业健康检查中发现有与所从事的职业相关的健康损害的劳动者,应当调离原工作岗位,并妥善安置;对未进行离岗前职业健康检查的劳动者不得解除或者终止与其订立的劳动合同。

职业健康检查应当由取得《医疗机构执业许可证》的医疗卫生机构承担。卫生行政部门应当加强对职业健康检查工作的规范管理,具体管理办法由国务院卫生行政部门制定。

第三十六条 用人单位应当为劳动者建立职业健康监护档案,并按照规定的期限妥善保存。

职业健康监护档案应当包括劳动者的职业史、职业病危害接触史、职业健康检查结果和职业病诊疗等有关个人健康资料。

劳动者离开用人单位时,有权索取本人职业健康监护档案复印件,用人单位应当如实、无偿提供,并在所提供的复印件上签章。

第三十七条 发生或者可能发生急性职业病危害事故时,用人单位应当立即采取应急救援和控制措施,并及时报告所在地卫生行政部门和有关部门。卫生行政部门接到报告后,应当及时会同有关部门组织调查处理;必要时,可以采取临时控制措施。卫生行政部门应当组织做好医疗救治工作。

对遭受或者可能遭受急性职业病危害的劳动者,用人单位应当及时组织救治、进行健康检查和医学观察,所需费用由用人单位承担。

第三十八条 用人单位不得安排未成年工从事接触职业病危害的作业;不得安排孕期、哺乳期的女职工从事对本人和胎儿、婴儿有危害的作业。

第三十九条 劳动者享有下列职业卫生保护权利:

(一)获得职业卫生教育、培训;

(二)获得职业健康检查、职业病诊疗、康复等职业病防治服务;

（三）了解工作场所产生或者可能产生的职业病危害因素、危害后果和应当采取的职业病防护措施；

（四）要求用人单位提供符合防治职业病要求的职业病防护设施和个人使用的职业病防护用品，改善工作条件；

（五）对违反职业病防治法律、法规以及危及生命健康的行为提出批评、检举和控告；

（六）拒绝违章指挥和强令进行没有职业病防护措施的作业；

（七）参与用人单位职业卫生工作的民主管理，对职业病防治工作提出意见和建议。

用人单位应当保障劳动者行使前款所列权利。因劳动者依法行使正当权利而降低其工资、福利等待遇或者解除、终止与其订立的劳动合同的，其行为无效。

第四十条 工会组织应当督促并协助用人单位开展职业卫生宣传教育和培训，有权对用人单位的职业病防治工作提出意见和建议，依法代表劳动者与用人单位签订劳动安全卫生专项集体合同，与用人单位就劳动者反映的有关职业病防治的问题进行协调并督促解决。

工会组织对用人单位违反职业病防治法律、法规，侵犯劳动者合法权益的行为，有权要求纠正；产生严重职业病危害时，有权要求采取防护措施，或者向政府有关部门建议采取强制性措施；发生职业病危害事故时，有权参与事故调查处理；发现危及劳动者生命健康的情形时，有权向用人单位建议组织劳动者撤离危险现场，用人单位应当立即作出处理。

第四十一条 用人单位按照职业病防治要求，用于预防和治理职业病危害、工作场所卫生检测、健康监护和职业卫生培训等费用，按照国家有关规定，在生产成本中据实列支。

第四十二条 职业卫生监督管理部门应当按照职责分工，加强对用人单位落实职业病防护管理措施情况的监督检查，依法行使职权，承担责任。

第四章 职业病诊断与职业病病人保障

第四十三条 职业病诊断应当由取得《医疗机构执业许可证》的医疗卫生机构承担。卫生行政部门应当加强对职业病诊断工作的规范管理，具体管理办法由国务院卫生行政部门制定。

承担职业病诊断的医疗卫生机构还应当具备下列条件：

（一）具有与开展职业病诊断相适应的医疗卫生技术人员；

（二）具有与开展职业病诊断相适应的仪器、设备；

（三）具有健全的职业病诊断质量管理制度。

承担职业病诊断的医疗卫生机构不得拒绝劳动者进行职业病诊断的要求。

第四十四条 劳动者可以在用人单位所在地、本人户籍所在地或者经常居住地依法承担职业病诊断的医疗卫生机构进行职业病诊断。

第四十五条 职业病诊断标准和职业病诊断、鉴定办法由国务院卫生行政部门制定。职业病伤残等级的鉴定办法由国务院劳动保障行政部门会同国务院卫生行政部门制定。

第四十六条 职业病诊断,应当综合分析下列因素:

(一)病人的职业史;

(二)职业病危害接触史和工作场所职业病危害因素情况;

(三)临床表现以及辅助检查结果等。

没有证据否定职业病危害因素与病人临床表现之间的必然联系的,应当诊断为职业病。

职业病诊断证明书应当由参与诊断的取得职业病诊断资格的执业医师签署,并经承担职业病诊断的医疗卫生机构审核盖章。

第四十七条 用人单位应当如实提供职业病诊断、鉴定所需的劳动者职业史和职业病危害接触史、工作场所职业病危害因素检测结果等资料;卫生行政部门应当监督检查和督促用人单位提供上述资料;劳动者和有关机构也应当提供与职业病诊断、鉴定有关的资料。

职业病诊断、鉴定机构需要了解工作场所职业病危害因素情况时,可以对工作场所进行现场调查,也可以向卫生行政部门提出,卫生行政部门应当在十日内组织现场调查。用人单位不得拒绝、阻挠。

第四十八条 职业病诊断、鉴定过程中,用人单位不提供工作场所职业病危害因素检测结果等资料的,诊断、鉴定机构应当结合劳动者的临床表现、辅助检查结果和劳动者的职业史、职业病危害接触史,并参考劳动者的自述、卫生行政部门提供的日常监督检查信息等,作出职业病诊断、鉴定结论。

劳动者对用人单位提供的工作场所职业病危害因素检测结果等资料有异议,或者因劳动者的用人单位解散、破产,无用人单位提供上述资料的,诊断、鉴定机构应当提请卫生行政部门进行调查,卫生行政部门应当自接到申请之日起三十日内对存在异议的资料或者工作场所职业病危害因素情况作出判定;有关部门应当配合。

第四十九条 职业病诊断、鉴定过程中,在确认劳动者职业史、职业病危害接触史时,当事人对劳动关系、工种、工作岗位或者在岗时间有争议的,可以向当地的劳动人事争议仲裁委员会申请仲裁;接到申请的劳动人事争议仲裁委员会应当受理,并在三十日内作出裁决。

当事人在仲裁过程中对自己提出的主张,有责任提供证据。劳动者无法提供由用人单位掌握管理的与仲裁主张有关的证据的,仲裁庭应当要求用人单位在指定期限内提供;用人单位在指定期限内不提供的,应当承担不利后果。

劳动者对仲裁裁决不服的,可以依法向人民法院提起诉讼。

用人单位对仲裁裁决不服的,可以在职业病诊断、鉴定程序结束之日起十五日内依法向人民法院提起诉讼;诉讼期间,劳动者的治疗费用按照职业病待遇规定的途径支付。

第五十条 用人单位和医疗卫生机构发现职业病病人或者疑似职业病病人时,应当及时向所在地卫生行政部门报告。确诊为职业病的,用人单位还应当向所在地劳动保障行政部门报告。接到报告的部门应当依法作出处理。

第五十一条 县级以上地方人民政府卫生行政部门负责本行政区域内的职业病统计报告的管理工作,并按照规定上报。

第五十二条 当事人对职业病诊断有异议的,可以向作出诊断的医疗卫生机构所在地地方人民政府卫生行政部门申请鉴定。

职业病诊断争议由设区的市级以上地方人民政府卫生行政部门根据当事人的申请,组织职业病诊断鉴定委员会进行鉴定。

当事人对设区的市级职业病诊断鉴定委员会的鉴定结论不服的,可以向省、自治区、直辖市人民政府卫生行政部门申请再鉴定。

第五十三条 职业病诊断鉴定委员会由相关专业的专家组成。

省、自治区、直辖市人民政府卫生行政部门应当设立相关的专家库,需要对职业病争议作出诊断鉴定时,由当事人或者当事人委托有关卫生行政部门从专家库中以随机抽取的方式确定参加诊断鉴定委员会的专家。

职业病诊断鉴定委员会应当按照国务院卫生行政部门颁布的职业病诊断标准和职业病诊断、鉴定办法进行职业病诊断鉴定,向当事人出具职业病诊断鉴定书。职业病诊断、鉴定费用由用人单位承担。

第五十四条 职业病诊断鉴定委员会组成人员应当遵守职业道德,客观、公正地进行诊断鉴定,并承担相应的责任。职业病诊断鉴定委员会组成人员不得私下接触当事人,不得收受当事人的财物或者其他好处,与当事人有利害关系的,应当回避。

人民法院受理有关案件需要进行职业病鉴定时,应当从省、自治区、直辖市人民政府卫生行政部门依法设立的相关的专家库中选取参加鉴定的专家。

第五十五条 医疗卫生机构发现疑似职业病病人时,应当告知劳动者本人并及时通知用人单位。

用人单位应当及时安排对疑似职业病病人进行诊断;在疑似职业病病人诊断或者医学观察期间,不得解除或者终止与其订立的劳动合同。

疑似职业病病人在诊断、医学观察期间的费用,由用人单位承担。

第五十六条 用人单位应当保障职业病病人依法享受国家规定的职业病待遇。

用人单位应当按照国家有关规定,安排职业病病人进行治疗、康复和定期检查。

用人单位对不适宜继续从事原工作的职业病病人,应当调离原岗位,并妥善安置。

用人单位对从事接触职业病危害的作业的劳动者,应当给予适当岗位津贴。

第五十七条 职业病病人的诊疗、康复费用,伤残以及丧失劳动能力的职业病病人的社会保障,按照国家有关工伤保险的规定执行。

第五十八条 职业病病人除依法享有工伤保险外,依照有关民事法律,尚有获得赔偿的权利的,有权向用人单位提出赔偿要求。

第五十九条 劳动者被诊断患有职业病,但用人单位没有依法参加工伤保险的,其医疗和生活保障由该用人单位承担。

第六十条 职业病病人变动工作单位,其依法享有的待遇不变。

用人单位在发生分立、合并、解散、破产等情形时,应当对从事接触职业病危害的作业的劳动者进行健康检查,并按照国家有关规定妥善安置职业病病人。

第六十一条 用人单位已经不存在或者无法确认劳动关系的职业病病人,可以向地方人民政府医疗保障、民政部门申请医疗救助和生活等方面的救助。

地方各级人民政府应当根据本地区的实际情况,采取其他措施,使前款规定的职业病病人获得医疗救治。

第五章 监督检查

第六十二条 县级以上人民政府职业卫生监督管理部门依照职业病防治法律、法规、国家职业卫生标准和卫生要求,依据职责划分,对职业病防治工作进行监督检查。

第六十三条 卫生行政部门履行监督检查职责时,有权采取下列措施:

(一)进入被检查单位和职业病危害现场,了解情况,调查取证;

(二)查阅或者复制与违反职业病防治法律、法规的行为有关的资料和采集样品;

(三)责令违反职业病防治法律、法规的单位和个人停止违法行为。

第六十四条 发生职业病危害事故或者有证据证明危害状态可能导致职业病危害事故发生时,卫生行政部门可以采取下列临时控制措施:

(一)责令暂停导致职业病危害事故的作业;

(二)封存造成职业病危害事故或者可能导致职业病危害事故发生的材料和设备;

(三)组织控制职业病危害事故现场。

在职业病危害事故或者危害状态得到有效控制后,卫生行政部门应当及时解除控制措施。

第六十五条 职业卫生监督执法人员依法执行职务时,应当出示监督执法证件。

职业卫生监督执法人员应当忠于职守,秉公执法,严格遵守执法规范;涉及用人单位的秘密的,应当为其保密。

第六十六条 职业卫生监督执法人员依法执行职务时,被检查单位应当接受检查并予以支持配合,不得拒绝和阻碍。

第六十七条 卫生行政部门及其职业卫生监督执法人员履行职责时,不得有下列行为:

(一)对不符合法定条件的,发给建设项目有关证明文件、资质证明文件或者予以批准;

(二)对已经取得有关证明文件的,不履行监督检查职责;

(三)发现用人单位存在职业病危害的,可能造成职业病危害事故,不及时依法采取控制措施;

(四)其他违反本法的行为。

第六十八条 职业卫生监督执法人员应当依法经过资格认定。

职业卫生监督管理部门应当加强队伍建设,提高职业卫生监督执法人员的政治、业务素质,依照本法和其他有关法律、法规的规定,建立、健全内部监督制度,对其工作人员执行法律、法规和遵守纪律的情况,进行监督检查。

第六章　法　律　责　任

第六十九条　建设单位违反本法规定,有下列行为之一的,由卫生行政部门给予警告,责令限期改正;逾期不改正的,处十万元以上五十万元以下的罚款;情节严重的,责令停止产生职业病危害的作业,或者提请有关人民政府按照国务院规定的权限责令停建、关闭:

（一）未按照规定进行职业病危害预评价的;

（二）医疗机构可能产生放射性职业病危害的建设项目未按照规定提交放射性职业病危害预评价报告,或者放射性职业病危害预评价报告未经卫生行政部门审核同意,开工建设的;

（三）建设项目的职业病防护设施未按照规定与主体工程同时设计、同时施工、同时投入生产和使用的;

（四）建设项目的职业病防护设施设计不符合国家职业卫生标准和卫生要求,或者医疗机构放射性职业病危害严重的建设项目的防护设施设计未经卫生行政部门审查同意擅自施工的;

（五）未按照规定对职业病防护设施进行职业病危害控制效果评价的;

（六）建设项目竣工投入生产和使用前,职业病防护设施未按照规定验收合格的。

第七十条　违反本法规定,有下列行为之一的,由卫生行政部门给予警告,责令限期改正;逾期不改正的,处十万元以下的罚款:

（一）工作场所职业病危害因素检测、评价结果没有存档、上报、公布的;

（二）未采取本法第二十条规定的职业病防治管理措施的;

（三）未按照规定公布有关职业病防治的规章制度、操作规程、职业病危害事故应急救援措施的;

（四）未按照规定组织劳动者进行职业卫生培训,或者未对劳动者个人职业病防护采取指导、督促措施的;

（五）国内首次使用或者首次进口与职业病危害有关的化学材料,未按照规定报送毒性鉴定资料以及经有关部门登记注册或者批准进口的文件的。

第七十一条　用人单位违反本法规定,有下列行为之一的,由卫生行政部门责令限期改正,给予警告,可以并处五万元以上十万元以下的罚款:

（一）未按照规定及时、如实向卫生行政部门申报产生职业病危害的项目的;

（二）未实施由专人负责的职业病危害因素日常监测,或者监测系统不能正常监测的;

（三）订立或者变更劳动合同时,未告知劳动者职业病危害真实情况的;

（四）未按照规定组织职业健康检查、建立职业健康监护档案或者未将检查结果书面告知劳动者的;

（五）未依照本法规定在劳动者离开用人单位时提供职业健康监护档案复印件的。

第七十二条　用人单位违反本法规定,有下列行为之一的,由卫生行政部门给予警告,责令限期改正,逾期不改正的,处五万元以上二十万元以下的罚款;情节严重的,责令停止产生职业病危害的作业,或者提请有关人民政府按照国务院规定的权限责令关闭:

（一）工作场所职业病危害因素的强度或者浓度超过国家职业卫生标准的;

（二）未提供职业病防护设施和个人使用的职业病防护用品,或者提供的职业病防护设施和个人使用的职业病防护用品不符合国家职业卫生标准和卫生要求的;

（三）对职业病防护设备、应急救援设施和个人使用的职业病防护用品未按照规定进行维护、检修、检测,或者不能保持正常运行、使用状态的;

（四）未按照规定对工作场所职业病危害因素进行检测、评价的;

（五）工作场所职业病危害因素经治理仍然达不到国家职业卫生标准和卫生要求时,未停止存在职业病危害因素的作业的;

（六）未按照规定安排职业病病人、疑似职业病病人进行诊治的;

（七）发生或者可能发生急性职业病危害事故时,未立即采取应急救援和控制措施或者未按照规定及时报告的;

（八）未按照规定在产生严重职业病危害的作业岗位醒目位置设置警示标识和中文警示说明的;

（九）拒绝职业卫生监督管理部门监督检查的;

（十）隐瞒、伪造、篡改、毁损职业健康监护档案、工作场所职业病危害因素检测评价结果等相关资料,或者拒不提供职业病诊断、鉴定所需资料的;

（十一）未按照规定承担职业病诊断、鉴定费用和职业病病人的医疗、生活保障费用的。

第七十三条　向用人单位提供可能产生职业病危害的设备、材料,未按照规定提供中文说明书或者设置警示标识和中文警示说明的,由卫生行政部门责令限期改正,给予警告,并处五万元以上二十万元以下的罚款。

第七十四条　用人单位和医疗卫生机构未按照规定报告职业病、疑似职业病的,由有关主管部门依据职责分工责令限期改正,给予警告,可以并处一万元以下的罚款;弄虚作假的,并处二万元以上五万元以下的罚款;对直接负责的主管人员和其他直接责任人员,可以依法给予降级或者撤职的处分。

第七十五条　违反本法规定,有下列情形之一的,由卫生行政部门责令限期治理,并处五万元以上三十万元以下的罚款;情节严重的,责令停止产生职业病危害的作业,或者提请有关人民政府按照国务院规定的权限责令关闭:

（一）隐瞒技术、工艺、设备、材料所产生的职业病危害而采用的;

（二）隐瞒本单位职业卫生真实情况的;

（三）可能发生急性职业损伤的有毒、有害工作场所、放射工作场所或者放射性同位素的运输、贮存不符合本法第二十五条规定的;

（四）使用国家明令禁止使用的可能产生职业病危害的设备或者材料的;

（五）将产生职业病危害的作业转移给没有职业病防护条件的单位和个人,或者没有职业病防护条件的单位和个人接受产生职业病危害的作业的；

（六）擅自拆除、停止使用职业病防护设备或者应急救援设施的；

（七）安排未经职业健康检查的劳动者、有职业禁忌的劳动者、未成年工或者孕期、哺乳期女职工从事接触职业病危害的作业或者禁忌作业的；

（八）违章指挥和强令劳动者进行没有职业病防护措施的作业的。

第七十六条 生产、经营或者进口国家明令禁止使用的可能产生职业病危害的设备或者材料的，依照有关法律、行政法规的规定给予处罚。

第七十七条 用人单位违反本法规定，已经对劳动者生命健康造成严重损害的，由卫生行政部门责令停止产生职业病危害的作业，或者提请有关人民政府按照国务院规定的权限责令关闭，并处十万元以上五十万元以下的罚款。

第七十八条 用人单位违反本法规定，造成重大职业病危害事故或者其他严重后果，构成犯罪的，对直接负责的主管人员和其他直接责任人员，依法追究刑事责任。

第七十九条 未取得职业卫生技术服务资质认可擅自从事职业卫生技术服务的，由卫生行政部门责令立即停止违法行为，没收违法所得；违法所得五千元以上的，并处违法所得二倍以上十倍以下的罚款；没有违法所得或者违法所得不足五千元的，并处五千元以上五万元以下的罚款；情节严重的，对直接负责的主管人员和其他直接责任人员，依法给予降级、撤职或者开除的处分。

第八十条 从事职业卫生技术服务的机构和承担职业病诊断的医疗卫生机构违反本法规定，有下列行为之一的，由卫生行政部门责令立即停止违法行为，给予警告，没收违法所得；违法所得五千元以上的，并处违法所得二倍以上五倍以下的罚款；没有违法所得或者违法所得不足五千元的，并处五千元以上二万元以下的罚款；情节严重的，由原认可或者登记机关取消其相应的资格；对直接负责的主管人员和其他直接责任人员，依法给予降级、撤职或者开除的处分；构成犯罪的，依法追究刑事责任：

（一）超出资质认可或者诊疗项目登记范围从事职业卫生技术服务或者职业病诊断的；

（二）不按照本法规定履行法定职责的；

（三）出具虚假证明文件的。

第八十一条 职业病诊断鉴定委员会组成人员收受职业病诊断争议当事人的财物或者其他好处的，给予警告，没收收受的财物，可以并处三千元以上五万元以下的罚款，取消其担任职业病诊断鉴定委员会组成人员的资格，并从省、自治区、直辖市人民政府卫生行政部门设立的专家库中予以除名。

第八十二条 卫生行政部门不按照规定报告职业病和职业病危害事故的，由上一级行政部门责令改正，通报批评，给予警告；虚报、瞒报的，对单位负责人、直接负责的主管人员和其他直接责任人员依法给予降级、撤职或者开除的处分。

第八十三条 县级以上地方人民政府在职业病防治工作中未依照本法履行职责，本行政区域出现重大职业病危害事故、造成严重社会影响的，依法对直接负责的主管人员和其他直接责任人员给予记大过直至开除的处分。

县级以上人民政府职业卫生监督管理部门不履行本法规定的职责,滥用职权、玩忽职守、徇私舞弊,依法对直接负责的主管人员和其他直接责任人员给予记大过或者降级的处分;造成职业病危害事故或者其他严重后果的,依法给予撤职或者开除的处分。

第八十四条 违反本法规定,构成犯罪的,依法追究刑事责任。

第七章 附 则

第八十五条 本法下列用语的含义:

职业病危害,是指对从事职业活动的劳动者可能导致职业病的各种危害。职业病危害因素包括:职业活动中存在的各种有害的化学、物理、生物因素以及在作业过程中产生的其他职业有害因素。

职业禁忌,是指劳动者从事特定职业或者接触特定职业病危害因素时,比一般职业人群更易于遭受职业病危害和罹患职业病或者可能导致原有自身疾病病情加重,或者在从事作业过程中诱发可能导致对他人生命健康构成危险的疾病的个人特殊生理或者病理状态。

第八十六条 本法第二条规定的用人单位以外的单位,产生职业病危害的,其职业病防治活动可以参照本法执行。

劳务派遣用工单位应当履行本法规定的用人单位的义务。

中国人民解放军参照执行本法的办法,由国务院、中央军事委员会制定。

第八十七条 对医疗机构放射性职业病危害控制的监督管理,由卫生行政部门依照本法的规定实施。

第八十八条 本法自2002年5月1日起施行。

《中华人民共和国安全生产法》对劳动者职业健康保护的相关规定

第二十八条 生产经营单位应当对从业人员进行安全生产教育和培训,保证从业人员具备必要的安全生产知识,熟悉有关的安全生产规章制度和安全操作规程,掌握本岗位的安全操作技能,了解事故应急处理措施,知悉自身在安全生产方面的权利和义务。未经安全生产教育和培训合格的从业人员,不得上岗作业。

第三十一条 生产经营单位新建、改建、扩建工程项目(以下统称建设项目)的安全设施,必须与主体工程同时设计、同时施工、同时投入生产和使用。安全设施投资应当纳入建设项目概算。

第五十二条 生产经营单位与从业人员订立的劳动合同,应当载明有关保障从业人员劳动安全、防止职业危害的事项,以及依法为从业人员办理工伤保险的事项。

第五十三条 生产经营单位的从业人员有权了解其作业场所和工作岗位存在的危险因素、防范措施及事故应急措施,有权对本单位的安全生产工作提出建议。

第五十四条 从业人员有权对本单位安全生产工作中存在的问题提出批评、检举、控告;有权拒绝违章指挥和强令冒险作业。

生产经营单位不得因从业人员对本单位安全生产工作提出批评、检举、控告或者拒绝违章指挥、强令冒险作业而降低其工资、福利等待遇或者解除与其订立的劳动合同。

第五十五条 从业人员发现直接危及人身安全的紧急情况时,有权停止作业或者在采取可能的应急措施后撤离作业场所。

生产经营单位不得因从业人员在前款紧急情况下停止作业或者采取紧急撤离措施而降低其工资、福利等待遇或者解除与其订立的劳动合同。

第五十六条 生产经营单位发生生产安全事故后,应当及时采取措施救治有关人员。

因生产安全事故受到损害的从业人员,除依法享有工伤保险外,依照有关民事法律尚有获得赔偿的权利的,有权提出赔偿要求。

第五十七条 从业人员在作业过程中,应当严格落实岗位安全责任,遵守本单位的安全生产规章制度和操作规程,服从管理,正确佩戴和使用劳动防护用品。

工作场所职业卫生管理规定

(2021年12月31日国家卫生健康委员会第5号公布,自2021年2月1日起施行)

第一章 总 则

第一条 为了加强职业卫生管理工作,强化用人单位职业病防治的主体责任,预防、控制职业病危害,保障劳动者健康和相关权益,根据《中华人民共和国职业病防治法》等法律、行政法规,制定本规定。

第二条 用人单位的职业病防治和卫生健康主管部门对其实施监督管理,适用本规定。

第三条 用人单位应当加强职业病防治工作,为劳动者提供符合法律、法规、规章、国家职业卫生标准和卫生要求的工作环境和条件,并采取有效措施保障劳动者的职业健康。

第四条 用人单位是职业病防治的责任主体,并对本单位产生的职业病危害承担责任。

用人单位的主要负责人对本单位的职业病防治工作全面负责。

第五条 国家卫生健康委依照《中华人民共和国职业病防治法》和国务院规定的职责,负责全国用人单位职业卫生的监督管理工作。

县级以上地方卫生健康主管部门依照《中华人民共和国职业病防治法》和本级人民政府规定的职责,负责本行政区域内用人单位职业卫生的监督管理工作。

第六条 为职业病防治提供技术服务的职业卫生技术服务机构,应当依照国家有关职业卫生技术服务机构管理的相关法律法规及标准、规范的要求,为用人单位提供技术服务。

第七条 任何单位和个人均有权向卫生健康主管部门举报用人单位违反本规定的

行为和职业病危害事故。

第二章 用人单位的职责

第八条 职业病危害严重的用人单位,应当设置或者指定职业卫生管理机构或者组织,配备专职职业卫生管理人员。

其他存在职业病危害的用人单位,劳动者超过一百人的,应当设置或者指定职业卫生管理机构或者组织,配备专职职业卫生管理人员;劳动者在一百人以下的,应当配备专职或者兼职的职业卫生管理人员,负责本单位的职业病防治工作。

第九条 用人单位的主要负责人和职业卫生管理人员应当具备与本单位所从事的生产经营活动相适应的职业卫生知识和管理能力,并接受职业卫生培训。

对用人单位主要负责人、职业卫生管理人员的职业卫生培训,应当包括下列主要内容:

(一)职业卫生相关法律、法规、规章和国家职业卫生标准;

(二)职业病危害预防和控制的基本知识;

(三)职业卫生管理相关知识;

(四)国家卫生健康委规定的其他内容。

第十条 用人单位应当对劳动者进行上岗前的职业卫生培训和在岗期间的定期职业卫生培训,普及职业卫生知识,督促劳动者遵守职业病防治的法律、法规、规章、国家职业卫生标准和操作规程。

用人单位应当对职业病危害严重的岗位的劳动者,进行专门的职业卫生培训,经培训合格后方可上岗作业。

因变更工艺、技术、设备、材料,或者岗位调整导致劳动者接触的职业病危害因素发生变化的,用人单位应当重新对劳动者进行上岗前的职业卫生培训。

第十一条 存在职业病危害的用人单位应当制定职业病危害防治计划和实施方案,建立、健全下列职业卫生管理制度和操作规程:

(一)职业病危害防治责任制度;

(二)职业病危害警示与告知制度;

(三)职业病危害项目申报制度;

(四)职业病防治宣传教育培训制度;

(五)职业病防护设施维护检修制度;

(六)职业病防护用品管理制度;

(七)职业病危害监测及评价管理制度;

(八)建设项目职业病防护设施"三同时"管理制度;

(九)劳动者职业健康监护及其档案管理制度;

(十)职业病危害事故处置与报告制度;

(十一)职业病危害应急救援与管理制度;

(十二)岗位职业卫生操作规程;

(十三)法律、法规、规章规定的其他职业病防治制度。

第十二条 产生职业病危害的用人单位的工作场所应当符合下列基本要求：

（一）生产布局合理，有害作业与无害作业分开；
（二）工作场所与生活场所分开，工作场所不得住人；
（三）有与职业病防治工作相适应的有效防护设施；
（四）职业病危害因素的强度或者浓度符合国家职业卫生标准；
（五）有配套的更衣间、洗浴间、孕妇休息间等卫生设施；
（六）设备、工具、用具等设施符合保护劳动者生理、心理健康的要求；
（七）法律、法规、规章和国家职业卫生标准的其他规定。

第十三条 用人单位工作场所存在职业病目录所列职业病的危害因素的，应当按照《职业病危害项目申报办法》的规定，及时、如实向所在地卫生健康主管部门申报职业病危害项目，并接受卫生健康主管部门的监督检查。

第十四条 新建、改建、扩建的工程建设项目和技术改造、技术引进项目（以下统称建设项目）可能产生职业病危害的，建设单位应当按照国家有关建设项目职业病防护设施"三同时"监督管理的规定，进行职业病危害预评价、职业病防护设施设计、职业病危害控制效果评价及相应的评审，组织职业病防护设施验收。

第十五条 产生职业病危害的用人单位，应当在醒目位置设置公告栏，公布有关职业病防治的规章制度、操作规程、职业病危害事故应急救援措施和工作场所职业病危害因素检测结果。

存在或者产生职业病危害的工作场所、作业岗位、设备、设施，应当按照《工作场所职业病危害警示标识》(GBZ 158)的规定，在醒目位置设置图形、警示线、警示语句等警示标识和中文警示说明。警示说明应当载明产生职业病危害的种类、后果、预防和应急处置措施等内容。

存在或者产生高毒物品的作业岗位，应当按照《高毒物品作业岗位职业病危害告知规范》(GBZ/T 203)的规定，在醒目位置设置高毒物品告知卡，告知卡应当载明高毒物品的名称、理化特性、健康危害、防护措施及应急处理等告知内容与警示标识。

第十六条 用人单位应当为劳动者提供符合国家职业卫生标准的职业病防护用品，并督促、指导劳动者按照使用规则正确佩戴、使用，不得发放钱物替代发放职业病防护用品。

用人单位应当对职业病防护用品进行经常性的维护、保养，确保防护用品有效，不得使用不符合国家职业卫生标准或者已经失效的职业病防护用品。

第十七条 在可能发生急性职业损伤的有毒、有害工作场所，用人单位应当设置报警装置，配置现场急救用品、冲洗设备、应急撤离通道和必要的泄险区。

现场急救用品、冲洗设备等应当设在可能发生急性职业损伤的工作场所或者临近地点，并在醒目位置设置清晰的标识。

在可能突然泄漏或者逸出大量有害物质的密闭或者半密闭工作场所，除遵守本条第一款、第二款规定外，用人单位还应当安装事故通风装置以及与事故排风系统相连锁的泄漏报警装置。

生产、销售、使用、贮存放射性同位素和射线装置的场所,应当按照国家有关规定设置明显的放射性标志,其入口处应当按照国家有关安全和防护标准的要求,设置安全和防护设施以及必要的防护安全联锁、报警装置或者工作信号。放射性装置的生产调试和使用场所,应当具有防止误操作、防止工作人员受到意外照射的安全措施。用人单位必须配备与辐射类型和辐射水平相适应的防护用品和监测仪器,包括个人剂量测量报警、固定式和便携式辐射监测、表面污染监测、流出物监测等设备,并保证可能接触放射线的工作人员佩戴个人剂量计。

第十八条 用人单位应当对职业病防护设备、应急救援设施进行经常性的维护、检修和保养,定期检测其性能和效果,确保其处于正常状态,不得擅自拆除或者停止使用。

第十九条 存在职业病危害的用人单位,应当实施由专人负责的工作场所职业病危害因素日常监测,确保监测系统处于正常工作状态。

第二十条 职业病危害严重的用人单位,应当委托具有相应资质的职业卫生技术服务机构,每年至少进行一次职业病危害因素检测,每三年至少进行一次职业病危害现状评价。

职业病危害一般的用人单位,应当委托具有相应资质的职业卫生技术服务机构,每三年至少进行一次职业病危害因素检测。

检测、评价结果应当存入本单位职业卫生档案,并向卫生健康主管部门报告和劳动者公布。

第二十一条 存在职业病危害的用人单位发生职业病危害事故或者国家卫生健康委规定的其他情形的,应当及时委托具有相应资质的职业卫生技术服务机构进行职业病危害现状评价。

用人单位应当落实职业病危害现状评价报告中提出的建议和措施,并将职业病危害现状评价结果及整改情况存入本单位职业卫生档案。

第二十二条 用人单位在日常的职业病危害监测或者定期检测、现状评价过程中,发现工作场所职业病危害因素不符合国家职业卫生标准和卫生要求时,应当立即采取相应治理措施,确保其符合职业卫生环境和条件的要求;仍然达不到国家职业卫生标准和卫生要求的,必须停止存在职业病危害因素的作业;职业病危害因素经治理后,符合国家职业卫生标准和卫生要求的,方可重新作业。

第二十三条 向用人单位提供可能产生职业病危害的设备的,应当提供中文说明书,并在设备的醒目位置设置警示标识和中文警示说明。警示说明应当载明设备性能、可能产生的职业病危害、安全操作和维护注意事项、职业病防护措施等内容。

用人单位应当检查前款规定的事项,不得使用不符合要求的设备。

第二十四条 向用人单位提供可能产生职业病危害的化学品、放射性同位素和含有放射性物质的材料的,应当提供中文说明书。说明书应当载明产品特性、主要成分、存在的有害因素、可能产生的危害后果、安全使用注意事项、职业病防护和应急救治措施等内容。产品包装应当有醒目的警示标识和中文警示说明。贮存上述材料的场所应当在规定的部位设置危险物品标识或者放射性警示标识。

用人单位应当检查前款规定的事项,不得使用不符合要求的材料。

第二十五条 任何用人单位不得使用国家明令禁止使用的可能产生职业病危害的设备或者材料。

第二十六条 任何单位和个人不得将产生职业病危害的作业转移给不具备职业病防护条件的单位和个人。不具备职业病防护条件的单位和个人不得接受产生职业病危害的作业。

第二十七条 用人单位应当优先采用有利于防治职业病危害和保护劳动者健康的新技术、新工艺、新材料、新设备,逐步替代产生职业病危害的技术、工艺、材料、设备。

第二十八条 用人单位对采用的技术、工艺、材料、设备,应当知悉其可能产生的职业病危害,并采取相应的防护措施。对有职业病危害的技术、工艺、设备、材料,故意隐瞒其危害而采用的,用人单位对其所造成的职业病危害后果承担责任。

第二十九条 用人单位与劳动者订立劳动合同时,应当将工作过程中可能产生的职业病危害及其后果、职业病防护措施和待遇等如实告知劳动者,并在劳动合同中写明,不得隐瞒或者欺骗。

劳动者在履行劳动合同期间因工作岗位或者工作内容变更,从事与所订立劳动合同中未告知的存在职业病危害的作业时,用人单位应当依照前款规定,向劳动者履行如实告知的义务,并协商变更原劳动合同相关条款。

用人单位违反本条规定的,劳动者有权拒绝从事存在职业病危害的作业,用人单位不得因此解除与劳动者所订立的劳动合同。

第三十条 对从事接触职业病危害因素作业的劳动者,用人单位应当按照《用人单位职业健康监护监督管理办法》、《放射工作人员职业健康管理办法》、《职业健康监护技术规范》(GBZ 188)、《放射工作人员职业健康监护技术规范》(GBZ 235)等有关规定组织上岗前、在岗期间、离岗时的职业健康检查,并将检查结果书面如实告知劳动者。

职业健康检查费用由用人单位承担。

第三十一条 用人单位应当按照《用人单位职业健康监护监督管理办法》的规定,为劳动者建立职业健康监护档案,并按照规定的期限妥善保存。

职业健康监护档案应当包括劳动者的职业史、职业病危害接触史、职业健康检查结果、处理结果和职业病诊疗等有关个人健康资料。

劳动者离开用人单位时,有权索取本人职业健康监护档案复印件,用人单位应当如实、无偿提供,并在所提供的复印件上签章。

第三十二条 劳动者健康出现损害需要进行职业病诊断、鉴定的,用人单位应当如实提供职业病诊断、鉴定所需的劳动者职业史和职业病危害接触史、工作场所职业病危害因素检测结果和放射工作人员个人剂量监测结果等资料。

第三十三条 用人单位不得安排未成年工从事接触职业病危害的作业,不得安排有职业禁忌的劳动者从事其所禁忌的作业,不得安排孕期、哺乳期女职工从事对本人和胎儿、婴儿有危害的作业。

第三十四条 用人单位应当建立健全下列职业卫生档案资料:

（一）职业病防治责任制文件；

（二）职业卫生管理规章制度、操作规程；

（三）工作场所职业病危害因素种类清单、岗位分布以及作业人员接触情况等资料；

（四）职业病防护设施、应急救援设施基本信息，以及其配置、使用、维护、检修与更换等记录；

（五）工作场所职业病危害因素检测、评价报告与记录；

（六）职业病防护用品配备、发放、维护与更换等记录；

（七）主要负责人、职业卫生管理人员和职业病危害严重工作岗位的劳动者等相关人员职业卫生培训资料；

（八）职业病危害事故报告与应急处置记录；

（九）劳动者职业健康检查结果汇总资料，存在职业禁忌证、职业健康损害或者职业病的劳动者处理和安置情况记录；

（十）建设项目职业病防护设施"三同时"有关资料；

（十一）职业病危害项目申报等有关回执或者批复文件；

（十二）其他有关职业卫生管理的资料或者文件。

第三十五条 用人单位发生职业病危害事故，应当及时向所在地卫生健康主管部门和有关部门报告，并采取有效措施，减少或者消除职业病危害因素，防止事故扩大。对遭受或者可能遭受急性职业病危害的劳动者，用人单位应当及时组织救治、进行健康检查和医学观察，并承担所需费用。

用人单位不得故意破坏事故现场、毁灭有关证据，不得迟报、漏报、谎报或者瞒报职业病危害事故。

第三十六条 用人单位发现职业病病人或者疑似职业病病人时，应当按照国家规定及时向所在地卫生健康主管部门和有关部门报告。

第三十七条 用人单位在卫生健康主管部门行政执法人员依法履行监督检查职责时，应当予以配合，不得拒绝、阻挠。

第三章 监督管理

第三十八条 卫生健康主管部门应当依法对用人单位执行有关职业病防治的法律、法规、规章和国家职业卫生标准的情况进行监督检查，重点监督检查下列内容：

（一）设置或者指定职业卫生管理机构或者组织，配备专职或者兼职的职业卫生管理人员情况；

（二）职业卫生管理制度和操作规程的建立、落实及公布情况；

（三）主要负责人、职业卫生管理人员和职业病危害严重的工作岗位的劳动者职业卫生培训情况；

（四）建设项目职业病防护设施"三同时"制度落实情况；

（五）工作场所职业病危害项目申报情况；

（六）工作场所职业病危害因素监测、检测、评价及结果报告和公布情况；

（七）职业病防护设施、应急救援设施的配置、维护、保养情况，以及职业病防护用品的发放、管理及劳动者佩戴使用情况；

（八）职业病危害因素及危害后果警示、告知情况；

（九）劳动者职业健康监护、放射工作人员个人剂量监测情况；

（十）职业病危害事故报告情况；

（十一）提供劳动者健康损害与职业史、职业病危害接触关系等相关资料的情况；

（十二）依法应当监督检查的其他情况。

第三十九条 卫生健康主管部门应当建立健全职业卫生监督检查制度，加强行政执法人员职业卫生知识的培训，提高行政执法人员的业务素质。

第四十条 卫生健康主管部门应当加强建设项目职业病防护设施"三同时"的监督管理，建立健全相关资料的档案管理制度。

第四十一条 卫生健康主管部门应当加强职业卫生技术服务机构的资质认可管理和技术服务工作的监督检查，督促职业卫生技术服务机构公平、公正、客观、科学地开展职业卫生技术服务。

第四十二条 卫生健康主管部门应当建立健全职业病危害防治信息统计分析制度，加强对用人单位职业病危害因素检测、评价结果、劳动者职业健康监护信息以及职业卫生监督检查信息等资料的统计、汇总和分析。

第四十三条 卫生健康主管部门应当按照有关规定，支持、配合有关部门和机构开展职业病的诊断、鉴定工作。

第四十四条 卫生健康主管部门行政执法人员依法履行监督检查职责时，应当出示有效的执法证件。

行政执法人员应当忠于职守，秉公执法，严格遵守执法规范；涉及被检查单位的技术秘密、业务秘密以及个人隐私的，应当为其保密。

第四十五条 卫生健康主管部门履行监督检查职责时，有权采取下列措施：

（一）进入被检查单位及工作场所，进行职业病危害检测，了解情况，调查取证；

（二）查阅、复制被检查单位有关职业病危害防治的文件、资料，采集有关样品；

（三）责令违反职业病防治法律、法规的单位和个人停止违法行为；

（四）责令暂停导致职业病危害事故的作业，封存造成职业病危害事故或者可能导致职业病危害事故发生的材料和设备；

（五）组织控制职业病危害事故现场。

在职业病危害事故或者危害状态得到有效控制后，卫生健康主管部门应当及时解除前款第四项、第五项规定的控制措施。

第四十六条 发生职业病危害事故，卫生健康主管部门应当依照国家有关规定报告事故和组织事故的调查处理。

第四章 法律责任

第四十七条 用人单位有下列情形之一的，责令限期改正，给予警告，可以并处五千元以上二万元以下的罚款：

（一）未按照规定实行有害作业与无害作业分开、工作场所与生活场所分开的；
（二）用人单位的主要负责人、职业卫生管理人员未接受职业卫生培训的；
（三）其他违反本规定的行为。

第四十八条 用人单位有下列情形之一的，责令限期改正，给予警告；逾期未改正的，处十万元以下的罚款：
（一）未按照规定制定职业病防治计划和实施方案的；
（二）未按照规定设置或者指定职业卫生管理机构或者组织，或者未配备专职或者兼职的职业卫生管理人员的；
（三）未按照规定建立、健全职业卫生管理制度和操作规程的；
（四）未按照规定建立、健全职业卫生档案和劳动者健康监护档案的；
（五）未建立、健全工作场所职业病危害因素监测及评价制度的；
（六）未按照规定公布有关职业病防治的规章制度、操作规程、职业病危害事故应急救援措施的；
（七）未按照规定组织劳动者进行职业卫生培训，或者未对劳动者个体防护采取有效的指导、督促措施的；
（八）工作场所职业病危害因素检测、评价结果未按照规定存档、上报和公布的。

第四十九条 用人单位有下列情形之一的，责令限期改正，给予警告，可以并处五万元以上十万元以下的罚款：
（一）未按照规定及时、如实申报产生职业病危害的项目的；
（二）未实施由专人负责职业病危害因素日常监测，或者监测系统不能正常监测的；
（三）订立或者变更劳动合同时，未告知劳动者职业病危害真实情况的；
（四）未按照规定组织劳动者进行职业健康检查、建立职业健康监护档案或者未将检查结果书面告知劳动者的；
（五）未按照规定在劳动者离开用人单位时提供职业健康监护档案复印件的。

第五十条 用人单位有下列情形之一的，责令限期改正，给予警告；逾期未改正的，处五万元以上二十万元以下的罚款；情节严重的，责令停止产生职业病危害的作业，或者提请有关人民政府按照国务院规定的权限责令关闭：
（一）工作场所职业病危害因素的强度或者浓度超过国家职业卫生标准的；
（二）未提供职业病防护设施和劳动者使用的职业病防护用品，或者提供的职业病防护设施和劳动者使用的职业病防护用品不符合国家职业卫生标准和卫生要求的；
（三）未按照规定对职业病防护设备、应急救援设施和劳动者职业病防护用品进行维护、检修、检测，或者不能保持正常运行、使用状态的；
（四）未按照规定对工作场所职业病危害因素进行检测、现状评价的；
（五）工作场所职业病危害因素经治理仍然达不到国家职业卫生标准和卫生要求时，未停止存在职业病危害因素的作业的；
（六）发生或者可能发生急性职业病危害事故，未立即采取应急救援和控制措施或

者未按照规定及时报告的;

（七）未按照规定在产生严重职业病危害的作业岗位醒目位置设置警示标识和中文警示说明的；

（八）拒绝卫生健康主管部门监督检查的；

（九）隐瞒、伪造、篡改、毁损职业健康监护档案、工作场所职业病危害因素检测评价结果等相关资料，或者不提供职业病诊断、鉴定所需要资料的；

（十）未按照规定承担职业病诊断、鉴定费用和职业病病人的医疗、生活保障费用的。

第五十一条 用人单位有下列情形之一的，依法责令限期改正，并处五万元以上三十万元以下的罚款；情节严重的，责令停止产生职业病危害的作业，或者提请有关人民政府按照国务院规定的权限责令关闭：

（一）隐瞒技术、工艺、设备、材料所产生的职业病危害而采用的；

（二）隐瞒本单位职业卫生真实情况的；

（三）可能发生急性职业损伤的有毒、有害工作场所或者放射工作场所不符合法律有关规定的；

（四）使用国家明令禁止使用的可能产生职业病危害的设备或者材料的；

（五）将产生职业病危害的作业转移给没有职业病防护条件的单位和个人，或者没有职业病防护条件的单位和个人接受产生职业病危害的作业的；

（六）擅自拆除、停止使用职业病防护设备或者应急救援设施的；

（七）安排未经职业健康检查的劳动者、有职业禁忌的劳动者、未成年工或者孕期、哺乳期女职工从事接触产生职业病危害的作业或者禁忌作业的；

（八）违章指挥和强令劳动者进行没有职业病防护措施的作业的。

第五十二条 用人单位违反《中华人民共和国职业病防治法》的规定，已经对劳动者生命健康造成严重损害的，责令停止产生职业病危害的作业，或者提请有关人民政府按照国务院规定的权限责令关闭，并处十万元以上五十万元以下的罚款。

造成重大职业病危害事故或者其他严重后果，构成犯罪的，对直接负责的主管人员和其他直接责任人员，依法追究刑事责任。

第五十三条 向用人单位提供可能产生职业病危害的设备或者材料，未按照规定提供中文说明书或者设置警示标识和中文警示说明的，责令限期改正，给予警告，并处五万元以上二十万元以下的罚款。

第五十四条 用人单位未按照规定报告职业病、疑似职业病的，责令限期改正，给予警告，可以并处一万元以下的罚款；弄虚作假的，并处二万元以上五万元以下的罚款。

第五十五条 卫生健康主管部门及其行政执法人员未按照规定报告职业病危害事故的，依照有关规定给予处理；构成犯罪的，依法追究刑事责任。

第五十六条 本规定所规定的行政处罚，由县级以上地方卫生健康主管部门决定。法律、行政法规和国务院有关规定对行政处罚决定机关另有规定的，依照其规定。

第五章 附 则

第五十七条 本规定下列用语的含义:

工作场所,是指劳动者进行职业活动的所有地点,包括建设单位施工场所。

职业病危害严重的用人单位,是指建设项目职业病危害风险分类管理目录中所列职业病危害严重行业的用人单位。建设项目职业病危害风险分类管理目录由国家卫生健康委公布。各省级卫生健康主管部门可以根据本地区实际情况,对分类管理目录作出补充规定。

建设项目职业病防护设施"三同时",是指建设项目的职业病防护设施与主体工程同时设计、同时施工、同时投入生产和使用。

第五十八条 本规定未规定的其他有关职业病防治事项,依照《中华人民共和国职业病防治法》和其他有关法律、法规、规章的规定执行。

第五十九条 医疗机构放射卫生管理按照放射诊疗管理相关规定执行。

第六十条 本规定自2021年2月1日起施行。原国家安全生产监督管理总局2012年4月27日公布的《工作场所职业卫生监督管理规定》同时废止。

《煤矿安全规程》对煤矿职业病危害防治的规定

第五编 职业病危害防治

第一章 职业病危害管理

第六百三十七条 煤矿企业必须建立健全职业卫生档案,定期报告职业病危害因素。

第六百三十八条 煤矿企业应当开展职业病危害因素日常监测,配备监测人员和设备。

煤矿企业应当每年进行一次作业场所职业病危害因素检测,每3年进行一次职业病危害现状评价。检测、评价结果存入煤矿企业职业卫生档案,定期向从业人员公布。

第六百三十九条 煤矿企业应当为接触职业病危害因素的从业人员提供符合要求的个体防护用品,并指导和督促其正确使用。

作业人员必须正确使用防尘或者防毒等个体防护用品。

第二章 粉尘防治

第六百四十条 作业场所空气中粉尘(总粉尘、呼吸性粉尘)浓度应当符合表25的要求。不符合要求的,应当采取有效措施。

表25 作业场所空气中粉尘浓度要求

粉尘种类	游离SiO_2含量/%	时间加权平均容许浓度/(mg/m^3)	
		总尘	呼尘
煤尘	<10	4	2.5

表 25(续)

粉尘种类	游离 SiO_2 含量/%	时间加权平均容许浓度/(mg/m³)	
		总尘	呼尘
矽尘	10~50	1	0.7
	50~80	0.7	0.3
	≥80	0.5	0.2
水泥尘	<10	4	1.5

注：时间加权平均容许浓度是以时间加权数规定的 8 h 工作日、40 h 工作周的平均容许接触浓度。

第六百四十一条 粉尘监测应当采用定点监测、个体监测方法。

第六百四十二条 煤矿必须对生产性粉尘进行监测,并遵守下列规定：

(一)总粉尘浓度,井工煤矿每月测定 2 次;露天煤矿每月测定 1 次。粉尘分散度每 6 个月测定 1 次。

(二)呼吸性粉尘浓度每月测定 1 次。

(三)粉尘中游离 SiO_2 含量每 6 个月测定 1 次,在变更工作面时也必须测定 1 次。

(四)开采深度大于 200 m 的露天煤矿,在气压较低的季节应当适当增加测定次数。

第六百四十三条 粉尘监测采样点布置应当符合表 26 的要求。

表 26 粉尘监测采样点布置

类别	生产工艺	测尘点布置
采煤工作面	司机操作采煤机、打眼、人工落煤及攉煤	工人作业地点
	多工序同时作业	回风巷距工作面 10~15 m 处
掘进工作面	司机操作掘进机、打眼、装岩(煤)、锚喷支护	工人作业地点
	多工序同时作业(爆破作业除外)	距掘进头 10~15 m 回风侧
其他场所	翻罐笼作业、巷道维修、转载点	工人作业地点
露天煤矿	穿孔机作业、挖掘机作业	下风侧 3~5 m 处
	司机操作穿孔机、司机操作挖掘机、汽车运输	操作室内
地面作业场所	地面煤仓、储煤场、输送机运输等处进行生产作业	作业人员活动范围内

第六百四十四条 矿井必须建立消防防尘供水系统,并遵守下列规定：

(一)应当在地面建永久性消防防尘储水池,储水池必须经常保持不少于 200 m³ 的水量。备用水池贮水量不得小于储水池的一半。

(二)防尘用水水质悬浮物的含量不得超过 30 mg/L,粒径不大于 0.3 mm,水的 pH 值在 6~9 范围内,水的碳酸盐硬度不超过 3 mmol/L。

(三)没有防尘供水管路的采掘工作面不得生产。主要运输巷、带式输送机斜井与平巷、上山与下山、采区运输巷与回风巷、采煤工作面运输巷与回风巷、掘进巷道、煤仓放煤口、溜煤眼放煤口、卸载点等地点必须敷设防尘供水管路,并安设支管和阀门。防尘用水应当过滤。水采矿井不受此限。

第六百四十五条 井工煤矿采煤工作面应当采取煤层注水防尘措施,有下列情况之一的除外:

(一)围岩有严重吸水膨胀性质,注水后易造成顶板垮塌或者底板变形;地质情况复杂、顶板破坏严重,注水后影响采煤安全的煤层。

(二)注水后会影响采煤安全或者造成劳动条件恶化的薄煤层。

(三)原有自然水分或者防灭火灌浆后水分大于4%的煤层。

(四)孔隙率小于4%的煤层。

(五)煤层松软、破碎,打钻孔时易塌孔、难成孔的煤层。

(六)采用下行垮落法开采近距离煤层群或者分层开采厚煤层,上层或者上分层的采空区采取灌水防尘措施时的下一层或者下一分层。

第六百四十六条 井工煤矿炮采工作面应当采用湿式钻眼、冲洗煤壁、水炮泥、出煤洒水等综合防尘措施。

第六百四十七条 采煤机必须安装内、外喷雾装置。割煤时必须喷雾降尘,内喷雾工作压力不得小于2 MPa,外喷雾工作压力不得小于4 MPa,喷雾流量应当与机型相匹配。无水或者喷雾装置不能正常使用时必须停机;液压支架和放顶煤工作面的放煤口,必须安装喷雾装置,降柱、移架或者放煤时同步喷雾。破碎机必须安装防尘罩和喷雾装置或者除尘器。

第六百四十八条 井工煤矿采煤工作面回风巷应当安设风流净化水幕。

第六百四十九条 井工煤矿掘进井巷和硐室时,必须采取湿式钻眼、冲洗井壁巷帮、水炮泥、爆破喷雾、装岩(煤)洒水和净化风流等综合防尘措施。

第六百五十条 井工煤矿掘进机作业时,应当采用内、外喷雾及通风除尘等综合措施。掘进机无水或者喷雾装置不能正常使用时,必须停机。

第六百五十一条 井工煤矿在煤、岩层中钻孔作业时,应当采取湿式降尘等措施。在冻结法凿井和在遇水膨胀的岩层中不能采用湿式钻眼(孔)、突出煤层或者松软煤层中施工瓦斯抽采钻孔难以采取湿式钻孔作业时,可以采取干式钻孔(眼),并采取除尘器除尘等措施。

第六百五十二条 井下煤仓(溜煤眼)放煤口、输送机转载点和卸载点,以及地面筛分厂、破碎车间、带式输送机走廊、转载点等地点,必须安设喷雾装置或者除尘器,作业时进行喷雾降尘或者用除尘器除尘。

第六百五十三条 喷射混凝土时,应当采用潮喷或者湿喷工艺,并配备除尘装置对上料口、余气口除尘。距离喷浆作业点下风流100 m内,应当设置风流净化水幕。

第六百五十四条 露天煤矿的防尘工作应当符合下列要求:

(一)设置加水站(池)。

(二)穿孔作业采取捕尘或者除尘器除尘等措施。

(三)运输道路采取洒水等降尘措施。

(四)破碎站、转载点等采用喷雾降尘或者除尘器除尘。

第三章　热害防治

第六百五十五条　当采掘工作面空气温度超过 26 ℃、机电设备硐室超过 30 ℃时，必须缩短超温地点工作人员的工作时间，并给予高温保健待遇。

当采掘工作面的空气温度超过 30 ℃、机电设备硐室超过 34 ℃时，必须停止作业。

新建、改扩建矿井设计时，必须进行矿井风温预测计算，超温地点必须有降温设施。

第六百五十六条　有热害的井工煤矿应当采取通风等非机械制冷降温措施。无法达到环境温度要求时，应当采用机械制冷降温措施。

第四章　噪声防治

第六百五十七条　作业人员每天连续接触噪声时间达到或者超过 8 h 的，噪声声级限值为 85 dB(A)。每天接触噪声时间不足 8 h 的，可以根据实际接触噪声的时间，按照接触噪声时间减半、噪声声级限值增加 3 dB(A)的原则确定其声级限值。

第六百五十八条　每半年至少监测 1 次噪声。井工煤矿噪声监测点应当布置在主要通风机、空气压缩机、局部通风机、采煤机、掘进机、风动凿岩机、破碎机、主水泵等设备使用地点。露天煤矿噪声监测点应当布置在钻机、挖掘机、破碎机等设备使用地点。

第六百五十九条　应当优先选用低噪声设备，采取隔声、消声、吸声、减振、减少接触时间等措施降低噪声危害。

第五章　有害气体防治

第六百六十条　监测有害气体时应当选择有代表性的作业地点，其中包括空气中有害物质浓度最高、作业人员接触时间最长的地点。应当在正常生产状态下采样。

第六百六十一条　氧化氮、一氧化碳、氨、二氧化硫至少每 3 个月监测 1 次，硫化氢至少每月监测 1 次。

第六百六十二条　煤矿作业场所存在硫化氢、二氧化硫等有害气体时，应当加强通风降低有害气体的浓度。在采用通风措施无法达到作业环境标准时，应当采用集中抽取净化、化学吸收等措施降低硫化氢、二氧化硫等有害气体的浓度。

第六章　职业健康监护

第六百六十三条　煤矿企业必须按照国家有关规定，对从业人员上岗前、在岗期间和离岗时进行职业健康检查，建立职业健康档案，并将检查结果书面告知从业人员。

第六百六十四条　接触职业病危害从业人员的职业健康检查周期按下列规定执行：

（一）接触粉尘以煤尘为主的在岗人员，每 2 年 1 次。

（二）接触粉尘以矽尘为主的在岗人员，每年 1 次。

（三）经诊断的观察对象和尘肺患者，每年 1 次。

（四）接触噪声、高温、毒物、放射线的在岗人员，每年 1 次。

接触职业病危害作业的退休人员，按有关规定执行。

第六百六十五条　对检查出有职业禁忌症和职业相关健康损害的从业人员，必须调离接害岗位，妥善安置；对已确诊的职业病人，应当及时给予治疗、康复和定期检查，并做好职业病报告工作。

第六百六十六条 有下列病症之一的,不得从事接尘作业:

(一)活动性肺结核病及肺外结核病。

(二)严重的上呼吸道或者支气管疾病。

(三)显著影响肺功能的肺脏或者胸膜病变。

(四)心、血管器质性疾病。

(五)经医疗鉴定,不适于从事粉尘作业的其他疾病。

第六百六十七条 有下列病症之一的,不得从事井下工作:

(一)本规程第六百六十六条所列病症之一的。

(二)风湿病(反复活动)。

(三)严重的皮肤病。

(四)经医疗鉴定,不适于从事井下工作的其他疾病。

第六百六十八条 癫痫病和精神分裂症患者严禁从事煤矿生产工作。

第六百六十九条 患有高血压、心脏病、高度近视等病症以及其他不适应高空(2 m以上)作业者,不得从事高空作业。

第六百七十条 从业人员需要进行职业病诊断、鉴定的,煤矿企业应当如实提供职业病诊断、鉴定所需的从业人员职业史和职业病危害接触史、工作场所职业病危害因素检测结果等资料。

第六百七十一条 煤矿企业应当为从业人员建立职业健康监护档案,并按照规定的期限妥善保存。

从业人员离开煤矿企业时,有权索取本人职业健康监护档案复印件,煤矿企业必须如实、无偿提供,并在所提供的复印件上签章。

煤矿作业场所职业病危害防治规定

(2015年2月28日国家安全生产监督管理总局令第73号公布,自2015年4月1日起施行)

第一章 总 则

第一条 为加强煤矿作业场所职业病危害的防治工作,强化煤矿企业职业病危害防治主体责任,预防、控制职业病危害,保护煤矿劳动者健康,依据《中华人民共和国职业病防治法》、《中华人民共和国安全生产法》、《煤矿安全监察条例》等法律、行政法规,制定本规定。

第二条 本规定适用于中华人民共和国领域内各类煤矿及其所属为煤矿服务的矿井建设施工、洗煤厂、选煤厂等存在职业病危害的作业场所职业病危害预防和治理活动。

第三条 本规定所称煤矿作业场所职业病危害(以下简称职业病危害),是指由粉尘、噪声、热害、有毒有害物质等因素导致煤矿劳动者职业病的危害。

第四条 煤矿是本企业职业病危害防治的责任主体。

职业病危害防治坚持以人为本、预防为主、综合治理的方针，按照源头治理、科学防治、严格管理、依法监督的要求开展工作。

第二章 职业病危害防治管理

第五条 煤矿主要负责人（法定代表人、实际控制人，下同）是本单位职业病危害防治工作的第一责任人，对本单位职业病危害防治工作全面负责。

第六条 煤矿应当建立健全职业病危害防治领导机构，制定职业病危害防治规划，明确职责分工和落实工作经费，加强职业病危害防治工作。

第七条 煤矿应当设置或者指定职业病危害防治的管理机构，配备专职职业卫生管理人员，负责职业病危害防治日常管理工作。

第八条 煤矿应当制定职业病危害防治年度计划和实施方案，并建立健全下列制度：

（一）职业病危害防治责任制度；

（二）职业病危害警示与告知制度；

（三）职业病危害项目申报制度；

（四）职业病防治宣传、教育和培训制度；

（五）职业病防护设施管理制度；

（六）职业病个体防护用品管理制度；

（七）职业病危害日常监测及检测、评价管理制度；

（八）建设项目职业病防护设施与主体工程同时设计、同时施工、同时投入生产和使用（以下简称建设项目 职业卫生"三同时"）的制度；

（九）劳动者职业健康监护及其档案管理制度；

（十）职业病诊断、鉴定及报告制度；

（十一）职业病危害防治经费保障及使用管理制度；

（十二）职业卫生档案管理制度；

（十三）职业病危害事故应急管理制度；

（十四）法律、法规、规章规定的其他职业病危害防治制度。

第九条 煤矿应当配备专职或者兼职的职业病危害因素监测人员，装备相应的监测仪器设备。监测人员应当经培训合格；未经培训合格的，不得上岗作业。

第十条 煤矿应当以矿井为单位开展职业病危害因素日常监测，并委托具有资质的职业卫生技术服务机构，每年进行一次作业场所职业病危害因素检测，每3年进行1次职业病危害现状评价。根据监测、检测、评价结果，落实整改措施，同时将日常监测、检测、评价、落实整改情况存入本单位职业卫生档案。检测、评价结果向所在地安全生产监督管理部门和驻地煤矿安全监察机构报告，并向劳动者公布。

第十一条 煤矿不得使用国家明令禁止使用的可能产生职业病危害的技术、工艺、设备和材料，限制使用或者淘汰职业病危害严重的技术、工艺、设备和材料。

第十二条 煤矿应当优化生产布局和工艺流程，使有害作业和无害作业分开，减少接触职业病危害的人数和接触时间。

第十三条 煤矿应当按照《煤矿职业安全卫生个体防护用品配备标准》(AQ 1051)规定,为接触职业病危害的劳动者提供符合标准的个体防护用品,并指导和督促其正确使用。

第十四条 煤矿应当履行职业病危害告知义务,与劳动者订立或者变更劳动合同时,应当将作业过程中可能产生的职业病危害及其后果、防护措施和相关待遇等如实告知劳动者,并在劳动合同中载明,不得隐瞒或者欺骗。

第十五条 煤矿应当在醒目位置设置公告栏,公布有关职业病危害防治的规章制度、操作规程和作业场所职业病危害因素检测结果;对产生严重职业病危害的作业岗位,应当在醒目位置设置警示标识和中文警示说明。

第十六条 煤矿主要负责人、职业卫生管理人员应当具备煤矿职业卫生知识和管理能力,接受职业病危害防治培训。培训内容应当包括职业卫生相关法律、法规、规章和标准,职业病危害预防和控制的基本知识,职业卫生管理相关知识等内容。

煤矿应当对劳动者进行上岗前、在岗期间的定期职业病危害防治知识培训,督促劳动者遵守职业病防治法律、法规、规章、标准和操作规程,指导劳动者正确使用职业病防护设备和个体防护用品。上岗前培训时间不少于4学时,在岗期间的定期培训时间每年不少于2学时。

第十七条 煤矿应当建立健全企业职业卫生档案。企业职业卫生档案应当包括下列内容:

(一)职业病防治责任制文件;

(二)职业卫生管理规章制度;

(三)作业场所职业病危害因素种类清单、岗位分布以及作业人员接触情况等资料;

(四)职业病防护设施、应急救援设施基本信息及其配置、使用、维护、检修与更换等记录;

(五)作业场所职业病危害因素检测、评价报告与记录;

(六)职业病个体防护用品配备、发放、维护与更换等记录;

(七)煤矿企业主要负责人、职业卫生管理人员和劳动者的职业卫生培训资料;

(八)职业病危害事故报告与应急处置记录;

(九)劳动者职业健康检查结果汇总资料,存在职业禁忌证、职业健康损害或者职业病的劳动者处理和安置情况记录;

(十)建设项目职业卫生"三同时"有关技术资料;

(十一)职业病危害项目申报情况记录;

(十二)其他有关职业卫生管理的资料或者文件。

第十八条 煤矿应当保障职业病危害防治专项经费,经费在财政部、国家安全监管总局《关于印发〈企业安全生产费用提取和使用管理办法〉的通知》(财企〔2012〕16号)第十七条"(十)其他与安全生产直接相关的支出"中列支。

第十九条　煤矿发生职业病危害事故，应当及时向所在地安全生产监督管理部门和驻地煤矿安全监察机构报告，同时积极采取有效措施，减少或者消除职业病危害因素，防止事故扩大。对遭受或者可能遭受急性职业病危害的劳动者，应当及时组织救治，并承担所需费用。

煤矿不得迟报、漏报、谎报或者瞒报煤矿职业病危害事故。

第三章　建设项目职业病防护设施"三同时"管理

第二十条　煤矿建设项目职业病防护设施必须与主体工程同时设计、同时施工、同时投入生产和使用。职业病防护设施所需费用应当纳入建设项目工程预算。

第二十一条　煤矿建设项目在可行性论证阶段，建设单位应当委托具有资质的职业卫生技术服务机构进行职业病危害预评价，编制预评价报告。

第二十二条　煤矿建设项目在初步设计阶段，应当委托具有资质的设计单位编制职业病防护设施设计专篇。

第二十三条　煤矿建设项目完工后，在试运行期内，应当委托具有资质的职业卫生技术服务机构进行职业病危害控制效果评价，编制控制效果评价报告。

第四章　职业病危害项目申报

第二十四条　煤矿在申领、换发煤矿安全生产许可证时，应当如实向驻地煤矿安全监察机构申报职业病危害项目，同时抄报所在地安全生产监督管理部门。

第二十五条　煤矿申报职业病危害项目时，应当提交下列文件、资料：

（一）煤矿的基本情况；

（二）煤矿职业病危害防治领导机构、管理机构情况；

（三）煤矿建立职业病危害防治制度情况；

（四）职业病危害因素名称、监测人员及仪器设备配备情况；

（五）职业病防护设施及个体防护用品配备情况；

（六）煤矿主要负责人、职业卫生管理人员及劳动者职业卫生培训情况证明材料；

（七）劳动者职业健康检查结果汇总资料，存在职业禁忌症、职业健康损害或者职业病的劳动者处理和安置情况记录；

（八）职业病危害警示标识设置与告知情况；

（九）煤矿职业卫生档案管理情况；

（十）法律、法规和规章规定的其他资料。

第二十六条　安全生产监督管理部门和煤矿安全监察机构及其工作人员应当对煤矿企业职业病危害项目申报材料中涉及的商业和技术等秘密保密。违反有关保密义务的，应当承担相应的法律责任。

第五章　职业健康监护

第二十七条　对接触职业病危害的劳动者，煤矿应当按照国家有关规定组织上岗前、在岗期间和离岗时的职业健康检查，并将检查结果书面告知劳动者。职业健康检查费用由煤矿承担。职业健康检查由省级以上人民政府卫生行政部门批准的医疗卫生机构承担。

第二十八条 煤矿不得安排未经上岗前职业健康检查的人员从事接触职业病危害的作业;不得安排有职业禁忌的人员从事其所禁忌的作业;不得安排未成年工从事接触职业病危害的作业;不得安排孕期、哺乳期的女职工从事对本人和胎儿、婴儿有危害的作业。

第二十九条 劳动者接受职业健康检查应当视同正常出勤,煤矿企业不得以常规健康检查代替职业健康检查。接触职业病危害作业的劳动者的职业健康检查周期按照表1执行。

表1 接触职业病危害作业的劳动者的职业健康检查周期

接触有害物质	体检对象	检查周期
煤尘(以煤尘为主)	在岗人员	2年1次
	观察对象、Ⅰ期煤工尘肺患者	每年1次
岩尘(以岩尘为主)	在岗人员、观察对象、Ⅰ期矽肺患者	
噪声	在岗人员	
高温	在岗人员	
化学毒物	在岗人员	根据所接触的化学毒物确定检查周期
接触粉尘危害作业退休人员的职业健康检查周期按照有关规定执行		

第三十条 煤矿不得以劳动者上岗前职业健康检查代替在岗期间定期的职业健康检查,也不得以劳动者在岗期间职业健康检查代替离岗时职业健康检查,但最后一次在岗期间的职业健康检查在离岗前的90日内的,可以视为离岗时检查。对未进行离岗前职业健康检查的劳动者,煤矿不得解除或者终止与其订立的劳动合同。

第三十一条 煤矿应当根据职业健康检查报告,采取下列措施:
(一)对有职业禁忌的劳动者,调离或者暂时脱离原工作岗位;
(二)对健康损害可能与所从事的职业相关的劳动者,进行妥善安置;
(三)对需要复查的劳动者,按照职业健康检查机构要求的时间安排复查和医学观察;
(四)对疑似职业病病人,按照职业健康检查机构的建议安排其进行医学观察或者职业病诊断;
(五)对存在职业病危害的岗位,改善劳动条件,完善职业病防护设施。

第三十二条 煤矿应当为劳动者个人建立职业健康监护档案,并按照有关规定的期限妥善保存。

职业健康监护档案应当包括劳动者个人基本情况、劳动者职业史和职业病危害接触史、历次职业健康检查结果及处理情况、职业病诊疗等资料。

劳动者离开煤矿时,有权索取本人职业健康监护档案复印件,煤矿必须如实、无偿提供,并在所提供的复印件上签章。

第三十三条 劳动者健康出现损害需要进行职业病诊断、鉴定的,煤矿企业应当如实提供职业病诊断、鉴定所需的劳动者职业史和职业病危害接触史、作业场所职业病危害因素检测结果等资料。

第六章 粉尘危害防治

第三十四条 煤矿应当在正常生产情况下对作业场所的粉尘浓度进行监测。粉尘浓度应当符合表2的要求；不符合要求的，应当采取有效措施。

表2 煤矿作业场所粉尘浓度要求

粉尘种类	游离SiO_2含量/%	时间加权平均容许浓度/(mg/m)	
		总粉尘	呼吸性粉尘
煤尘	<10	4	2.5
矽尘	10≤~≤50	1	0.7
	50<~≤80	0.7	0.3
	≥80	0.5	0.2
水泥尘	<10	4	1.5

第三十五条 煤矿进行粉尘监测时，其监测点的选择和布置应当符合表3的要求。

表3 煤矿作业场所测尘点的选择和布置要求

类别	生产工艺	测尘点布置
采煤工作面	司机操作采煤机、打眼、人工落煤及攉煤	工人作业地点
	多工序同时作业	回风巷距工作面10~15 m处
掘进工作面	司机操作掘进机、打眼、装岩(煤)、锚喷支护	工人作业地点
	多工序同时作业(爆破作业除外)	距掘进头10~15 m回风侧
其他场所	翻罐笼作业、巷道维修、转载点	工人作业地点
露天煤矿	穿孔机作业、挖掘机作业	下风侧3~5 m处
	司机操作穿孔机、司机操作挖掘机、汽车运输	操作室内
地面作业场所	地面煤仓、储煤场、输送机运输等处生产作业	作业人员活动范围内

第三十六条 粉尘监测采用定点或者个体方法进行，推广实时在线监测系统。粉尘监测应当符合下列要求：

（一）总粉尘浓度，煤矿井下每月测定2次或者采用实时在线监测，地面及露天煤矿每月测定1次或者采用实时在线监测；

（二）呼吸性粉尘浓度每月测定1次；

（三）粉尘分散度每6个月监测1次；

（四）粉尘中游离SiO_2含量，每6个月测定1次，在变更工作面时也应当测定1次。

第三十七条 煤矿应当使用粉尘采样器、直读式粉尘浓度测定仪等仪器设备进行粉尘浓度的测定。井工煤矿的采煤工作面回风巷、掘进工作面回风侧应当设置粉尘浓度传感器，并接入安全监测监控系统。

第三十八条 井工煤矿必须建立防尘洒水系统。永久性防尘水池容量不得小于 200 m³，且贮水量不得小于井下连续 2 h 的用水量，备用水池贮水量不得小于永久性防尘水池的 50%。

防尘管路应当敷设到所有能产生粉尘和沉积粉尘的地点，没有防尘供水管路的采掘工作面不得生产。静压供水管路管径应当满足矿井防尘用水量的要求，强度应当满足静压水压力的要求。

防尘用水水质悬浮物的含量不得超过 30 mg/L，粒径不大于 0.3 mm，水的 pH 值应当在 6~9 范围内，水的碳酸盐硬度不超过 3 mmol/L。使用降尘剂时，降尘剂应当无毒、无腐蚀、不污染环境。

第三十九条 井工煤矿掘进井巷和硐室时，必须采用湿式钻眼，使用水炮泥，爆破前后冲洗井壁巷帮，爆破过程中采用高压喷雾（喷雾压力不低于 8 MPa）或者压气喷雾降尘、装岩（煤）洒水和净化风流等综合防尘措施。

第四十条 井工煤矿在煤、岩层中钻孔，应当采取湿式作业。煤（岩）与瓦斯突出煤层或者软煤层中难以采取湿式钻孔时，可以采取干式钻孔，但必须采取除尘器捕尘、除尘，除尘器的呼吸性粉尘除尘效率不得低于 90%。

第四十一条 井工煤矿炮采工作面应当采取湿式钻眼，使用水炮泥，爆破前后应当冲洗煤壁，爆破时应当采用高压喷雾（喷雾压力不低于 8 MPa）或者压气喷雾降尘，出煤时应当洒水降尘。

第四十二条 井工煤矿采煤机作业时，必须使用内、外喷雾装置。内喷雾压力不得低于 2 MPa，外喷雾压力不得低于 4 MPa。内喷雾装置不能正常使用时，外喷雾压力不得低于 8 MPa，否则采煤机必须停机。液压支架必须安装自动喷雾降尘装置，实现降柱、移架同步喷雾。破碎机必须安装防尘罩，并加装喷雾装置或者除尘器。放顶煤采煤工作面的放煤口，必须安装高压喷雾装置（喷雾压力不低于 8 MPa）或者采取压气喷雾降尘。

第四十三条 井工煤矿掘进机作业时，应当使用内、外喷雾装置和控尘装置、除尘器等构成的综合防尘系统。掘进机内喷雾压力不得低于 2 MPa，外喷雾压力不得低于 4 MPa。内喷雾装置不能正常使用时，外喷雾压力不得低于 8 MPa；除尘器的呼吸性粉尘除尘效率不得低于 90%。

第四十四条 井工煤矿的采煤工作面回风巷、掘进工作面回风侧应当分别安设至少 2 道自动控制风流净化水幕。

第四十五条 煤矿井下煤仓放煤口、溜煤眼放煤口以及地面带式输送机走廊必须安设喷雾装置或者除尘器，作业时进行喷雾降尘或者用除尘器除尘。煤仓放煤口、溜煤眼放煤口采用喷雾降尘时，喷雾压力不得低于 8 MPa。

第四十六条 井工煤矿的所有煤层必须进行煤层注水可注性测试。对于可注水煤层必须进行煤层注水。煤层注水过程中应当对注水流量、注水量及压力等参数进行监测和控制，单孔注水总量应当使该钻孔预湿煤体的平均水分含量增量不得低于 1.5%，封孔深度应当保证注水过程中煤壁及钻孔不漏水、不跑水。在厚煤层分层开采时，在确保安全前提下,应当采取在上一分层的采空区内灌水,对下一分层的煤体进行湿润。

第四十七条 井工煤矿打锚杆眼应当实施湿式钻孔,喷射混凝土时应当采用潮喷或者湿喷工艺,喷射机、喷浆点应当配备捕尘、除尘装置,距离锚喷作业点下风向 100 m 内,应当设置 2 道以上自动控制风流净化水幕。

第四十八条 井工煤矿转载点应当采用自动喷雾降尘(喷雾压力应当大于 0.7 MPa)或者密闭尘源除尘器抽尘净化等措施。转载点落差超过 0.5 m,必须安装溜槽或者导向板。装煤点下风侧 20 m 内,必须设置一道自动控制风流净化水幕。运输巷道内应当设置自动控制风流净化水幕。

第四十九条 露天煤矿粉尘防治应当符合下列要求:

(一)设置有专门稳定可靠供水水源的加水站(池),加水能力满足洒水降尘所需的最大供给量。

(二)采取湿式钻孔;不能实现湿式钻孔时,设置有效的孔口捕尘装置。

(三)破碎作业时,密闭作业区域并采用喷雾降尘或者除尘器除尘。

(四)加强对穿孔机、挖掘机、汽车等司机操作室的防护。

(五)挖掘机装车前,对煤(岩)洒水,卸煤(岩)时喷雾降尘。

(六)对运输路面经常清理浮尘、洒水,加强维护,保持路面平整。

第五十条 洗选煤厂原煤准备(给煤、破碎、筛分、转载)过程中宜密闭尘源,并采取喷雾降尘或者除尘器除尘。

第五十一条 储煤场厂区应当定期洒水抑尘,储煤场四周应当设抑尘网,装卸煤炭应当喷雾降尘或者洒水车降尘,煤炭外运时应当采取密闭措施。

第七章 噪声危害防治

第五十二条 煤矿作业场所噪声危害依照下列标准判定:

(一)劳动者每天连续接触噪声时间达到或者超过 8 h 的,噪声声级限值为 85 dB(A);

(二)劳动者每天接触噪声时间不足 8 h 的,可以根据实际接触噪声的时间,按照接触噪声时间减半、噪声声级限值增加 3 dB(A) 的原则确定其声级限值。

第五十三条 煤矿应当配备 2 台以上噪声测定仪器,并对作业场所噪声每 6 个月监测 1 次。

第五十四条 煤矿作业场所噪声的监测地点主要包括:

(一)井工煤矿的主要通风机、提升机、空气压缩机、局部通风机、采煤机、掘进机、风动凿岩机、风钻、乳化液泵、水泵等地点;

(二)露天煤矿的挖掘机、穿孔机、矿用汽车、输送机、排土机和爆破作业等地点;

(三)选煤厂破碎机、筛分机、空压机等地点。

煤矿进行监测时,应当在每个监测地点选择 3 个测点,监测结果以 3 个监测点的平均值为准。

第五十五条 煤矿应当优先选用低噪声设备,通过隔声、消声、吸声、减振、减少接触时间、佩戴防护耳塞(罩)等措施降低噪声危害。

第八章 热害防治

第五十六条 井工煤矿采掘工作面的空气温度不得超过26 ℃,机电设备硐室的空气温度不得超过30 ℃。当空气温度超过上述要求时,煤矿必须缩短超温地点工作人员的工作时间,并给予劳动者高温保健待遇。采掘工作面的空气温度超过30 ℃、机电设备硐室的空气温度超过34 ℃时,必须停止作业。

第五十七条 井工煤矿采掘工作面和机电设备硐室应当设置温度传感器。

第五十八条 井工煤矿应当采取通风降温、采用分区式开拓方式缩短入风线路长度等措施,降低工作面的温度;当采用上述措施仍然无法达到作业环境标准温度的,应当采用制冷等降温措施。

第五十九条 井工煤矿地面辅助生产系统和露天煤矿应当合理安排劳动者工作时间,减少高温时段室外作业。

第九章 职业中毒防治

第六十条 煤矿作业场所主要化学毒物浓度不得超过表4的要求。

表4 煤矿主要化学毒物最高允许浓度

化学毒物名称	最高允许浓度/%
CO	0.002 4
H_2S	0.000 66
NO(换算成 NO_2)	0.000 25
SO_2	0.000 5

第六十一条 煤矿进行化学毒物监测时,应当选择有代表性的作业地点,其中包括空气中有害物质浓度最高、作业人员接触时间最长的作业地点。采样应当在正常生产状态下进行。

第六十二条 煤矿应当对 NO(换算成 NO_2)、CO、SO_2 每3个月至少监测1次,对 H_2S 每月至少监测1次。煤层有自燃倾向的,应当根据需要随时监测。

第六十三条 煤矿作业场所应当加强通风降低有害气体的浓度,在采用通风措施无法达到表4的规定时,应当采用净化、化学吸收等措施降低有害气体的浓度。

第十章 法律责任

第六十四条 煤矿违反本规定,有下列行为之一的,给予警告,责令限期改正;逾期不改正的,处10万元以下的罚款:

(一)作业场所职业病危害因素检测、评价结果没有存档、上报、公布的;

(二)未设置职业病防治管理机构或者配备专职职业卫生管理人员的;

(三)未制定职业病防治计划或者实施方案的;

(四)未建立健全职业病危害防治制度的;

(五)未建立健全企业职业卫生档案或者劳动者职业健康监护档案的;

(六)未公布有关职业病防治的规章制度、操作规程、职业病危害事故应急救援措施的；

（七）未组织劳动者进行职业卫生培训，或者未对劳动者个人职业病防护采取指导、督促措施的。

第六十五条 煤矿违反本规定，有下列行为之一的，给予警告，可以并处5万元以上10万元以下的罚款：

（一）未如实申报产生职业病危害的项目的；

（二）未实施由专人负责的职业病危害因素日常监测，或者监测系统不能正常监测的；

（三）订立或者变更劳动合同时，未告知劳动者职业病危害真实情况的；

（四）未组织职业健康检查、建立职业健康监护档案，或者未将检查结果书面告知劳动者的；

（五）未在劳动者离开煤矿企业时提供职业健康监护档案复印件的。

第六十六条 煤矿违反本规定，有下列行为之一的，责令限期改正，逾期不改正的，处5万元以上20万元以下的罚款；情节严重的，责令停止产生职业病危害的作业，或者提请有关人民政府按照国务院规定的权限责令关闭：

（一）作业场所职业病危害因素的强度或者浓度超过本规定要求的；

（二）未提供职业病防护设施和个人使用的职业病防护用品，或者提供的职业病防护设施和个人使用的职业病防护用品不符合本规定要求的；

（三）未对作业场所职业病危害因素进行检测、评价的；

（四）作业场所职业病危害因素经治理仍然达不到本规定要求时，未停止存在职业病危害因素的作业的；

（五）发生或者可能发生急性职业病危害事故时，未立即采取应急救援和控制措施，或者未按照规定及时报告的；

（六）未按照规定在产生严重职业病危害的作业岗位醒目位置设置警示标识和中文警示说明的。

第六十七条 煤矿违反本规定，有下列情形之一的，责令限期治理，并处5万元以上30万元以下的罚款；情节严重的，责令停止产生职业病危害的作业，或者暂扣、吊销煤矿安全生产许可证：

（一）隐瞒本单位职业卫生真实情况的；

（二）使用国家明令禁止使用的可能产生职业病危害的设备或者材料的；

（三）安排未经职业健康检查的劳动者、有职业禁忌的劳动者、未成年工或者孕期、哺乳期女职工从事接触职业病危害的作业或者禁忌作业的。

第六十八条 煤矿违反本规定，有下列行为之一的，给予警告，责令限期改正，逾期不改正的，处3万元以下的罚款：

（一）未投入职业病防治经费的；

（二）未建立职业病防治领导机构的；

（三）煤矿企业主要负责人、职业卫生管理人员和职业病危害因素监测人员未接受职业卫生培训的。

第六十九条 煤矿违反本规定,造成重大职业病危害事故或者其他严重后果,构成犯罪的,对直接负责的主管人员和其他直接责任人员,依法追究刑事责任。

第七十条 煤矿违反本规定的其他违法行为,依照《中华人民共和国职业病防治法》和其他行政法规、规章的规定给予行政处罚。

第七十一条 本规定设定的行政处罚,由煤矿安全监察机构实施。

第十一章 附 则

第七十二条 本规定中未涉及的其他职业病危害因素,按照国家有关规定执行。

第七十三条 本规定自 2015 年 4 月 1 日起施行。

职业健康检查管理办法

[2015 年 3 月 26 日国家卫生和计划生育委员会令第 5 号公布,自 2015 年 5 月 1 日起施行,根据 2019 年 2 月 28 日《国家卫生健康委关于修改〈职业健康检查管理办法〉等 4 件部门规章的决定》(国家卫生健康委员会令第 4 号)修订]

第一章 总 则

第一条 为加强职业健康检查工作,规范职业健康检查机构管理,保护劳动者健康权益,根据《中华人民共和国职业病防治法》(以下简称《职业病防治法》),制定本办法。

第二条 本办法所称职业健康检查是指医疗卫生机构按照国家有关规定,对从事接触职业病危害作业的劳动者进行的上岗前、在岗期间、离岗时的健康检查。

第三条 国家卫生健康委负责全国范围内职业健康检查工作的监督管理。县级以上地方卫生健康主管部门负责本辖区职业健康检查工作的监督管理;结合职业病防治工作实际需要,充分利用现有资源,统一规划、合理布局;加强职业健康检查机构能力建设,并提供必要的保障条件。

第二章 职业健康检查机构

第四条 医疗卫生机构开展职业健康检查,应当在开展之日起 15 个工作日内向省级卫生健康主管部门备案。备案的具体办法由省级卫生健康主管部门依据本办法制定,并向社会公布。

省级卫生健康主管部门应当及时向社会公布备案的医疗卫生机构名单、地址、检查类别和项目等相关信息,并告知核发其《医疗机构执业许可证》的卫生健康主管部门。核发其《医疗机构执业许可证》的卫生健康主管部门应当在该机构的《医疗机构执业许可证》副本备注栏注明检查类别和项目等信息。

第五条 承担职业健康检查的医疗卫生机构(以下简称职业健康检查机构)应当具备以下条件:

(一)持有《医疗机构执业许可证》,涉及放射检查项目的还应当持有《放射诊疗许可证》;

（二）具有相应的职业健康检查场所、候检场所和检验室，建筑总面积不少于 400 m^2，每个独立的检查室使用面积不少于 6 m^2；

（三）具有与备案开展的职业健康检查类别和项目相适应的执业医师、护士等医疗卫生技术人员；

（四）至少具有 1 名取得职业病诊断资格的执业医师；

（五）具有与备案开展的职业健康检查类别和项目相适应的仪器、设备，具有相应职业卫生生物监测能力；开展外出职业健康检查，应当具有相应的职业健康检查仪器、设备、专用车辆等条件；

（六）建立职业健康检查质量管理制度；

（七）具有与职业健康检查信息报告相应的条件。

医疗卫生机构进行职业健康检查备案时，应当提交证明其符合以上条件的有关资料。

第六条 开展职业健康检查工作的医疗卫生机构对备案的职业健康检查信息的真实性、准确性、合法性承担全部法律责任。

当备案信息发生变化时，职业健康检查机构应当自信息发生变化之日起 10 个工作日内提交变更信息。

第七条 职业健康检查机构具有以下职责：

（一）在备案开展的职业健康检查类别和项目范围内，依法开展职业健康检查工作，并出具职业健康检查报告；

（二）履行疑似职业病的告知和报告义务；

（三）报告职业健康检查信息；

（四）定期向卫生健康主管部门报告职业健康检查工作情况，包括外出职业健康检查工作情况；

（五）开展职业病防治知识宣传教育；

（六）承担卫生健康主管部门交办的其他工作。

第八条 职业健康检查机构应当指定主检医师。主检医师应当具备以下条件：

（一）具有执业医师证书；

（二）具有中级以上专业技术职务任职资格；

（三）具有职业病诊断资格；

（四）从事职业健康检查相关工作三年以上，熟悉职业卫生和职业病诊断相关标准。

主检医师负责确定职业健康检查项目和周期，对职业健康检查过程进行质量控制，审核职业健康检查报告。

第九条 职业健康检查机构及其工作人员应当关心、爱护劳动者，尊重和保护劳动者的知情权及个人隐私。

第十条 省级卫生健康主管部门应当指定机构负责本辖区内职业健康检查机构的质量控制管理工作，组织开展实验室间比对和职业健康检查质量考核。

职业健康检查质量控制规范由中国疾病预防控制中心制定。

第三章 职业健康检查规范

第十一条 按照劳动者接触的职业病危害因素,职业健康检查分为以下六类:

(一)接触粉尘类;

(二)接触化学因素类;

(三)接触物理因素类;

(四)接触生物因素类;

(五)接触放射因素类;

(六)其他类(特殊作业等)。

以上每类中包含不同检查项目。职业健康检查机构应当在备案的检查类别和项目范围内开展相应的职业健康检查。

第十二条 职业健康检查机构开展职业健康检查应当与用人单位签订委托协议书,由用人单位统一组织劳动者进行职业健康检查;也可以由劳动者持单位介绍信进行职业健康检查。

第十三条 职业健康检查机构应当依据相关技术规范,结合用人单位提交的资料,明确用人单位应当检查的项目和周期。

第十四条 在职业健康检查中,用人单位应当如实提供以下职业健康检查所需的相关资料,并承担检查费用:

(一)用人单位的基本情况;

(二)工作场所职业病危害因素种类及其接触人员名册、岗位(或工种)、接触时间;

(三)工作场所职业病危害因素定期检测等相关资料。

第十五条 职业健康检查的项目、周期按照《职业健康监护技术规范》(GBZ 188)执行,放射工作人员职业健康检查按照《放射工作人员职业健康监护技术规范》(GBZ 235)等规定执行。

第十六条 职业健康检查机构可以在执业登记机关管辖区域内或者省级卫生健康主管部门指定区域内开展外出职业健康检查。外出职业健康检查进行医学影像学检查和实验室检测,必须保证检查质量并满足放射防护和生物安全的管理要求。

第十七条 职业健康检查机构应当在职业健康检查结束之日起30个工作日内将职业健康检查结果,包括劳动者个人职业健康检查报告和用人单位职业健康检查总结报告,书面告知用人单位,用人单位应当将劳动者个人职业健康检查结果及职业健康检查机构的建议等情况书面告知劳动者。

第十八条 职业健康检查机构发现疑似职业病病人时,应当告知劳动者本人并及时通知用人单位,同时向所在地卫生健康主管部门报告。发现职业禁忌的,应当及时告知用人单位和劳动者。

第十九条 职业健康检查机构要依托现有的信息平台,加强职业健康检查的统计报告工作,逐步实现信息的互联互通和共享。

第二十条 职业健康检查机构应当建立职业健康检查档案。职业健康检查档案保存时间应当自劳动者最后一次职业健康检查结束之日起不少于15年。

职业健康检查档案应当包括下列材料：

（一）职业健康检查委托协议书；

（二）用人单位提供的相关资料；

（三）出具的职业健康检查结果总结报告和告知材料；

（四）其他有关材料。

第四章 监督管理

第二十一条 县级以上地方卫生健康主管部门应当加强对本辖区职业健康检查机构的监督管理。按照属地化管理原则，制定年度监督检查计划，做好职业健康检查机构的监督检查工作。监督检查主要内容包括：

（一）相关法律法规、标准的执行情况；

（二）按照备案的类别和项目开展职业健康检查工作的情况；

（三）外出职业健康检查工作情况；

（四）职业健康检查质量控制情况；

（五）职业健康检查结果、疑似职业病的报告与告知以及职业健康检查信息报告情况；

（六）职业健康检查档案管理情况等。

第二十二条 省级卫生健康主管部门应当对本辖区内的职业健康检查机构进行定期或者不定期抽查；设区的市级卫生健康主管部门每年应当至少组织一次对本辖区内职业健康检查机构的监督检查；县级卫生健康主管部门负责日常监督检查。

第二十三条 县级以上地方卫生健康主管部门监督检查时，有权查阅或者复制有关资料，职业健康检查机构应当予以配合。

第五章 法律责任

第二十四条 无《医疗机构执业许可证》擅自开展职业健康检查的，由县级以上地方卫生健康主管部门依据《医疗机构管理条例》第四十四条的规定进行处理。

第二十五条 职业健康检查机构有下列行为之一的，由县级以上地方卫生健康主管部门责令改正，给予警告，可以并处三万元以下罚款：

（一）未按规定备案开展职业健康检查的；

（二）未按规定告知疑似职业病的；

（三）出具虚假证明文件的。

第二十六条 职业健康检查机构未按照规定报告疑似职业病的，由县级以上地方卫生健康主管部门依据《职业病防治法》第七十四条的规定进行处理。

第二十七条 职业健康检查机构有下列行为之一的，由县级以上地方卫生健康主管部门给予警告，责令限期改正；逾期不改的，处以三万元以下罚款：

（一）未指定主检医师或者指定的主检医师未取得职业病诊断资格的；

（二）未按要求建立职业健康检查档案的；

（三）未履行职业健康检查信息报告义务的；

（四）未按照相关职业健康监护技术规范规定开展工作的；

（五）违反本办法其他有关规定的。

第二十八条 职业健康检查机构未按规定参加实验室比对或者职业健康检查质量考核工作，或者参加质量考核不合格未按要求整改仍开展职业健康检查工作的，由县级以上地方卫生健康主管部门给予警告，责令限期改正；逾期不改的，处以三万元以下罚款。

第六章 附 则

第二十九条 本办法自 2015 年 5 月 1 日起施行。2002 年 3 月 28 日原卫生部公布的《职业健康监护管理办法》同时废止。

职业病诊断与鉴定管理办法

（2021 年 1 月 4 日国家卫生健康委员会令第 6 号公布，自公布之日起施行）

第一章 总 则

第一条 为了规范职业病诊断与鉴定工作，加强职业病诊断与鉴定管理，根据《中华人民共和国职业病防治法》（以下简称《职业病防治法》），制定本办法。

第二条 职业病诊断与鉴定工作应当按照《职业病防治法》、本办法的有关规定及《职业病分类和目录》、国家职业病诊断标准进行，遵循科学、公正、及时、便捷的原则。

第三条 国家卫生健康委负责全国范围内职业病诊断与鉴定的监督管理工作，县级以上地方卫生健康主管部门依据职责负责本行政区域内职业病诊断与鉴定的监督管理工作。

省、自治区、直辖市卫生健康主管部门（以下简称省级卫生健康主管部门）应当结合本行政区域职业病防治工作实际和医疗卫生服务体系规划，充分利用现有医疗卫生资源，实现职业病诊断机构区域覆盖。

第四条 各地要加强职业病诊断机构能力建设，提供必要的保障条件，配备相关的人员、设备和工作经费，以满足职业病诊断工作的需要。

第五条 各地要加强职业病诊断与鉴定信息化建设，建立健全劳动者接触职业病危害、开展职业健康检查、进行职业病诊断与鉴定等全过程的信息化系统，不断提高职业病诊断与鉴定信息报告的准确性、及时性和有效性。

第六条 用人单位应当依法履行职业病诊断、鉴定的相关义务：

（一）及时安排职业病病人、疑似职业病病人进行诊治；

（二）如实提供职业病诊断、鉴定所需的资料；

（三）承担职业病诊断、鉴定的费用和疑似职业病病人在诊断、医学观察期间的费用；

（四）报告职业病和疑似职业病；

（五）《职业病防治法》规定的其他相关义务。

第二章 诊断机构

第七条 医疗卫生机构开展职业病诊断工作,应当在开展之日起十五个工作日内向省级卫生健康主管部门备案。

省级卫生健康主管部门应当自收到完整备案材料之日起十五个工作日内向社会公布备案的医疗卫生机构名单、地址、诊断项目(即《职业病分类和目录》中的职业病类别和病种)等相关信息。

第八条 医疗卫生机构开展职业病诊断工作应当具备下列条件:

(一)持有《医疗机构执业许可证》;

(二)具有相应的诊疗科目及与备案开展的诊断项目相适应的职业病诊断医师及相关医疗卫生技术人员;

(三)具有与备案开展的诊断项目相适应的场所和仪器、设备;

(四)具有健全的职业病诊断质量管理制度。

第九条 医疗卫生机构进行职业病诊断备案时,应当提交以下证明其符合本办法第八条规定条件的有关资料:

(一)《医疗机构执业许可证》原件、副本及复印件;

(二)职业病诊断医师资格等相关资料;

(三)相关的仪器设备清单;

(四)负责职业病信息报告人员名单;

(五)职业病诊断质量管理制度等相关资料。

第十条 职业病诊断机构对备案信息的真实性、准确性、合法性负责。

当备案信息发生变化时,应当自信息发生变化之日起十个工作日内向省级卫生健康主管部门提交变更信息。

第十一条 设区的市没有医疗卫生机构备案开展职业病诊断的,省级卫生健康主管部门应当根据职业病诊断工作的需要,指定符合本办法第八条规定条件的医疗卫生机构承担职业病诊断工作。

第十二条 职业病诊断机构的职责是:

(一)在备案的诊断项目范围内开展职业病诊断;

(二)及时向所在地卫生健康主管部门报告职业病;

(三)按照卫生健康主管部门要求报告职业病诊断工作情况;

(四)承担《职业病防治法》中规定的其他职责。

第十三条 职业病诊断机构依法独立行使诊断权,并对其作出的职业病诊断结论负责。

第十四条 职业病诊断机构应当建立和健全职业病诊断管理制度,加强职业病诊断医师等有关医疗卫生人员技术培训和政策、法律培训,并采取措施改善职业病诊断工作条件,提高职业病诊断服务质量和水平。

第十五条 职业病诊断机构应当公开职业病诊断程序和诊断项目范围,方便劳动者进行职业病诊断。

职业病诊断机构及其相关工作人员应当尊重、关心、爱护劳动者,保护劳动者的隐私。

第十六条 从事职业病诊断的医师应当具备下列条件,并取得省级卫生健康主管部门颁发的职业病诊断资格证书:

(一)具有医师执业证书;

(二)具有中级以上卫生专业技术职务任职资格;

(三)熟悉职业病防治法律法规和职业病诊断标准;

(四)从事职业病诊断、鉴定相关工作三年以上;

(五)按规定参加职业病诊断医师相应专业的培训,并考核合格。

省级卫生健康主管部门应当依据本办法的规定和国家卫生健康委制定的职业病诊断医师培训大纲,制定本行政区域职业病诊断医师培训考核办法并组织实施。

第十七条 职业病诊断医师应当依法在职业病诊断机构备案的诊断项目范围内从事职业病诊断工作,不得从事超出其职业病诊断资格范围的职业病诊断工作;职业病诊断医师应当按照有关规定参加职业卫生、放射卫生、职业医学等领域的继续医学教育。

第十八条 省级卫生健康主管部门应当加强本行政区域内职业病诊断机构的质量控制管理工作,组织开展职业病诊断机构质量控制评估。

职业病诊断质量控制规范和医疗卫生机构职业病报告规范另行制定。

第三章 诊　　断

第十九条 劳动者可以在用人单位所在地、本人户籍所在地或者经常居住地的职业病诊断机构进行职业病诊断。

第二十条 职业病诊断应当按照《职业病防治法》、本办法的有关规定及《职业病分类和目录》、国家职业病诊断标准,依据劳动者的职业史、职业病危害接触史和工作场所职业病危害因素情况、临床表现以及辅助检查结果等,进行综合分析。材料齐全的情况下,职业病诊断机构应当在收齐材料之日起三十日内作出诊断结论。

没有证据否定职业病危害因素与病人临床表现之间的必然联系的,应当诊断为职业病。

第二十一条 职业病诊断需要以下资料:

(一)劳动者职业史和职业病危害接触史(包括在岗时间、工种、岗位、接触的职业病危害因素名称等);

(二)劳动者职业健康检查结果;

(三)工作场所职业病危害因素检测结果;

(四)职业性放射性疾病诊断还需要个人剂量监测档案等资料。

第二十二条 劳动者依法要求进行职业病诊断的,职业病诊断机构不得拒绝劳动者进行职业病诊断的要求,并告知劳动者职业病诊断的程序和所需材料。劳动者应当填写《职业病诊断就诊登记表》,并提供本人掌握的职业病诊断有关资料。

第二十三条 职业病诊断机构进行职业病诊断时,应当书面通知劳动者所在的用人单位提供本办法第二十一条规定的职业病诊断资料,用人单位应当在接到通知后的十日内如实提供。

第二十四条　用人单位未在规定时间内提供职业病诊断所需要资料的,职业病诊断机构可以依法提请卫生健康主管部门督促用人单位提供。

第二十五条　劳动者对用人单位提供的工作场所职业病危害因素检测结果等资料有异议,或者因劳动者的用人单位解散、破产,无用人单位提供上述资料的,职业病诊断机构应当依法提请用人单位所在地卫生健康主管部门进行调查。

卫生健康主管部门应当自接到申请之日起三十日内对存在异议的资料或者工作场所职业病危害因素情况作出判定。

职业病诊断机构在卫生健康主管部门作出调查结论或者判定前应当中止职业病诊断。

第二十六条　职业病诊断机构需要了解工作场所职业病危害因素情况时,可以对工作场所进行现场调查,也可以依法提请卫生健康主管部门组织现场调查。卫生健康主管部门应当在接到申请之日起三十日内完成现场调查。

第二十七条　在确认劳动者职业史、职业病危害接触史时,当事人对劳动关系、工种、工作岗位或者在岗时间有争议的,职业病诊断机构应当告知当事人依法向用人单位所在地的劳动人事争议仲裁委员会申请仲裁。

第二十八条　经卫生健康主管部门督促,用人单位仍不提供工作场所职业病危害因素检测结果、职业健康监护档案等资料或者提供资料不全的,职业病诊断机构应当结合劳动者的临床表现、辅助检查结果和劳动者的职业史、职业病危害接触史,并参考劳动者自述或工友旁证资料、卫生健康等有关部门提供的日常监督检查信息等,作出职业病诊断结论。对于作出无职业病诊断结论的病人,可依据病人的临床表现以及辅助检查结果,作出疾病的诊断,提出相关医学意见或者建议。

第二十九条　职业病诊断机构可以根据诊断需要,聘请其他单位职业病诊断医师参加诊断。必要时,可以邀请相关专业专家提供咨询意见。

第三十条　职业病诊断机构作出职业病诊断结论后,应当出具职业病诊断证明书。职业病诊断证明书应当由参与诊断的取得职业病诊断资格的执业医师签署。

职业病诊断机构应当对职业病诊断医师签署的职业病诊断证明书进行审核,确认诊断的依据与结论符合有关法律法规、标准的要求,并在职业病诊断证明书上盖章。

职业病诊断证明书的书写应当符合相关标准的要求。

职业病诊断证明书一式五份,劳动者一份,用人单位所在地县级卫生健康主管部门一份,用人单位两份,诊断机构存档一份。

职业病诊断证明书应当于出具之日起十五日内由职业病诊断机构送达劳动者、用人单位及用人单位所在地县级卫生健康主管部门。

第三十一条　职业病诊断机构应当建立职业病诊断档案并永久保存,档案应当包括:

(一)职业病诊断证明书;

(二)职业病诊断记录;

（三）用人单位、劳动者和相关部门、机构提交的有关资料；

（四）临床检查与实验室检验等资料。

职业病诊断机构拟不再开展职业病诊断工作的，应当在拟停止开展职业病诊断工作的十五个工作日之前告知省级卫生健康主管部门和所在地县级卫生健康主管部门，妥善处理职业病诊断档案。

第三十二条 职业病诊断机构发现职业病病人或者疑似职业病病人时，应当及时向所在地县级卫生健康主管部门报告。职业病诊断机构应当在作出职业病诊断之日起十五日内通过职业病及健康危害因素监测信息系统进行信息报告，并确保报告信息的完整、真实和准确。

确诊为职业病的，职业病诊断机构可以根据需要，向卫生健康主管部门、用人单位提出专业建议；告知职业病病人依法享有的职业健康权益。

第三十三条 未承担职业病诊断工作的医疗卫生机构，在诊疗活动中发现劳动者的健康损害可能与其所从事的职业有关时，应及时告知劳动者到职业病诊断机构进行职业病诊断。

第四章 鉴 定

第三十四条 当事人对职业病诊断机构作出的职业病诊断有异议的，可以在接到职业病诊断证明书之日起三十日内，向作出诊断的职业病诊断机构所在地设区的市级卫生健康主管部门申请鉴定。

职业病诊断争议由设区的市级以上地方卫生健康主管部门根据当事人的申请组织职业病诊断鉴定委员会进行鉴定。

第三十五条 职业病鉴定实行两级鉴定制，设区的市级职业病诊断鉴定委员会负责职业病诊断争议的首次鉴定。

当事人对设区的市级职业病鉴定结论不服的，可以在接到诊断鉴定书之日起十五日内，向原鉴定组织所在地省级卫生健康主管部门申请再鉴定，省级鉴定为最终鉴定。

第三十六条 设区的市级以上地方卫生健康主管部门可以指定办事机构，具体承担职业病诊断鉴定的组织和日常性工作。职业病鉴定办事机构的职责是：

（一）接受当事人申请；

（二）组织当事人或者接受当事人委托抽取职业病诊断鉴定专家；

（三）组织职业病诊断鉴定会议，负责会议记录、职业病诊断鉴定相关文书的收发及其他事务性工作；

（四）建立并管理职业病诊断鉴定档案；

（五）报告职业病诊断鉴定相关信息；

（六）承担卫生健康主管部门委托的有关职业病诊断鉴定的工作。

职业病诊断机构不能作为职业病鉴定办事机构。

第三十七条 设区的市级以上地方卫生健康主管部门应当向社会公布本行政区域内依法承担职业病诊断鉴定工作的办事机构的名称、工作时间、地点、联系人、联系电话和鉴定工作程序。

第三十八条 省级卫生健康主管部门应当设立职业病诊断鉴定专家库（以下简称专家库），并根据实际工作需要及时调整其成员。专家库可以按照专业类别进行分组。

第三十九条 专家库应当以取得职业病诊断资格的不同专业类别的医师为主要成员，吸收临床相关学科、职业卫生、放射卫生、法律等相关专业的专家组成。专家应当具备下列条件：

（一）具有良好的业务素质和职业道德；

（二）具有相关专业的高级专业技术职务任职资格；

（三）熟悉职业病防治法律法规和职业病诊断标准；

（四）身体健康，能够胜任职业病诊断鉴定工作。

第四十条 参加职业病诊断鉴定的专家，应当由当事人或者由其委托的职业病鉴定办事机构从专家库中按照专业类别以随机抽取的方式确定。抽取的专家组成职业病诊断鉴定委员会（以下简称鉴定委员会）。

经当事人同意，职业病鉴定办事机构可以根据鉴定需要聘请本省、自治区、直辖市以外的相关专业专家作为鉴定委员会成员，并有表决权。

第四十一条 鉴定委员会人数为五人以上单数，其中相关专业职业病诊断医师应当为本次鉴定专家人数的半数以上。疑难病例应当增加鉴定委员会人数，充分听取意见。鉴定委员会设主任委员一名，由鉴定委员会成员推举产生。

职业病诊断鉴定会议由鉴定委员会主任委员主持。

第四十二条 参加职业病诊断鉴定的专家有下列情形之一的，应当回避：

（一）是职业病诊断鉴定当事人或者当事人近亲属的；

（二）已参加当事人职业病诊断或者首次鉴定的；

（三）与职业病诊断鉴定当事人有利害关系的；

（四）与职业病诊断鉴定当事人有其他关系，可能影响鉴定公正的。

第四十三条 当事人申请职业病诊断鉴定时，应当提供以下资料：

（一）职业病诊断鉴定申请书；

（二）职业病诊断证明书；

（三）申请省级鉴定的还应当提交市级职业病诊断鉴定书。

第四十四条 职业病鉴定办事机构应当自收到申请资料之日起五个工作日内完成资料审核，对资料齐全的发给受理通知书；资料不全的，应当当场或者在五个工作日内一次性告知当事人补充。资料补充齐全的，应当受理申请并组织鉴定。

职业病鉴定办事机构收到当事人鉴定申请之后，根据需要可以向原职业病诊断机构或者组织首次鉴定的办事机构调阅有关的诊断、鉴定资料。原职业病诊断机构或者组织首次鉴定的办事机构应当在接到通知之日起十日内提交。

职业病鉴定办事机构应当在受理鉴定申请之日起四十日内组织鉴定、形成鉴定结论，并出具职业病诊断鉴定书。

第四十五条 根据职业病诊断鉴定工作需要，职业病鉴定办事机构可以向有关单位调取与职业病诊断、鉴定有关的资料，有关单位应当如实、及时提供。

鉴定委员会应当听取当事人的陈述和申辩,必要时可以组织进行医学检查,医学检查应当在三十日内完成。

需要了解被鉴定人的工作场所职业病危害因素情况时,职业病鉴定办事机构根据鉴定委员会的意见可以组织对工作场所进行现场调查,或者依法提请卫生健康主管部门组织现场调查。现场调查应当在三十日内完成。

医学检查和现场调查时间不计算在职业病鉴定规定的期限内。

职业病诊断鉴定应当遵循客观、公正的原则,鉴定委员会进行职业病诊断鉴定时,可以邀请有关单位人员旁听职业病诊断鉴定会议。所有参与职业病诊断鉴定的人员应当依法保护当事人的个人隐私、商业秘密。

第四十六条 鉴定委员会应当认真审阅鉴定资料,依照有关规定和职业病诊断标准,经充分合议后,根据专业知识独立进行鉴定。在事实清楚的基础上,进行综合分析,作出鉴定结论,并制作职业病诊断鉴定书。

鉴定结论应当经鉴定委员会半数以上成员通过。

第四十七条 职业病诊断鉴定书应当包括以下内容:

(一)劳动者、用人单位的基本信息及鉴定事由;

(二)鉴定结论及其依据,鉴定为职业病的,应当注明职业病名称、程度(期别);

(三)鉴定时间。

诊断鉴定书加盖职业病鉴定委员会印章。

首次鉴定的职业病诊断鉴定书一式五份,劳动者、用人单位、用人单位所在地市级卫生健康主管部门、原诊断机构各一份,职业病鉴定办事机构存档一份;省级鉴定的职业病诊断鉴定书一式六份,劳动者、用人单位、用人单位所在地省级卫生健康主管部门、原诊断机构、首次职业病鉴定办事机构各一份,省级职业病鉴定办事机构存档一份。

职业病诊断鉴定书的格式由国家卫生健康委员会统一规定。

第四十八条 职业病鉴定办事机构出具职业病诊断鉴定书后,应当于出具之日起十日内送达当事人,并在出具职业病诊断鉴定书后的十日内将职业病诊断鉴定书等有关信息告知原职业病诊断机构或者首次职业病鉴定办事机构,并通过职业病及健康危害因素监测信息系统报告职业病鉴定相关信息。

第四十九条 职业病鉴定结论与职业病诊断结论或者首次职业病鉴定结论不一致的,职业病鉴定办事机构应当在出具职业病诊断鉴定书后十日内向相关卫生健康主管部门报告。

第五十条 职业病鉴定办事机构应当如实记录职业病诊断鉴定过程,内容应当包括:

(一)鉴定委员会的专家组成;

(二)鉴定时间;

(三)鉴定所用资料;

(四)鉴定专家的发言及其鉴定意见;

(五)表决情况;

（六）经鉴定专家签字的鉴定结论。

有当事人陈述和申辩的，应当如实记录。

鉴定结束后，鉴定记录应当随同职业病诊断鉴定书一并由职业病鉴定办事机构存档，永久保存。

第五章 监督管理

第五十一条 县级以上地方卫生健康主管部门应当定期对职业病诊断机构进行监督检查，检查内容包括：

（一）法律法规、标准的执行情况；

（二）规章制度建立情况；

（三）备案的职业病诊断信息真实性情况；

（四）按照备案的诊断项目开展职业病诊断工作情况；

（五）开展职业病诊断质量控制、参加质量控制评估及整改情况；

（六）人员、岗位职责落实和培训情况；

（七）职业病报告情况。

第五十二条 设区的市级以上地方卫生健康主管部门应当加强对职业病鉴定办事机构的监督管理，对职业病鉴定工作程序、制度落实情况及职业病报告等相关工作情况进行监督检查。

第五十三条 县级以上地方卫生健康主管部门监督检查时，有权查阅或者复制有关资料，职业病诊断机构应当予以配合。

第六章 法律责任

第五十四条 医疗卫生机构未按照规定备案开展职业病诊断的，由县级以上地方卫生健康主管部门责令改正，给予警告，可以并处三万元以下罚款。

第五十五条 职业病诊断机构有下列行为之一的，其作出的职业病诊断无效，由县级以上地方卫生健康主管部门按照《职业病防治法》的第八十条的规定进行处理：

（一）超出诊疗项目登记范围从事职业病诊断的；

（二）不按照《职业病防治法》规定履行法定职责的；

（三）出具虚假证明文件的。

第五十六条 职业病诊断机构未按照规定报告职业病、疑似职业病的，由县级以上地方卫生健康主管部门按照《职业病防治法》第七十四条的规定进行处理。

第五十七条 职业病诊断机构违反本办法规定，有下列情形之一的，由县级以上地方卫生健康主管部门责令限期改正；逾期不改的，给予警告，并可以根据情节轻重处以三万元以下罚款：

（一）未建立职业病诊断管理制度的；

（二）未按照规定向劳动者公开职业病诊断程序的；

（三）泄露劳动者涉及个人隐私的有关信息、资料的；

（四）未按照规定参加质量控制评估，或者质量控制评估不合格且未按要求整改的；

（五）拒不配合卫生健康主管部门监督检查的。

第五十八条　职业病诊断鉴定委员会组成人员收受职业病诊断争议当事人的财物或者其他好处的，由省级卫生健康主管部门按照《职业病防治法》第八十一条的规定进行处理。

第五十九条　县级以上地方卫生健康主管部门及其工作人员未依法履行职责，按照《职业病防治法》第八十三条第二款规定进行处理。

第六十条　用人单位有下列行为之一的，由县级以上地方卫生健康主管部门按照《职业病防治法》第七十二条规定进行处理：

（一）未按照规定安排职业病病人、疑似职业病病人进行诊治的；

（二）拒不提供职业病诊断、鉴定所需资料的；

（三）未按照规定承担职业病诊断、鉴定费用。

第六十一条　用人单位未按照规定报告职业病、疑似职业病的，由县级以上地方卫生健康主管部门按照《职业病防治法》第七十四条规定进行处理。

第七章　附　则

第六十二条　本办法所称"证据"，包括疾病的证据、接触职业病危害因素的证据，以及用于判定疾病与接触职业病危害因素之间因果关系的证据。

第六十三条　本办法自公布之日起施行。原卫生部2013年2月19日公布的《职业病诊断与鉴定管理办法》同时废止。

《工伤保险条例》对劳动者职业健康保护的规定

《工伤保险条例》对劳动者职业健康保护主要有如下规定：

第四条　用人单位应当将参加工伤保险的有关情况在本单位内公示。用人单位和职工应当遵守有关安全生产和职业病防治的法律法规，执行安全卫生规程和标准，预防工伤事故发生，避免和减少职业病危害。职工发生工伤时，用人单位应当采取措施使工伤职工得到及时救治。

第十条　用人单位应当按时缴纳工伤保险费。职工个人不缴纳工伤保险费。

第十四条　职工有下列情形之一的，应当认定为工伤：

（一）在工作时间和工作场所内，因工作原因受到事故伤害的；

（二）工作时间前后在工作场所内，从事与工作有关的预备性或者收尾性工作受到事故伤害的；

（三）在工作时间和工作场所内，因履行工作职责受到暴力等意外伤害的；

（四）患职业病的；

（五）因工外出期间，由于工作原因受到伤害或者发生事故下落不明的；

（六）在上下班途中，受到非本人主要责任的交通事故或者城市轨道交通、客运轮渡、火车事故伤害的；

（七）法律、行政法规规定应当认定为工伤的其他情形。

第十五条 职工有下列情形之一的,视同工伤:

(一)在工作时间和工作岗位,突发疾病死亡或者在48小时之内经抢救无效死亡的;

(二)在抢险救灾等维护国家利益、公共利益活动中受到伤害的;

(三)职工原在军队服役,因战、因公负伤致残,已取得革命伤残军人证,到用人单位后旧伤复发的。

职工有前款第(一)项、第(二)项情形的,按照本条例的有关规定享受工伤保险待遇;职工有前款第(三)项情形的,按照本条例的有关规定享受除一次性伤残补助金以外的工伤保险待遇。

第三十条 职工因工作遭受事故伤害或者患职业病进行治疗,享受工伤医疗待遇。

第三十三条 职工因工作遭受事故伤害或者患职业病需要暂停工作接受工伤医疗的,在停工留薪期内,原工资福利待遇不变,由所在单位按月支付。

国家职业病防治规划(2021—2025年)

(国卫职健发〔2021〕39号)

为贯彻落实党中央、国务院关于加强职业健康工作的决策部署,根据《中华人民共和国职业病防治法》《中华人民共和国基本医疗卫生与健康促进法》等法律法规以及《中华人民共和国国民经济和社会发展第十四个五年规划和2035年远景目标纲要》《"健康中国2030"规划纲要》和《健康中国行动(2019—2030年)》等文件要求,制定本规划。

一、职业健康现状和问题

职业健康是健康中国建设的重要基础和组成部分,事关广大劳动者健康福祉与经济发展和社会稳定大局。党中央、国务院高度重视职业健康工作。《国家职业病防治规划(2016—2020年)》实施以来,各地区、各有关部门和单位认真贯彻落实习近平总书记关于职业病防治工作的重要指示批示精神,贯彻落实党中央、国务院关于职业健康工作的一系列决策部署,深入实施健康中国行动,大力推进尘肺病防治攻坚行动,源头治理力度进一步加大,防治服务能力显著增强,职业病及危害因素监测范围逐步扩大,救治救助和工伤保险保障水平不断提高,职业病防治法规标准体系不断完善,劳动者的职业健康权益得到进一步保障。

随着健康中国战略的全面实施和平安中国建设不断深入,保障劳动者健康面临新的形势和要求:一是新旧职业病危害日益交织叠加,职业病和工作相关疾病防控难度加大,工作压力、肌肉骨骼疾患等问题凸显,新型冠状病毒肺炎等传染病对职业健康带来新的挑战;二是职业健康管理和服务人群、领域不断扩展,劳动者日益增长的职业健康需求与职业健康工作发展不平衡不充分的矛盾突出;三是职业病防治支撑服务和保障能力亟待加强,职业健康信息化建设滞后,职业健康专业人才缺乏,职业健康监管和服务保障能力不适应高质量发展的新要求;四是职业健康基础需要进一步夯实,部分地方政府监管责任和用人单位主体责任落实不到位,中小微型企业职业健康管理基础薄弱,一些用人单位工作场所粉尘、化学毒物、噪声等危害因素超标严重,劳动者职业健康权益保障存在薄弱环节。

二、总体要求

(一)指导思想。

以习近平新时代中国特色社会主义思想为指导,全面贯彻党的十九大和十九届二中、三中、四中、五中、六中全会精神,深入实施职业健康保护行动,落实"防、治、管、教、建"五字策略,强化政府、部门、用人单位和劳动者个人四方责任,进一步夯实职业健康工作基础,全面提升职业健康工作质量和水平。

(二)基本原则。

坚持预防为主,防治结合。强化职业病危害源头防控,督促和引导用人单位采取工程技术和管理等措施,不断改善工作场所劳动条件。建立健全职业病防治技术支撑体系,提升工程防护、监测评估、诊断救治能力。

坚持突出重点,精准防控。聚焦职业病危害严重的行业领域,深化尘肺病防治攻坚行动,持续推进粉尘、化学毒物、噪声和辐射等危害治理,强化职业病及危害因素监测评估,实现精准防控。

坚持改革创新,综合施策。深化法定职业病防控,开展工作相关疾病预防,推进职业人群健康促进,综合运用法律、行政、经济、信用等政策工具,健全工作机制,为职业健康工作提供有力保障。

坚持依法防治,落实责任。完善职业健康法律法规和标准规范,加强监管队伍建设,提升监管执法能力。落实地方政府领导责任、部门监管责任、用人单位主体责任和劳动者个人责任,合力推进职业健康工作。

(三)规划目标。

到2025年,职业健康治理体系更加完善,职业病危害状况明显好转,工作场所劳动条件显著改善,劳动用工和劳动工时管理进一步规范,尘肺病等重点职业病得到有效控制,职业健康服务能力和保障水平不断提升,全社会职业健康意识显著增强,劳动者健康水平进一步提高。

"十四五"职业病防治主要指标

	指标名称	目标值
(1)	工伤保险参保人数	稳步提升
(2)	工业企业职业病危害项目申报率	≥90%
(3)	工作场所职业病危害因素监测合格率	≥85%
(4)	非医疗放射工作人员个人剂量监测率	≥90%
(5)	重点人群职业健康知识知晓率	≥85%
(6)	尘肺病患者集中乡镇康复服务覆盖率	≥90%

续表

指标名称		目标值
(7)	职业卫生违法案件查处率	100%
(8)	依托现有医疗资源,省级设立职业病防治院所	100%
(9)	省级至少确定一家机构承担粉尘、化学毒物、噪声、辐射等职业病危害工程防护技术指导工作	100%
(10)	设区的市至少确定1家公立医疗卫生机构承担职业病诊断工作	100%
(11)	县区至少确定1家公立医疗卫生机构承担职业健康检查工作	95%

三、主要任务

（一）深化源头预防,改善工作场所劳动条件。

落实新发展理念,在行业规划、标准规范、技术改造、产业转型升级、中小微企业帮扶等方面统筹考虑职业健康工作,促进企业提高职业健康工作水平。强化用人单位主体责任,严格落实职业病危害项目申报、建设项目职业病防护设施"三同时"、职业病危害因素检测评价、劳动者职业健康检查和健康培训等制度。以粉尘、化学毒物、噪声和辐射等职业病危害严重的行业领域为重点,持续开展职业病危害因素监测和专项治理。建立中小微型企业职业健康帮扶机制,完善职业病防护设施,改善工作场所劳动条件。加强职业活动中新兴危害的辨识评估和防控,开展工作压力、肌肉骨骼系统疾患等防治工作。

专栏1　中小微型企业职业健康帮扶行动

行动目标:在矿山、建材、冶金、化工、建筑等重点行业领域开展职业健康帮扶行动,推动中小微型企业规范职业健康管理,提升职业健康管理水平。

行动内容:

1. 以防治粉尘、化学毒物、噪声和辐射危害等为重点,开展中小微型企业职业健康帮扶活动。

2. 探索中小微型企业帮扶模式,总结帮扶中小微型企业的有效做法,如:中小微型企业职业健康托管式服务,以"企业＋托管服务单位＋卫生监管部门"的联动方式开展职业健康管理和监督执法工作,通过"一企一策"方案帮扶企业;以政府购买服务方式,开展中小微型企业工作场所职业病危害因素检测和职业健康检查工作,或聘请专家团队、技术支撑机构对企业进行精准指导和定点帮扶等。

预期产出:开发中小微型企业职业健康管理辅助工具,总结推广中小微型企业帮扶经验和模式,提升中小微型企业职业病防治工作水平。

（二）严格监管执法,提高职业健康监管效率。

加强职业病危害项目申报、建设项目职业病防护设施"三同时"、职业病危害检测评价和职业健康检查等重点制度落实情况的监督执法。建立健全以"双随机、一公开"为基本手段的监管机制,推进分类分级监督执法,探索建立互联网＋监督执法、现场执法与非现场执法相结合、部门联合双随机抽查的监管模式。规范用人单位劳动用工,加强劳动合同、工作时间、工伤保险等监督管理。继续在重点行业中推行集体协商和签订劳动安全卫生专项集体合同,督促用人单位和劳动者认真履行防治责任。落实平安中国建设要求,加强工矿商贸、建筑施工、核与辐射等行业领域安全监管,统筹推进职业病防治工作,督促指导中央企业率先依法落实职业病防治责任。依托国家企业信用信息公示系统,完善职业健康不良信用记录及失信惩戒机制。畅通投诉举报渠道,鼓励社会监督,提升监管和执法效能。按照监管任务与监管力量相匹配的原则,加强职业卫生执法队伍和执法协助人员队伍建设,配备必要的执法装备和交通工具,加大培训力度,提升业务水平。

(三)强化救治措施,提升职业病患者保障水平。

加强职业病及危害因素监测,完善监测政策和监测体系,扩大监测范围,开展风险评估,提高预警能力。按照"省市诊断、省市县救治、基层康复"的原则,依托现有的医疗卫生机构建立健全职业病诊断救治康复网络,建立健全职业健康检查和职业病诊断基础数据库,规范职业病诊断医师管理,建立职业病救治专家队伍,加大临床诊疗康复技术和药物研发力度。持续实施尘肺病等重点职业病工伤保险扩面专项行动,将尘肺病等职业病严重的重点行业职工依法纳入工伤保险保障范围。探索建立工作相关疾病多元化筹资保障体系,逐步将相关职业人群纳入保障范畴,做好各相关保障制度的有效衔接,按规定做好相应保障工作。实施尘肺病筛查与随访,加强尘肺病等患者的救治救助,推进医疗、医保、医药联动。落实属地责任,对无法明确责任主体的尘肺病患者,依法开展法律援助,按规定落实医疗救治、生活救助等政策,减轻患者医疗与生活负担。将符合条件的职业病患者家庭及时纳入最低生活保障范围,对遭遇突发性、紧迫性、临时性基本生活困难的,按规定及时给予临时救助。

(四)推动健康企业建设,提升职业人群健康水平。

把健康企业纳入健康城市健康村镇建设的总体部署,大力推进健康企业建设。鼓励用人单位建立完善与劳动者健康相关的各项规章制度,建设整洁卫生、绿色环保的健康环境,开展健康知识普及,完善职业健康监护、传染病和慢病防控、心理健康辅导等健康服务,营造积极向上、和谐包容的健康文化,建成一批健康企业。鼓励矿山、冶金、化工、建材、建筑施工、交通运输、环境卫生管理等行业和医疗卫生、学校等单位,率先开展"职业健康达人"评定活动,进行重点人群职业健康素养监测与干预,有效提升劳动者健康意识和健康素养。

(五)加强人才培养,强化技术支撑体系建设。

加大职业健康检测评价、工程防护、诊断救治等技术人才培养力度,建立健全人才培养和激励机制。建立职业健康专家库,完善专家工作机制,充分发挥专家作用。鼓励和支持高等院校、职业院校加强职业健康相关学科专业建设,将职业健康教育内容纳入相关课程,鼓励临床医学专业普及职业医学知识。健全以职业病监测评估、职业病危害工程防护、职业病诊断救治为主体的职业病防治技术支撑体系。以疾病预防控制机构、职业病防治院(所、中心)为主干,完善"国家、省、市、县"四级职业病及危害因素监测与风险评估技术支撑网络。充分利用卫生健康系统内外技术资源,构建"国家—行业(领域)—省"的职业病危害工程防护技术支撑网络。充分发挥职业病专科医院、综合医院的作用,构建"国家—省—市"并向重点县区、乡镇延伸的职业病诊断救治技术支撑网络。推进各级各类技术支撑机构基础设施、技术装备、人才队伍和信息化等达标建设，强化质量控制，提升技术支撑能力。

专栏 2　职业病防治技术支撑体系建设

建设目标：加快职业病防治技术支撑体系建设，健全完善国家、省、市、县四级并向乡镇延伸的职业病防治技术支撑体系。

建设内容：

1. 推进职业健康国家医学中心和区域医疗中心建设。
2. 依托国家医学中心和区域医疗中心，加强职业病诊疗技术研究和能力建设。
3. 加强国家、省、市、县职业病及危害因素监测机构监测与风险评估能力建设，市级公立职业病诊断机构和县级公立职业健康检查机构能力建设，职业性化学中毒与核辐射救治基地能力建设。
4. 实现省级职业病防治院全覆盖，持续提升防治能力。依托现有医疗卫生机构，提升地市级、县区级职业病防治机构的预防控制、诊断治疗和康复能力。

预期产出：职业病监测评估、职业病危害工程防护、职业病诊断救治三大技术支撑网络基本建成，技术支撑能力进一步提升，达到《国家卫生健康委关于加强职业病防治技术支撑体系建设的指导意见》（国卫职健发〔2020〕5 号）要求。

（六）推动科技创新，引领职业健康高质量发展。

推动将职业健康关键技术、重大项目纳入国家和地方科技计划。围绕重点职业病和肌肉骨骼疾患、工作压力等突出职业健康损害的防治问题，开展前沿基础性研究和早期筛查、干预及诊疗康复关键技术研究；围绕职业病危害工程防护和治理，开展尘毒危害和生产性噪声监测与防护关键技术及装备研究，职业中毒监测预警、防控和应急救治关键技术和装备研究，辐射危害监测、防控技术与装备研究，大型核与辐射事故早期精准识别与救援关键技术装备研究，形成一批先进技术成果，并推进示范应用及推广。推进高等院校、科研院所、企业和职业病防治技术支撑机构合作共建，深化产学研融合，尽快突破急需急用技术的"瓶颈"。加强职业健康国际交流合作，学习借鉴先进经验和技术，提升我国职业健康监管和职业病防治工作水平。

专栏 3　职业健康科技创新重点任务

目标：在职业病和工作相关疾病理论研究、职业病危害治理技术与装备研发、职业病治疗康复和诊断鉴定技术等方面取得突破，提升职业病和工作相关疾病防控水平。

内容：

1. 以严重职业性呼吸系统疾病、职业性肿瘤、放射性疾病及职业性肌肉骨骼疾患和工作压力等为重点，开展职业健康损害发生机制研究。
2. 以尘毒危害和放射性危害为重点，研发职业病危害快速检测、在线监测等技术；开展重大职业病风险综合评估、预测预警和控制技术与装备研究。
3. 开展重点职业病诊疗、康复技术研究，研发职业病诊疗救治的新技术、新装备；研发现代信息化智能化诊疗技术装备，整合现有资源，形成集远程医疗指导、职业健康检查、职业病诊疗等功能于一体的职业健康监护与诊疗救治平台；开展职业病患者疾病评估、分级诊治、康复评估等标准化研究。
4. 开展职业病危害损失的经济学评价研究，开展工作相关疾病的疾病负担评估研究。
5. 以粉尘、化学毒物、噪声、辐射等危害严重的行业领域为重点，研发降尘、噪声控制、防毒和毒物净化、辐射防护等技术装备。

预期产出：制定工作相关疾病防治技术指南，以及重点行业职业健康保护技术指南；推广应用职业病危害监测评估及防护技术装备、职业病诊疗康复技术装备和人工智能辅助诊断技术。

（七）推进信息化建设，提升职业健康管理效能。

将职业健康信息化工作纳入全民健康保障信息化工程，推进业务融合、数据融合，实现跨层级、跨地域、跨部门的协同管理和服务。完善全国一体化的职业健康信息管理平台，充分整合现有系统和数据资源，实现职业病危害项目申报、职业病及危害因素监测、职业卫生检测评价、职业健康检查、职业病诊断与报告、职业卫生监督执法、应急救援等信息的互联互通。加强与发展改革、工业和信息化、民政、人力资源社会保障、生态环境、住房城乡建设、应急、税务、市场监管、医保等部门间信息共享，推动实现职业健康相关信息的协调联动。按照便民利企、优化服务的要求，大力实施"互联网＋职业健康服务"。规范职业健康信息管理，保障数据安全。强化数据统计与分析，充分发挥数据在职业健康监管决策中的作用。

专栏4　全国职业健康管理信息平台建设

建设目标：基本建成覆盖国家、省、市、县的职业健康管理"一张网"，实现职业健康信息的上下联动、横向联通和动态管理，不断提高职业病危害风险监测预警、智能决策的支持能力。

建设原则：坚持统一规划、统一标准，坚持业务引导、功能完备，坚持汇聚信息、共建共享，坚持安全规范、兼容拓展。

建设内容：

1. 依托国家全民健康信息平台，完善全国职业健康管理信息平台，构建全国用人单位职业健康基础数据库，加强职业健康数据综合分析和预警与决策支持软硬件建设，建成职业健康预警与决策支持中心。

2. 建成用人单位职业健康信息管理、职业病危害风险预警与决策支持、职业健康监护与诊断管理、职业健康技术服务、职业健康科普宣教培训和职业卫生监督执法等关键业务系统，实现各系统之间的互联互通。

3. 研究形成职业健康信息平台总体框架标准、职业健康信息分类与编码规范、职业健康系统数据库设计规范等指导全国职业健康信息化建设的系列标准规范，开展信息化建设试点。

预期产出：建成全国职业健康管理综合信息平台及用人单位职业健康管理、职业健康决策支持等关键业务系统；构建用人单位职业健康基础数据库；形成职业健康信息化建设系列标准规范。

（八）加强宣教培训，增强全社会职业健康意识。

持续开展《职业病防治法》宣传周等活动，大力开展职业健康教育和健康促进活动，在全社会营造关心关注职业健康的文化氛围。推进将职业健康教育纳入国民教育体系，组织开展职业健康知识进企业、机构和学校等活动，普及职业健康知识，倡导健康工作方式。推动建立职业健康科普知识库。实施职业健康培训工程，加强用人单位主要负责人、职业健康管理人员培训工作，指导和督促用人单位做好接触职业病危害劳动者全员培训。推动有条件的地区或用人单位建设职业健康体验场馆，不断提升重点人群职业健康知识知晓率。

四、保障措施

（一）加强组织领导，压实工作责任

各地区要把职业健康工作纳入本地区国民经济和社会发展总体规划和民生工程，制定和实施职业病防治规划。建立健全职业健康工作目标和责任考核制度，推动将职业健康有关指标纳入对地方各级政府考核指标体系。充分发挥职业病防治工作联席会议机制作用，落实卫生健康、发展改革、教育、科技、工业和信息化、民政、财政、人力资源社会保障、生态环境、住房城乡建设、应急、国资委、市场监管、医疗保障、矿山安全监察、总工会等部门和单位责任，加强联防联控，形成工作合力。

（二）健全法律法规，强化政策融合

完善职业健康法律法规体系，推动修订《职业病防治法》和《职业病分类和目录》，推进工作相关疾病预防，进一步加强职业卫生和放射卫生标准建设。各地区要结合实际推动建立健全职业病防治地方性法规规章，把职业健康工作纳入深化医疗改革、全民健康保障工程等工作，统一规划、统一部署、协同推进和实施。综合运用金融、社保等政策措施，通过项目核准、政策支持、资金保障和费率浮动等，调动用人单位做好职业健康工作的积极性。

（三）做好经费保障，确保任务完成。

各地区要强化职业健康经费保障，建立多元化的防治资金筹措机制，鼓励和引导社会资本投入职业病防治领域。要加强资金使用情况考核，提高资金使用效率，确保主要任务和重大工程按计划顺利完成。

（四）加强督查评估，确保规划落实。

各地区要结合本规划，研究制定本地区职业病防治规划，明确职业病防治工作目标、主要任务和保障措施。职业病防治工作部际联席会议办公室将适时组织有关成员单位开展规划实施情况专项督查，2023年和2025年分别开展中期和末期考核评估，确保规划目标和任务按进度完成。

关于推进健康企业建设的通知
（全爱卫办发〔2019〕3号）

各省、自治区、直辖市及新疆生产建设兵团爱卫办、卫生健康委、工信委（经信委、厅）、生态环境厅（局）、工会、团委、妇联，中国疾病预防控制中心：

为贯彻党的十九大和十九届二中、三中全会及全国卫生与健康大会精神，落实《中华人民共和国职业病防治法》《"健康中国2030"规划纲要》《关于实施健康中国行动的意见》《关于开展健康城市健康村镇建设的指导意见》等要求，深入开展健康城市健康村镇建设，促进健康"细胞"建设广泛开展，我们组织制定了《健康企业建设规范（试行）》，现印发给你们，请结合实际参照执行。同时，就做好有关工作提出如下要求：

一、加强组织领导

健康企业建设坚持党委政府领导、部门统筹协调、企业负责、专业机构指导、全员共建共享的指导方针，按照属地化管理、自愿参与的原则，面向全国各级各类企业开展，具体管理办法由各省级爱卫会结合本地实际研究制订。地方各级爱卫会要充分发挥政府议事协调机构的统筹协调作用，把健康企业建设纳入健康城市健康村镇建设的总体部署，确定推进本地健康企业建设的具体工作举措，明确有关部门职责分工，加强协调配合，形成工作合力。各级爱卫会办公室具体承担好部门协调、信息沟通、指导检查等工作。卫生健康部门负责做好卫生与健康服务技术指导，开展职业病防治和职业健康有关工作,加强健康教育和健康知识普及。工业和信息化部门要发挥行业管理作用,促进企业积极参与。生态环境部门负责监督管理影响劳动者健康的生态环境问题。工会要积极配合有关部门,宣传健康企业理念,倡导劳动者积极参与,维护劳动者相关权益,促进健康文化,和谐劳动关系。共青团、妇联要维护好团员、青年和妇女等劳动者的健康权益。

二、强化技术支撑

各地要充分发挥专业技术机构和专家作用,为健康企业建设的政策制定、标准研制、师资培训、考核评估、经验总结等提供专业技术支撑。全国爱卫办委托中国疾病预防控制中心职业卫生与中毒控制所作为全国健康企业建设技术指导单位。各地要结合实际,委托符合条件的专业技术机构承担健康企业建设的技术指导工作,参照《健康企业建设规范(试行)》要求,定期对建设效果进行评估,不断完善健康企业建设的举措。

三、广泛宣传动员

各地爱卫办要会同有关部门,充分利用电视、报纸等传统媒体和微博、微信等新媒体,加强对健康企业建设工作的政策宣传,对健康企业建设的好做法、好经验进行总结和报道,推动全社会关心、关注、支持健康企业建设。全国爱卫办将会同有关部门,对各地健康企业建设的示范典型进行经验推广和交流,带动全国健康企业建设工作全面深入开展。

附件:健康企业建设规范(试行)

全国爱卫办　国家卫生健康委　工业和信息化部
生态环境部　全国总工会　共青团中央全国妇联
2019 年 10 月 21 日

健康企业建设规范(试行)

健康企业是健康"细胞"的重要组成之一,通过不断完善企业管理制度,有效改善企业环境,提升健康管理和服务水平,打造企业健康文化,满足企业员工健康需求,实现企业建设与人的健康协调发展。健康企业建设坚持党委政府领导、部门统筹协调、企业负责、专业机构指导、全员共建共享的指导方针,按照属地化管理、自愿参与的原则,面向全国各级各类企业开展。

第一章　建立健全管理制度

第一条　企业成立健康企业建设工作领导小组。制定健康企业工作计划,明确部门职责并设专兼职人员负责健康企业建设工作。鼓励企业设立健康企业建设专项工作经费,专款专用。

第二条　结合企业性质、作业内容、劳动者健康需求和健康影响因素等,建立完善与劳动者健康相关的各项规章制度,如劳动用工制度、职业病防治制度、建设项目职业病防护设施"三同时"管理制度、定期体检制度、健康促进与教育制度等。保障各项法律法规、标准规范的贯彻执行。

第三条 规范企业劳动用工管理,依法与劳动者签订劳动合同,明确劳动条件、劳动保护和职业病危害防护措施等内容,按时足额缴纳工伤保险保费。鼓励企业为员工投保大病保险。

第四条 完善政府、工会、企业共同参与的协商协调机制,构建和谐劳动关系。采取多种措施,发动员工积极参与健康企业建设。

第二章 建设健康环境

第五条 完善企业基础设施,按照有关标准和要求,为劳动者提供布局合理、设施完善、整洁卫生、绿色环保、舒适优美和人性化的工作生产环境,无卫生死角。

第六条 废气、废水、固体废物排放和贮存、运输、处理符合国家、地方相关标准和要求。

第七条 开展病媒生物防制,鼠、蚊、蝇、蟑螂等病媒生物密度得到有效控制,符合国家卫生标准和要求。

第八条 工作及作业环境、设备设施应当符合工效学要求和健康需求。工作场所采光、照明、通风、保温、隔热、隔声、污染物控制等方面符合国家、地方相关标准和要求。

第九条 全面开展控烟工作,打造无烟环境。积极推动室内工作场所及公共场所等全面禁烟,设置显著标识,企业内无烟草广告和促销。

第十条 加强水质卫生管理,确保生活饮用水安全。

第十一条 企业内部设置的食堂应当符合《食品安全法》相关规定要求,达到食品安全管理等级 B 级以上;未设置食堂的,就餐场所不能与存在职业性有害因素的工作场所相毗邻,并应当设置足够数量的洗手设施。

第十二条 厕所设置布局合理、管理规范、干净整洁。

第十三条 落实建设项目职业病防护设施"三同时"(同时设计、同时施工、同时投入生产和使用)制度,做好职业病危害预评价、职业病防护设施设计及竣工验收、职业病危害控制效果评价。

第三章 提供健康管理与服务

第十四条 鼓励依据有关标准设立医务室、紧急救援站等,配备急救箱等设备。企业要为员工提供免费测量血压、体重、腰围等健康指标的场所和设施。

第十五条 建立企业全员健康管理服务体系,建立健康检查制度,制定员工年度健康检查计划,建立员工健康档案。设立健康指导人员或委托属地医疗卫生机构开展员工健康评估。

第十六条 根据健康评估结果,实施人群分类健康管理和指导,降低职业病及肥胖、高血压、糖尿病、高脂血症等慢性病患病风险。

第十七条 制订防控传染病、食源性疾病等健康危害事件的应急预案,采取切实可行措施,防止疾病传播流行。

第十八条 鼓励设立心理健康辅导室。制订并实施员工心理援助计划,提供心理评估、心理咨询、教育培训等服务。

第十九条 组织开展适合不同工作场所或工作方式特点的健身活动。完善员工健身场地及设施,开展工间操、眼保健操等工作期间劳逸结合的健康运动。

第二十条 落实《女职工劳动保护特别规定》,加强对怀孕和哺乳期女职工的关爱和照顾。积极开展婚前、孕前和孕期保健,避免孕前、孕期、哺乳期妇女接触有毒有害物质和放射线。将妇科和乳腺检查项目纳入女职工健康检查。企业应当根据女职工的需要按规定建立女职工卫生室、孕妇休息室、哺乳室、母婴室等设施。

第二十一条 企业主要负责人和职业卫生管理人员应当遵守职业病防治法律、法规,依法组织本单位的职业病防治工作。建立健全职业卫生管理制度、操作规程、职业卫生档案和工作场所职业病危害因素监测及评价制度,实施工作场所职业病危害因素日常监测和定期检测、评价。

第二十二条 对存在或者产生职业病危害的工作场所设置警示标识和中文警示说明。对产生严重职业病危害的工作岗位,应当设置职业病危害告知卡。对可能导致急性职业损伤的有毒、有害工作场所,应当设置报警装置,配置现场急救用品、冲洗设备、应急撤离通道和必要的泄险区。建立、健全职业病危害事故应急救援预案。

第二十三条 建立完善职业健康监护制度,对从事接触职业病危害作业的劳动者进行上岗前、在岗期间和离岗时的职业健康检查。规范建立职业健康监护档案并定期评估,配合做好职业病诊断与鉴定工作。妥善安置有职业禁忌、职业相关健康损害和患有职业病的员工,保护其合法权益。依法依规安排职业病病人进行治疗、康复和定期检查。对从事接触职业病危害的作业的劳动者,给予适当岗位津贴。

第二十四条 优先采用有利于防治职业病和保护劳动者健康的新技术、新工艺、新设备、新材料,逐步替代职业病危害严重的技术、工艺、设备、材料。

第二十五条 企业主要负责人、职业卫生管理人员接受职业卫生培训。对劳动者进行上岗前的职业卫生培训和在岗期间的定期职业卫生培训,普及职业卫生知识,增强职业病防范意识和能力。

第四章 营造健康文化

第二十六条 通过多种传播方式,广泛开展健康知识普及,倡导企业员工主动践行合理膳食、适量运动、戒烟限酒等健康生活方式。积极传播健康先进理念和文化,鼓励员工率先树立健康形象,鼓励评选"健康达人",并给予奖励。

第二十七条 定期组织开展传染病、慢性病和职业病防治及心理健康等内容的健康教育活动,提高员工健康素养。

第二十八条 定期对食堂管理和从业人员开展营养、平衡膳食和食品安全相关培训。

第二十九条 关爱员工身心健康,构建和谐、平等、信任、宽容的人文环境。采取积极有效措施预防和制止工作场所暴力、歧视和性骚扰等。

第三十条 切实履行社会责任,积极参与无偿献血等社会公益活动。